건강신서

禽獸魚蟲 本草綱目
한방동물보감

박 영 준

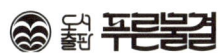

| 판권 |
| 소유 |

*
건강신서

禽獸魚蟲 本草綱目
한방동물보감

*
초판 1쇄 인쇄일 / 1999년 12월 20일
초판 1쇄 발행일 / 2000년 1월 5일
*
지 은 이 / 박 영 준
펴 낸 이 / 유 인 기
펴 낸 곳 / **푸른물결**
주   소 / ㉾ 100-281 서울 중구 인현동 1가 59-10
            조광빌딩 301
*
편 집 부 / 02-2264-1048
영 업 부 / 02-2269-7113
팩시밀리 / 02-2264-1049
문의전화 / 02-700-6944
*
우편대체구좌 / 010447-31-0327718
*
등 록 일 / 1992년 7월 31일
등록번호 / 제 2-1415호
*
잘못 만들어진 책은 바꿔 드립니다.
저자와의 협의로 인지는 생략합니다.
이 책의 판권은 저자와 푸른물결에 있습니다.
양측의 서면동의 없는 무단전재와 복제를 금합니다.
*
값 :10,000원
*
ISBN : 89-87962-11-3-04430

책 머리에

섭리에 충실한 자연과학적 삶을 위하여

사람마다 제각기 독특한 개성이 있는 것과 같이 동물들도 저마다 각양각색의 성분과 특성을 가지고 있다.

즉, 동물들은 저마다 사는 생활환경과 먹이에 따라 각기 다른 특성을 가지게 되며, 그것을 채집하는 시기나 사용 방법에 따라서 성분의 변화과정을 겪게 된다. 그 뿐 아니라 동물을 섭취하는 사람의 체질이나 건강상태에 따라 같은 동물일지도 달리 반응을 나타내는 경우가 있다. 까닭에 먹는 사람의 질병을 고려하지 않는다면 그것이 오히려 독으로 작용하게 되므로 동물성 약물의 성미(性味)와 효과를 정확히 파악할 필요가 있다.

동양의학은 자연속에 있는 성분을 사용하여 인체의 생명력을 강화시킴으로써 질병을 치료한다. 이는 대자연의 섭리에 충실하고 신체의 자연 치유능력을 향상시키는 치료 방법이다.

이에 비하여 서양 의학은 폭탄 투하식 투약과 치료기법을 동원하여 병원균(바이러스)을 직접 섬멸하는 방식을 취하고 있는데, 최근 들어서는 항생제에 대한 바이러스의 저항력이 날로 증대되어 마침내 초강력 항생제도 듣지않는 수퍼 바이러스가 등장하기에 이르렀다.

그런가 하면 최근 들어서 유전공학의 개가로 동물의 사료에 약품을 투입하여 달걀이나 우유가 살균능력을 지닌 백신이 되는 실험결과가 잇따라 보도되고 있다. 그러나 유전공학의 발전속도가 상상을 앞질러 간다고 해도 신농(神農)과 히포크라테스에 뿌리를 두고 있는 전통의학 관련자료의 중요성이 감소되지는 않을 것이다. 특히 동양의학은 임상을 통하여 약물의 성분과 효과를 밝혀온 자연과학인 만큼 앞으로 인체의 면역과 생리기능의 조절에 더 많은 역할을 할 것으로 기대된다.

따라서 우리는 아직 순기능만 알 뿐 역기능은 미처 모르는 유전공학의 부분적 성과들에 도취되기에 앞서 공해요인을 줄이고 환경 정화에 힘쓰는 한편, 멸종되어가는 동식물의 복제에 의한 재생과 보존에 전력하여 자연순환의 고리를 튼튼하게 되살려 놓아야 할 것이다.

특히 21세기에는 인간의 평균수명이 200세를 넘어서고, 어쩌면 불노장생의 꿈이 실현될지도 모른다는 성급한 전망까지 나오고 있지만, 그것도 천지의 조화로 생성된 자연 속에 감추어진 비밀을 읽어내는 일이 선행되지 않고서는 불가능한 일일 것이다.

자연과 더불어 서식하는 동식물에 대한 정보와 한의사가 섭렵해야 할 동양의학의 경험처방, 그리고 동서고금의 의학자료는 세계도처에 산적해 있다. 특히 동양의 고전 의서들은 심오한 동양철학에 바탕을 둔 탓에 이해하기 어려운 점이 있지만, 그것을 단순히 신비주의로 치부하기에는 그 철학의 깊이와 임상경험이 만만치 않다.

음양오행설에 의하면 사람 뿐 아니라 동식물에도 음양이 있어, 음양의 조화를 잘 맞추어 동식물을 섭취하여야 사람의 생명력을 강화시키고 기(氣) 와 혈(血) 의 순환을 왕성하게 할 수 있다. 따라서 약으로 식물을 사용해야 할 경우와 동물을 사용해야 할 경우가 분명히 다른 것이다.

그런데 지금까지 식물성 약재에 대한 연구는 다양하지만 동물성 약재에 대한 자료는 상대적으로 구하기가 어려웠다. 그래서 필자는 동물성 약재에 대한 자료를 수집 정리하게 되었다.

이 책을 발간하게 된 계기도 환자들로부터 질병 치료와 건강 증진에 도움이 되는 동물에 관한 질문을 자주 받았기 때문이었다. 사람들이 자주 먹는 동물이나, 흔히 먹지만 그 동물에 대한 성분과 치료효과를 모르는 경우, 또는 우리가 흔히 접하지 못하는 특이한 동물에 대한 질문을 받았을 경우에는 매우 곤혹스러웠던 것이 사실이다.

예들 들어 "도롱뇽이 어디에 좋은가?" "구렁이는 왜 정력에 좋은가?" "멧돼지 쓸개는 허리에 좋다는데 맞습니까?" "불개미가 정말 관절염에 효과가 있습니까?" 등의 질문이 그것이다.

　또한 동물성 약재가 탁월한 치료효과를 가지고 있다는 것을 경험했을 때, 경험과 정보가 부족했던 필자는 옛 문헌을 찾아보고 선배 한의사들이 경험으로 얻은 지식을 수집하게 되었다. 그리고 이러한 자료가 쌓이고 내용이 충실해질수록 이 작업에 대한 보람을 느끼게 되었다.

　약이 되는 동물의 성분을 이해하고 과학적 개발을 통하여 많은 사람들이 건강한 신체를 유지하고 행복한 삶을 사는데 조금이라도 도움이 된다면 얼마나 좋은 일일까?

　이 책은 그같이 소박한 소망을 바탕으로 자료 수집에 착수하였고, 동물성 약물의 효과와 가치 인식을 새롭게 하는데 도움이 되도록 편집하였다. 따라서 중국의 고전을 비롯하여 조선조 명의 허준(許浚)의 동의보감과 국내외 선인들의 경험처방 등 손길이 닿는 자료는 최대한 입수하기 위해 애를 썼다. 그리고 이들 자료와 함께 쉬운 이해를 돕기 위해 현대의학 상식도 일부 가미하였다.

　무엇보다도 중요한 것은 동양의학의 정신이 섭리에 충실한 자연과학적 삶의 구축에 있다는 사실이며, 그것을 이해할 때 이책은 독자 여러분께 보다 가깝고 친근한 자료로서 다가갈 것이다.

　그럼에도 불구하고 필자의 욕심으로는 이 책이 보다 많은 독자들에게 쉽게 읽힘으로써 건강증진에 도움이 되고, 나아가 같은 길을 걷는 분들께도 다소나마 자료 제공의 역할을 할 수 있기를 바라는 마음 간절하다.

2000년을 앞두고
偶居에서, 著者　朴　英　濬

추천사

동물성약재정보 집대성한 값진 자료

동양의학은 상고시대부터 임상을 통하여 발전해 온 의학이다.
서양의학은 국소 치료에 주안점을 두었지만, 동양의학은 근원 치료에 접근하여 내용면에서 이해하기 어려울지는 몰라도, 결코 가볍게 보아넘길 수 없는 깊고 심오한 학문으로 세계가 인정하기에 이르렀다. 더구나 동양의학의 깊이를 더해주는 가장 큰 요소는 그것이 충실한 서양철학의 양태를 닮은 서양의학과 극명한 대조를 이루는 총론적 과학의 산물이라는 사실이다.
물론 동양의학의 병소에 대한 근원적 접근은 서양의학의 국소적 접근에 비하여 우회적이기 때문에 치유시간이 긴 단점은 있으나, 약초와 동물성 약재등 지상에 존재하는 천연 자원을 이용하여 자연 치료를 꾀함으로써 치유과정중에 오장육부의 균형을 잡아주고 자율신경계의 생리기능을 강화한다는 점에서 뚜렷한 장점을 지니고 있으며, 반면에 서양의학은 직접 병원체를 공격하는 물리적 접근을 통하여 병소를 다스림으로써 특히 급성 질환으로부터 인명의 손실을 최소화하는데 기여해온 것이 또한 사실이다.
따라서 이와같은 동서양 의학의 장점들을 접목시킬 수만 있다면 새 천년에는 질병을 극복하는 의학의 눈부신 개가를 기대해 봄직도 하지만, 그에 앞서 선행돼야 할 것은 현존하는 동식물의 유전자 지도와 그 속에 감추어진 비밀을 밝히기도 전에 요원의 불길처럼 전세계적으로 번지고 있는 유전자 변형에 의한 생명질서의 왜곡을 막는 일일 것이다.
특히 동양의학의 바탕이 지상 만물(동식물은 물론 광물까지도)의 특성을 인체에 적용함으써 질병으로 인하여 흩트러진 생체 리듬을 복원시키는 접근 방법을 택하고 있는만큼, 생명의 특성을 파악하기도 전에 유전자 변형을 시도하는 것은 윤리적 차원을 떠나 자칫 인간을 생명공학의 미로에 던져넣는 위험한 불장난이 되지 않을까 우려되는 일이기도 하다.
그런 의미에서 이번에 발간되는 저서는 한의사 박영준 원장이 전통적인 방법으로 탐구한 것으로 학계에서도 높이 치하할 일이며, 이같은 진지한 노력이 쌓여 폭발력을 갖출 때 동양의학 발전의 한 매듭이 될 것으로 믿어 의심치 않는다.

특히 저자는 동양의학 고전의 관심이 주로 약초에 집중된 반면 동물성 약재의 소개에는 인색한 점에 착안하여 동서고금의 한의서들을 섭렵하고 이같은 정보에 갈증을 느끼는 독자들에게 좋은 정보를 제공하고 있다.

동물성 약물이라면 흔히 식탁에 오르는 것들이 상당부분을 차지하고 있어서 오히려 등한시하기 쉬운 일이지만, 어떤 약재이고 간에 그것의 약리적 현상과 효과를 알고 사용하면 질병을 치료할 뿐만 아니라 나아가 질병의 예방과 건강 증진에 매우 큰 도움이 된다.

따라서 알면 약이 되고 모르면 병이 되는 정보화 사회에서 저자의 끊임없는 노력과 학구적 자세는 질병 치료에 관심이 높은 독자 여러분께 고급 정보원으로 자리 매김하기에 결코 부족함이 없을 것이다. 특히 식탁에서 자주 대하는 건강식품은 물론, 곤충·파충류·환형동물에 이르기까지 이어지는 약재로서의 성분 분석과 효능 소개는 한의사는 물론 일반 독자들에게도 좋은 참고 자료가 될 것이다.

동서고금의 기록문헌들을 두루 섭렵하고 자신의 의학적 식견까지 보태서 해설하고 있는 건강신서「한방 동물보감(韓方 動物寶鑑;禽獸魚蟲 本草綱目)」은 사슴뿔에서 지렁이까지 관련 정보를 집대성한 노력의 소산이라는 점에서도 분명히 값진 자료임에 틀림없다.

1999년 12월

경희대학교 한의과대학장　두　호　경

건강신서/ 한방동물보감

● 책 머리에 · 저자 박영준/3

제1부 총론

제 1 장 약용 동물의 역사···17
　　　　동물 생태를 관찰한 사람들 / 18　약식동원의 개념형성 / 19
　　　　과학적 치료 개념의 형성 / 20　한반도에서의 약용동물의 역사 / 22

제 2 장 사상의학의 탄생 ··30
　　　　체질 감별 / 31

제 3 장 약용 동물의 분류··38
　　　　기미론/ 39　　제 갈 길이 있는 약재 / 42
　　　　동물의 분류방법과 분류단계 / 43
　　　　약용동물의 이름을 붙이는 법 / 44

제 4 장 약물의 사용 방법··48
　　　　약용 동물을 잡는 시기 / 48　약의 성질을 변화시키는 방법 / 49
　　　　임신중에 조심해야 하는 동물 / 50　식이요법 / 51

제 5 장 약용 동물의 효과··60
　　　　약용동물의 활성물질 / 60　동물이 인체에 작용하는 효과 / 76
　　　　보신탕과 삼계탕의 약리작용 / 83　증상과 처방 / 84

● 추천사 · 경희대학교 한의과대학장 두 호 경/6

제2부 각 론

제 1 장 곤충 · 절지동물 ······································101
  가뢰 / 101 가재 / 103 개미 / 104 개미살이 / 105
  거미 / 106 게 / 106 민물참게 / 109 굼벵이 / 110
  귀뚜라미 / 111 꿀 / 112 로열젤리 / 113 벌의 독 / 114
  곰벌 / 116 밀랍 / 116 백랍충 / 117 벌의 유충 / 117
  땅벌 / 118 말벌집 / 119 애호리병벌 / 121 나방 / 121
  나비 / 122 납거미 / 123 넙적나무좀 / 123 노래기 / 124
  노린재 / 125 누에 / 126 누에똥 / 126 누에고치 / 127
  누에나비 / 128 번데기 / 129 누에허물 / 129
  등에 / 130 대륙풀거미 / 131 땅강아지 / 132 딱정벌레 / 133
  말똥구리 / 133 매미 / 135 메뚜기 / 136 물방개 / 137
  물식자 / 138 바퀴벌레 / 139 반딧불이 / 140 불개미 / 140
  불나방 / 141 뽕나무좀 / 142 사마귀 / 142
  사마귀 알집 / 143 새우 / 143 흙새우 / 145 소금쟁이 / 146
  승호 / 146 쐐기고치 / 147 양충 / 148 여치 / 148
  잠자리 / 149 전갈 / 150 좀 / 151 쥐며느리 / 152
  곤산충 / 153 지네 / 153 지담 / 155 참게 / 156
  청가뢰 / 156 폭탄먼지벌레 / 157 풀미리 / 158 하늘소 / 158
  하늘소유충 / 159 홍낭자 / 159 흙바퀴 / 161

건강신서/ 한방동물보감

제 2 장 극피 강장동물 ···163
　　　불가사리 / 163　성게 / 164　해분 / 166　해삼 / 166
　　　해파리 / 169

제 3 장 민물 고기 ··171
　　　가물치 / 171　　강준치 / 174　　금강바리 / 175　　금붕어 / 175
　　　납줄개 / 176　　누치 / 177　　눈불개 / 178　　돌붕어 / 179
　　　동자개 / 179　　두우쟁이 / 180　드렁허리 / 181　메기 / 182
　　　미꾸라지 / 184　백연 / 186　　뱀장어 / 186　　뱅어 / 188
　　　버들붕어 / 188　붕어 / 189　　산천어 / 192　　살치 / 192
　　　송어 / 193　　쇠케톱치 / 194　수염메기 / 195　쏘가리 / 196
　　　용어 / 197　　잉어 / 198　　은모살치 / 200　자가사리 / 201
　　　철갑상어 / 202　청어 / 203　　칠성가물치 / 204
　　　칠성장어 / 204　피라미 / 205

제 4 장 바닷물고기 ···209
　　　가오리 / 207　　가자미 / 208　　갈치 / 210　　거북손 / 212
　　　고등어 / 212　　꽁치 / 215　　날치 / 216　　농어 / 217
　　　대구 / 219　　도미 / 220　　돌고래 / 222　　망둥어 / 223
　　　멸치 / 224　　명태 / 226　　벚꽃뱅어 / 228　병어 / 228
　　　복어 / 229　　상어 / 232　　숭어 / 234　　장어 / 236
　　　조기 / 238　　준치 / 241　　참치 / 242　　학꽁치 / 244
　　　해구신 / 245　　해룡 / 246　　해마 / 247　　홍어 / 248

어패류의 영양비교 / 250

제 5 장 연체동물 · 환형동물 ·· 251
가리비 / 251   고둥 / 252   녹상라 / 254   민칭이 / 254
꼴뚜기 / 255   굴 / 256   낙지 / 259   달팽이 / 260
집없는 달팽이 / 262   멍게 / 263   문어 / 264
소라 / 265   갑향 / 267   오징어 / 268   갑오징어 / 271
우렁이 / 272   전복 / 274   조개 / 276   가막조개 / 278
가무락조개 / 279   개장조개 / 279   귀조개 / 280
금조개 / 281   대합 / 282   맛살 / 283   명주개량조개 / 284
바지락 / 285   유리조개 / 286   재첩 / 286
지느러미차거조개 / 287   진주 / 287   참조개 / 288
큰조개 / 289   피조개 · 꼬막조개 · 살조개 / 289   해우 / 291
홍합 / 292   갯지렁이 / 294   거머리 / 295   지렁이 / 296

제 6 장 파충류 및 양서류 ·· 298
개구리 / 298   송장개구리 / 301   올챙이 / 302   거북이 / 302
바다거북 / 304   협사구 / 306   도롱뇽 / 306   도마뱀 / 307
나무타기 도마뱀 / 308   도마뱀붙이 / 309
풀나무타기 도마뱀 / 309   대장지 / 310   표문도마뱀 / 311
두꺼비 / 311   뱀 / 313   검은뱀 / 314   황초사 / 315
유혈목이 / 316   구렁이 / 317   왕구렁이 / 318   물뱀 / 319
옆무늬 바다뱀 / 319   실뱀 / 320   살모사 / 320

건강신서/ 한방동물보감

　　　　　　백화사 산무애뱀 / 322　　금고리살모사 / 323　　풀살모사 / 323
　　　　　　코브라 / 324　　뱀도마뱀 / 326　　악어 / 326　　자라 / 327
　　　　　　청개구리 / 330

　　제 7 장　조류 ···332
　　　　　　가마우지 / 332　　갈매기 / 333　　거위 / 333　　계관조 / 336
　　　　　　고니 / 336　　까마귀 / 337　　갈가마귀 / 338　　까치 / 339
　　　　　　꾀꼬리 / 340　　꿩 / 341　　금계 /342　　기러기 / 342
　　　　　　너새 / 343　　달걀 / 343　　닭 / 346　　산닭 / 350
　　　　　　도요새 / 351　　독수리 / 352　　두견새 / 352　　두루미 / 353
　　　　　　딱따구리 / 354　　뜸부기 / 354　　매 / 355　　메추리 / 356
　　　　　　물수리 / 357　　물총새 / 358　　백로 / 358　　백설조 / 359
　　　　　　비둘기 / 359　　멧비둘기 / 360　　비취 / 361　　소쩍새 / 362
　　　　　　솔개/ 362　　앵무 / 363　　오골계 / 363　　오리 / 364
　　　　　　올빼미 / 368　　원앙새 / 368　　자고새 / 369
　　　　　　잿빛개구리매 / 369　　제비 / 370　　찌르레기 / 370
　　　　　　참새 / 371　　청둥오리 / 372　　촉새 / 373　　칠면조 / 374
　　　　　　펠리칸 / 375　　홍모계 / 375　　황새 / 376

　　제 8 장　젖먹이 짐승 ··377
　　　　　　개 / 377　　고슴도치 / 380　　고양이 / 382　　곰 / 382
　　　　　　웅담 / 384　　나귀 / 385　　산나귀 / 386　　낙타 / 387

노새 / 387   다람쥐 / 388   긴꼬리 날다람쥐 / 389
발다람쥐 / 389   설저육 / 390   너구리 / 391   돼지 / 391
두더지 / 394   말 / 395   멧돼지 / 397   사슴 / 398
녹용 / 400   사슴피 / 401   사불상사슴 / 402
대만애기사슴 / 403   고라니 / 404   노루 / 405   사향 / 406
사향삵 / 407   삵쾡이 / 408   쇠고기 / 409   우황 / 412
수달 / 416   승냥이 / 417   아교 / 417   야크 / 418   양 / 419
여우 / 422   염소 / 423   영양 / 426   오령지 / 427
오소리 / 428   돼지오소리 / 428   요구르트 / 429
우유 / 430   원숭이 / 433   이리 / 434   족제비 / 435
쥐 / 436   대나무쥐 / 437   박쥐 / 438   천산갑 / 439
치즈 / 440   코끼리 / 443   코뿔소 / 444   토끼 / 445
표범 / 446   호랑이 / 447   호저 / 448   황양 / 449

제 9 장 인체, 기타 ···450
머리카락 / 450   소변 / 451   손톱 / 451   젖 / 452
태반 / 452   탯줄 / 453   인중백 / 454

참고문헌 ···455
찾아보기 ··· 457

일러 두기

1. 이책은 총론과 각론으로 나누었으며 총론에서 동물이 약으로 사용되어온 역사와 분류방법, 기미론, 각 체질의 특성과 섭생방법, 질병에 대한 식이요법, 동물의 활성물질, 동물성 약재의 약리작용을 밝히기 위해 노력했다.
2. 인체의 세포 구성 물질과 영양학적·약리학적 용어에 대한 설명을 가능한 한 많이 하였다.
3. 각론에서 우리가 흔히 접할 수 있는 동물, 한약으로 사용하는 동물, 보호하고 있는 동물등 총 350여종을 모아 실었다.
4. 분류 방식은 자연 분류 방식을 원칙으로 하였으나 편집과정에서 순서를 바꾼 것도 있다. 예를 들어 돌고래나 물개등은 젖먹이 짐승이지만, 편의상 바닷물고기에 넣었다.
5. 본문 설명은 각 동물의 한약명, 이명, 기원, 성미, 성분, 약효, 사용법(법제), 주의 사항, 맞는 체질, 처방 순으로 설명하였다.
6. 동물명은 가능한 한 우리말로 바꾸었으며, 학명과 영어명도 붙였다. 또한 가나다 순으로 정리했으며, 동종의 동물군 내에서도 가나다 순을 적용하였다.
7. 약효 부분에서는 치료하는 질병을 이해하기 쉽도록 풀어 썼다.
8. 〈찾아보기〉에서는 증상별로 정리함으로써 증상에 따른 동물약재를 종류별로 편집하지 못한 점을 보완하였다.

제1부 총 론

제 1 장 약용동물의 역사
제 2 장 사상의학의 탄생
제 3 장 약용동물의 분류
제 4 장 동물의 사용방법
제 5 장 약용동물의 효과

제1장
약용 동물의 역사

고대인들은 처음에 자연 상태에서 쉽게 구할 수 있는 풀·과일·나무 열매를 먹고 배고픔을 채웠다. 그러나 그것만으로는 부족함을 느끼고 그들이 살고 있는 지역에서 생산되는 동물들에 관심을 가졌다. 예를 들면 해안에서 사는 사람들은 바다에서 나는 물고기과 조개 등을 먹었고, 강에서 사는 사람들은 낚시를 하여 식량을 해결하였으며, 내륙에서 사는 사람들은 짐승이나 조류 등을 사냥했다.

고대인들은 처음 육식을 하였을 때 식물에서는 느낄 수 없는 독특한 맛을 경험하였고, 뛰어난 영양으로 오랫동안 허기를 채울 수 있을 뿐 아니라 피부가 윤택해지며 몸 안에서 힘이 솟아나는 것을 느꼈을 것이다.

동물을 관찰해 보아도 육식을 하는 동물은 힘이 세고, 풀만 먹고 사는 동물은 대체적으로 온순하며 연약한 것을 알 수 있다. 얼룩말이나 영양을 잡아먹는 사자가 풀을 먹고 사는 얼룩말이나 영양보다 근육의 힘이 강하지 않은가?

이처럼 고대부터 인류는 생존과 건강을 위하여 동물을 사냥하고 그 동물을 식량으로 이용해왔다.

중국이나 이집트의 고대 벽화에 많은 동물이 그려져 있고, 동물을 사냥하는 모습이 생생하게 묘사되어 있는 것을 보면, 동물이 고대 생활에서 얼마나 중요한 위치를 차지하고 있었는가를 짐작할 수 있다. 아직도 아프리카에서는 가축의 숫자로 그 사람의 부와 권력을 가늠한다.

동물 생태를 관찰한 사람들

구석기 시대에는 혼자 또는 몇 명이 무리를 지어 다니면서 필요할 때마다 동물을 사냥했지만 신석기시대인 기원전 3천년 경에는 정착생활을 하면서 목축을 하게 되었다.

원시사회에서 산짐승을 사육하는 것은 식량을 생산하는 최초의 활동이었다. 가축의 고기 뿐만 아니라 그것의 부속물, 예를 들면 양이나 염소에서 나오는 우유나 가죽은 건강을 지켜주는 중요한 역할을 하였다.

당시에는 늑대·멧돼지·양·오리·닭 등이 가축으로 이용되기 시작했는데, 처음에는 야생 동물을 잡아다 길렀으며, 세월이 지나면서 현재의 가축으로 변화되었다.

예를 들면, 거위는 야생 기러기를 길들인 것이고, 닭은 들판에서 야생하는 닭을 사육한 것이다.

이러한 과정에서 동물에 대한 경험과 지식이 풍부해졌다.

동양의학에서는 복희(福羲)씨가 목축하는 방법을 창안하고 신농(神農)씨가 B.C. 3700년경 백성에게 농사짓는 법을 가르치고 처음으로 의술과 약물을 사용하고 신농본초경을 저술하였다고 한다. 그가 처음으로 약물의 형태와 색깔을 감별한 전설적인 사람으로, 직접 약을 씹어서 맛을 보고 본초를 분류하였다.

이처럼 선인들은 자연계를 오랫동안 주의 깊게 관찰하고 몸소 체험하여 얻은 경험으로 약물의 특징을 발견하는 지혜를 발휘했다.

예를 들면 본초문답에 "뱀은 지네를 두려워하고 지네는 두꺼비를 무서워하며 두꺼비는 뱀을 피한다"고 적고 있다.

뱀은 형상이 길어서 오행인 목·화·토·금·수 가운데 물인 수에 해당하지만, 몸을 구부려서 움직이기 때문에 바람인 목의 성질을 함께 가지고 있다. 반면에 지네는 남쪽에서 생활하며 맛이 매우 매워서 쇠의 성질을 가진 금에 속한다. 쇠로 만든 도끼가 나무를 벨 수 있는 것 같이 지네는 나무의 속성을 가지고 있는 뱀을 제어할 수 있다는 자연의 이치를 그대로 적용하였다.

두꺼비는 습한 곳에서 생활하여 흙의 기운을 받고 태어난다. 습한 흙은 빛나는 쇠도끼를 녹슬게 하므로 지네는 두꺼비를 두려워하는 것이다. 그리고 두꺼비가 뱀을 무서워하는 것은 바람이 습기를 말리는 이치와 같다.

이것은 동물의 형태와 색깔 그리고 기(氣)와 맛으로 그 동물의 약성을 분별한 것이다. 이 이론은 사람과 천지 자연이 모두 기에서 생겼으며 항상 서로 영향을 주는 관계를 형성하면서 음과 양 그리고 오행의 이치에 따라 삼라만상이 운행된다는 인식에서 나온 것이다.

이와 같은 이론을 동물의 약성과 인체의 오장육부에 그대로 적용하여 동물의 특성과 기운, 그리고 맛이 건강을 증진시킬 수 있을 뿐만 아니라 인체의 특정한 장부를 강화시키고 조절하여 질병을 치료한다는 개념을 가지게 되었으며, 각 동물마다 그 치료효능이 다르다는 것도 인식하게 되었다.

기와 미(맛)로 약의 성질을 파악하고 질병을 치료하는 동양의학의 효과는 현대 의학도 놀라워하고 있다. 지금 미국과 유럽에서는 현대의학의 한계를 느끼고 적극적으로 동양의학의 원리와 치료법을 연구하는데 엄청난 투자를 하고 있다.

약식 동원의 개념 형성

약과 음식은 모두 질병을 예방하고 치료한다는 약식동원(藥食同源)의 개념이 주나라 이전에 이미 형성되었다. 주례를 보면 의관을 의사·식의·질의·양의·수의 등 다섯으로 나누었다. 의사는 의료의 최고 책임자이고, 질의는 내과의사이며, 양의는 외과의사, 수의는 수의사이다.

식의는 왕이 드는 음식을 관장한 의사였다. 여기서 식의가 질의나 양의보다 서열이 앞서는 것을 알 수 있다. 이는 당시 음식을 잘 섭취하면 몸에 질병이 발생하지 않는다는 것을 인식하고 있었고, 미병(병이 발생하기 전 단계)을 치료하는 기술을 으뜸으로 삼았기 때문이다.

「주례·천관(天官)」에서는 마음대로 먹을 수 있는 곡식과 환자의 건강을 보양하기 위한 일반적인 약과 병을 공격하는 독약을 설명하고 있다. 그리고 오행의 개념으로 다섯 가지 기운과 맛으로 약물의 작용을 추론하기 시작하였다.

기원 전 1세기경에 발간된 「예기」에 "종묘 제사에 개고기국을 올렸다"는 기록이 있다. 그것으로 보아 이미 개는 가축화되었음을 가늠할 수 있다. 개의 기원은 육식성의 늑대류다. 늑대를 사육하면서 인간이 먹고 남은 음식을 주었기 때문에, 오랜 세월을 거치는 동안 늑대의 특성이나 고기의 맛이 변화했다. 왜냐하면 육식성의 늑대류는 소·대장의 길이가 몸길이의 3배 정도로 짧으나, 가축화되어 잡식성의 경향이 강한 개는 몸길이의 6배에 달하기 때문이다. 또한 육식 동물의 고기는 비린내와 같은 특이한 맛과 냄새가 있지만 잡식성이 되면서 사람의 입맛에 맞는 기미(氣味)로 변화되었기 때문이다.

사람들이 동물을 먹을 때 맛과 건강을 위하여 요리법을 개발하게 되었다. 전국시대 한비가 저술한 「한비자·오두편」에 "백성들이 열매나 조개 등의 비린내와 악취가 심한 것을 먹고 위장이 상하게 되므로 질병이 많아졌다. 성인이 부싯돌로 불을 만들어 음식물의 비린내를 없애고 먹게 하니 백성들이 기뻐하였다…"는 기록이 있다. 이것은 음식을 익혀 먹으면 위장병이 없어진다는 인식을 하고 있었다는 것을 설명하는 것이다.

과학적인 치료 개념의 형성

서기 약 80년경에 반고가 편술한 「한서·예문지」에는 "사람은 혈맥·경맥·골수·음양·표리가 기본이 되며, 모든 병과 생사는 침과 뜸 그리고 약으로 응용하여야 한다"고 한의학의 이론적 기초를 설명하고 있다. "풀과 돌의 차고 따뜻한 것을 기본으로 하여 질병의 깊고 가벼운 것을 헤아리고 약의 기운과 맛을 구분하여 막힌 것은 뚫고 맺힌 것은 풀어야 한다."고 치료 경험을 적고 있다.

이처럼 한의학은 음과 양 그리고 목·화·토·금·수의 오행이란 자연의 이치를 가지고 질병의 원리와 본초의 기미를 파악하였다. 또한 관찰과 경험을 토대로 약물 치료를 하는 과학적 방법이 많이 응용되었다.

한서·예문지에 처음으로 나타나는 본초라는 문자는 신비스런 방술이나 의술과 밀접한 관계가 있어서 본초를 약물로 표현하게 되었다. 본초는 대개 식물이지만 들짐승·날짐승·어류·갑각류·광석·곤충 등도 포함하고 있다. 예를 들면 1930년에 중국 감숙성·거연에서 발견된 「한서·예문지」의 내용중에 질병 치료에 까마귀 부리를 사용하였다는 기록이 있다.

최초의 약물학 신농본초경

동양에서 최초로 발간된 약물학 책으로 고대의 약물 지식을 모두 모아 구체적으로 기술하고 있다. 그 약물의 종류는 365가지인데, 신농본초경에서 상약으로 분류한 120종은 자양강장의 약으로서 몸을 가볍게 하고 기운을 북돋우며 늙지 않고 오래 사는 약으로 취급하고, 중약 120종은 일반적인 약으로 몸의 정기와 기혈이 손상되어 발생하는 질병을 치료하고, 하약 125종은 약성이 강하고 독이 있는 약으로 오래 복용할 수 없고 다만 병을 치료하는 데만 사용해야 한다고 적고 있다.

약물의 음양 성질을 이용하여 "냉한 것은 뜨거운 약으로 치료하고 열은 차가운 약으로 치료한다"고 치료 원칙을 명확히 하였다. 그 외에 약물의 효능을 증가시키거나 감소시키는 배합 원칙, 약초의 채집하는 방법이나 시기, 건조시키는 방법, 약물의 주요한 치료 범위, 약을 식전에 복용할 것인가 식후에 복용할 것인가의 구별을 분명하게 하였다.

신농본초경에 기록된 동물성 약으로는 돼지의 쓸개·지네·거머리·

말똥구리 · 쥐며느리 · 신강(新疆) · 머리카락 · 사람의 소변 · 화석화 된 동물의 뼈 · 아교 · 닭똥의 흰 부분(鷄尿白) · 달걀노른자 · 달걀흰자 · 꿀 · 굴의 껍질 · 대합 · 마통(馬通) · 양고기 · 말벌집 · 자라껍질 · 굼벵이 · 등에 · 흙바퀴 등이 있다. 이들 중 몇가지는 무슨 동물인지 정확히 알 수는 없지만 대부분 지금까지 사용되는 약재이다. 심히 뛰어난 관찰과 경험에서 나온 것으로 지금까지 그 효능을 인정받고 있다.

신농본초경 이후의 약용동물

양나라의 도홍경이 신농본초경 365가지의 약물에 새로운 약물 365가지를 첨가하여 730가지를 신농본초경집주에 적어 놓았다.

이처럼 한의학은 한나라 때 완전한 체계를 이루게 되었다. 그래서 한의학의 한자를 한나라 한(韓)자를 사용하고 있다. 우리나라에서는 80년대에 중국 의학과 구별하여 한(韓)자를 쓰고 있다.

후한 말에 장중경이 상한론에 아교 · 망충 · 쥐며느리 · 굼벵이 · 거머리 · 양고기 · 계란 · 돼지쓸개 · 웅담 등을 이용하였고, 화타는 중장경에 사향 · 수컷참새의 똥 · 도마뱀 · 박쥐 · 지네 · 소뿔 · 뱀허물 · 양 · 돼지 콩팥과 발 · 고슴도치껍질 · 꿀 · 가뢰 · 코뿔소의 뿔 · 토끼의 똥 · 자라의 등껍질 · 개 등을 처방에 적고 있다.

당나라 시대의 신수본초를 출간하고 송나라 때는 정화본초를 간행하여 본초학의 발전이 꾸준히 이뤄졌고 우리 나라에까지 영향을 미치었다. 명나라에는 이시진이 1590년 수렵인과 어민 등을 직접 찾아가서 학습하면서 누적된 많은 약물학 지식을 집대성하여 본초강목을 편찬하였다.

한반도에서의 약용동물의 역사

한의학의 본초에는 식물과 광석 그리고 동물이 포함되어 있고, 동물에는 포유류 · 곤충 · 어류 · 조류 · 갑각류 · 양서류 · 파충류 등이 있다.

의학 지식의 태동 - 고조선 시대

고조선 시대에는 곡식을 재배하고 가축을 사육하였다. 조개무지가 발견되는 것으로 보아 지역에 따라서 어류와 조개 같은 해산물을 음식으로 이용한 것을 알 수 있다. 이 시대에는 창고와 저택 같은 것이 이미 존재한 것으로 보아 의식주의 생활수준이 이미 원시 상태를 벗어나 있음을 가늠할 수 있는데, 의학적인 지식도 발전하여 보다 체계적인 형태를 가졌을 것으로 생각된다.

이 시대에는 육식을 많이 하던 때라, 동물을 도살할 때 동물의 장부를 보는 기회가 있어 인체의 장부에 관한 정보가 축적되었고, 인체의 의학적 지식과 함께 본초의 발달이 이뤄졌을 것이다.

고조선 시대에 해당하는 중국 문헌을 통하여 살펴보면 다음과 같은 동물들이 나온다. 명의별록·대관본초의 금수편에 계백두비지(鷄白竇肥脂)·노래기(馬陸)·패(河豚)·심어·분·탈 등이 기재되어 있다. 특히 닭은 파미르고원 방면에서 화전 농업을 하던 사람들이 고조선 때 처음으로 가져온 것으로 추측된다.

짐승은 부여에서 생산되는 貂(담비) 狸(삵)이 있으며, 산해경에는 우리 나라를 가리키는 청구국산으로 여우(狐)가 인용되었다. 또한 동방군자국의 鳳(봉)도 기록되어 있다. 이것으로 보아 종류는 많지 않지만 날짐승·들짐승·곤충·물고기까지 약재로 사용한 것을 알 수 있다.

위·진 이래 명의들이 사용한 약품 365종을 수록한 명의별록을 비롯하여 산해경·설문·삼국지 등과 같은 진한시대의 사실적 내용을 기록한 고전까지 고조선 시대의 약재가 소개된 것은 그 당시에 본초학에 관한 지식의 교류가 있었음을 알 수 있다.

고유 의학을 발전시킨 삼국시대

고구려에서 생산된 발이 붉은 지네

삼국시대에서 고구려·백제·신라 삼국 중에 한민족과 제일 먼저 접촉한 것은 고구려이다. 고구려는 한나라 땅과 연접하였기 때문에 위진(漢魏)시대부터 한문화의 영향을 많이 받았다. 고구려 평원왕 3년에 중국 강남에 건국한 오나라 사람인 지총이 내외전·약서·명당도 등 164권을 가지고 고구려를 거쳐 일본에 귀화하였다. 본초 책인 약서에는 신농본초·화타 제자의 오진본초, 이당지의 본초경, 동군약록, 도홍경의 신농본초경·명의별록 등이 있다.

신농본초경집주에 지네에 관해 "발이 붉은 것은 고구려에서 많이 나며 썩은 풀더미에서 구하는데 햇볕에 말려 사용한다고 했다. 발이 노란 것은 효능이 붉은 것만 못하다"고 설명하고 있다. 그러므로 고구려는 이미 본초학적 지식이 보편화되었다.

알렉산더 대왕의 원정 후에 희랍과 인도의 양측 문화의 접촉으로써 융합된 인도의 학술·사상·공예 등과 함께 인도의학이 중국을 매개로 하여 고구려에 수입되었을 것이다.

독자성을 가진 백제 신집방

백제는 고구려보다는 한민족과의 접촉이 뒤지지만 중국의 남조시대에는 서해를 사이에 두고 교통이 지리적으로 유리하여 그 영향을 많이 받았다. 백제는 중국의학과 함께 백제의학의 독자성을 발휘하여 백제신집방을 편집하였고, 이것은 일본에까지 전해졌다. 이는 백제에 약물요법이 상당히 진보되어 있다는 것과 약물학에 관한 우수한 지식의 소유자가 많았다는 것을 설명한다.

백제시대에 만든 처방서인 백제신집방에는 진나라 시대의 사람 갈홍의 작품인 주후방이 인용되었다. 양나라 사람인 도홍경이 편집한 명의별록이나 신농본초경집주에 약재의 신출지로서 고조선·고구려·백제 등이 열거되어 있다.

고유의 의술을 지닌 신라

신라는 북으로는 고구려, 서쪽으로는 백제를 경유하지 않으면 안되는 지리적 상태로, 초기에는 중국의 의학과 처방을 직접 수입하지 못하고 고구려와 백제를 통하여 간접적으로 의학 정보를 수집하였다. 신농본초경집주나 당나라 초기인 659년에 고종이 소경에게 명령하여 편찬한 신수본초에는 약재의 산출지로 신라가 소개되어 있지 않지만, 조금 지난 신라 성덕왕 12년인 739년에 만들어진 진장기가 쓴 본초습유(本草拾遺)나 당나라 숙종 원년인 신라 경덕왕(756년)에 이순(李珣)의 해약본초 등에 처음으로 신라가 나타난다. 이는 신라가 중국 남북조 시대의 의학보다는 수·당 시대의 의학적 영향을 많이 받게 된 것을 짐작할 수 있다.

신라 문화의 중심지인 수도 경주를 계림이라고 한다. 이는 닭이 울었던 숲이라는 뜻이므로 당시 닭이 있었음을 가리켜 준다. 경주를 비롯한 진한·변한의 옛날 지역은 오랫동안 우리 선조들이 활동한 생활터전이기 때문에 예전부터 전해져 내려오는 고유한 문화적 전통이 남아 있었다.

신라시대 법사인 유관의 비밀방(비밀요술방)에 노봉방(말벌집)이 사용되었는데, 이것은 오래 전 한나라 때부터 사용되어 오던 약재로 신농본초경에 기재된 것이다. 그러나 그 약효의 설명에 있어서 신농본초경에 기록된 내용과 전혀 일치되지 않을 뿐만 아니라 그 처방에 지적된 '남녀, 신정(神靜), 심민(心敏), 이총(耳聰), 이명(耳明), 구비기향(口鼻氣香)' 등과 같은 약효는 남북조부터 수당에 이르기까지 어떤 본초에서도 발견할 수 없는 것이다

이것은 신라가 자국보다 발전한 중국의학의 영향권내에 있으면서도 신라 고유의 독자적인 발전을 형성하고 있다는 것을 의미한다. 그리고 신라의 약물학은 경험을 통한 처방만이 아니라 어느 정도 학술적인 수준까지 도달하였다.

신라의 문헌에 기록된 중요한 동물성 약품으로는 우황·노봉방·해구신·양의 기름 등을 들 수 있다. 우황은 신라산의 약품으로서 인삼과

같이 외국 사절들에게 주는 귀중한 증정품이었다. 이 내용은 삼국사기에 여러차례 적혀 있다. 우황은 소아들의 경련발작과 피부병과 신경계통의 감각 이상에 사용되었다.

신라는 남방과 서역지방에서 나는 약품을 당나라를 거쳐 간접으로 의약품을 들여 왔다. 인도를 왕래하던 승려들에 의하여 페르샤 · 아라비아 · 동로마제국을 비롯한 남방 열대에서 생산되는 의약품들이 간간이 소개되었는데, 삼국사기(권 32잡지 제2)에 기록된 동물성 약재는 서각과 공작꼬리 등이 있다.

자주적 정책이 활발했던 고려의학

고려는 송나라와 교류를 하던 때이므로 송나라 의학의 영향을 받았다. 송나라 태조(개보 6년) 973년에 출판된 개보본초와 자기 나라의 연호를 붙인 태평성혜방 100권, 그리고 화제국방 5권 등이 전해졌다. 또한 해상 교역권을 좌우하던 아라비아 상인들을 통하여 직접 또는 간접으로 서방 및 남방에서 생산된 풍부한 약재들이 많이 수입되었다. 이 때 사용하던 약재는 아교 · 코뿔소의 뿔(서각) · 상아 · 녹각교 · 누에(백강잠) · 우황 · 사향 · 유향 · 몰약 · 정향 · 목향 등이 있다.

고려의학은 중기의 후반기부터 차차 자주적 활력을 띠게 되었다. 예를 들면 김영석이 신라와 송나라의 의학 서적을 참고하여 직접 편집한 제중입효방이 있고, 최종준이 고종 13년에 당시 다방에서 사용하던 약물 처방에다 다소 요긴한 여러가지 처방을 첨가한 촬요방 2권이 있다. 이렇게 외국에서 출판된 본초 서적을 우리 실정에 맞게 다시 편집한 노력이 있었다.

그리고 자기 나라에서 생산되는 약재로서 자기 국민의 질병을 치료코자 하는 의료 자립의 정신이 일어나서 대장도감에서 향약구급방을 1220년대에 간행하였다. 이것은 현재 존재하는 우리 나라의 최고 의서로서, 고슴도치의 껍질 · 모려 · 노봉방 · 집게벌레 · 식결명 · 암컷의 쥐

똥·굼벵이·유연(그리마)·두꺼비·뱀의 껍질·지렁이·지네·거미·사향·우황·웅담·호랑이의 뼈·영양의 뿔·우유·녹각·아교·수컷 참새의 부리·가마우지·닭의 벼슬 등의 약재가 적혀 있다.

향약이란 말은 자기 나라의 향토에서 생산되는 약재를 뜻한다. 특히 중국약재와 구별하여 사용한 것이다. 외국에서 나는 약재를 국산인 향약으로 충당하고자 했기 때문에 서각(코뿔소 뿔)이 기록되어 있지 않은 것이다. 이처럼 의술과 약물에 관한 자주적 정책을 수립하는 것이 향약구급방의 목적이었다.

고려 말기는 중국에서 금원 4대가의 의학 유파가 생긴 때다. 원나라는 조정에 서양인을 중요한 자리에 임용하였는데, 그들은 회교도인, 아라비아인, 그리고 페르시아 사람으로 중세기 유럽에서 발달한 사라센 문명의 계승자들이다. 그래서 원나라의 의학은 서구 의학과 밀접한 교섭을 가졌고, 이것은 다시 고려 의학에 영향을 미치게 되었다.

반면에 향약의 지식이 점차로 확충되면서 삼화자향약방·향약고방·향약혜민방 등 여러 종류의 향약에 관한 약물 책이 출간되었다. 향약고방에는 역절풍에 호랑이의 앞다리뼈를 술에 담가 먹는 것이 소개되었다.

동의보감을 탄생시킨 조선의학

조선 왕정이 건국된 후, 명나라 사절이 왕래하면서 많은 약재들이 들어오기 시작했다. 그 중 주요 한약재는 백화사·용뇌·사향·주사·서각·부자·유향·몰약 같은 것들이다. 이런 약재들은 명나라에서 생산되는 것과 남방 지역이나 중앙아시아에서 생산되는 약재들이다.

일본과도 사절의 왕래가 잦았는데, 태종 때에는 거의 수십 회에 걸쳐 사절 혹은 상인들에 의하여 많은 약재들이 왕래되었다. 일본에서 들어온 약재들은 공작·앵무새·코끼리 등이 있다. 이것은 일본에서 생산된 것이 아니고 그들이 교역한 남쪽 열대지방의 생산품을 다시 우리 나라에 수출한 것이다.

　조선의 국정이 차차 정비되어 감에 따라 의료제도가 정비되고 새로운 의학과 약물에 관한 책이 편집되었다. 특히 세종대왕은 자주적 민족문화 건설의 일환으로 고려의 후반기부터 시작되어 오던 자국산인 향약의 연구를 집대성하여 향약집성방을 편찬하였다. 한편 이미 우리 나라에 전해 온 한의학을 다시 분류 정리하여 그 지식을 자주적 방향으로 받아들이도록 하였다.

　향약집성방에 있는 향약본초의 목차에는 돌·풀·나무·사람·들짐승·날짐승·곤충·과일·곡식·채소를 나누었는데, 이를 각각 상품·중품·하품으로 구분하였다. 사람의 몸에서 머리카락과 18종, 짐승의 상품은 사향 이외 11종, 중품은 흰말의 음경 외 53종, 하품은 돼지포 외 19종, 날짐승은 상품으로 붉은 수탉 이외 18종, 중품은 참새알 외 6종, 하품은 솔개머리외 18종, 곤충과 물고기에서 상품은 꿀 외 17종, 중품은 고슴도치껍질 외 26종, 하품은 두꺼비 외 34종이 기재되어 있다.

　동물성 약재의 종류가 상당히 많아졌고, 그것도 상품·중품·하품으로 구분한 것이 특징이다.

　세종 때에 이르러서 사람들의 질병을 치료하는 데는 자기 나라 풍토에 적합한 자기 나라 땅에서 나는 약재가 더 효과적이라는 이론이 성행하였다. 그래서 향약인지 아닌지를 감별할 수 있는 능력을 키우기 위하여 약물의 이론에 정통한 전문가를 외국에 파견하여 지식을 넓히게 하였고 또한 각 지방에 분포되어 있는 향약의 실태를 조사하였다.

　그 예로는 세종 3년 10월에 약물에 정통한 황자후를 부사로서 명나라에 보내 조선에서 생산되지 않는 당나라 약을 널리 구해 오게 하였고, 12월에는 노중례가 명나라의 예부에 갔을 때 조선에서 생산되는 약재가 진짜인가 가짜인가를 대의원의 의사인 주영중·고문중에게 판별하게 하였다. 그 중에는 사향·백화사·검은뱀·해마 등이 있었다.

　성종 20년에 전갈의 치료 효과가 좋으므로 명나라에 가는 의원으로 하여금 구해 오도록 하였다. 그 때 이맹손이 살아있는 전갈 100마리를 연경에서 얻어 상자에 넣고 진흙으로 싸서 살려 가지고 돌아 왔다. 이처럼 우리 나라에서 생산되지 않는 동물성 약재들을 구하고 번식시키는 방법을 적극적으로 강구하였다.

조선시대에 물리요법이 활용되었는데, 온천욕 · 냉천욕 · 한증욕 · 약욕이 그것이다.

약욕은 열과 약물의 효과를 이용하여 떨어진 신진대사를 증진시켜서 질병의 치료와 예방에 응용하는 치료법이다. 향약집성방의 풍선창에 매미껍질과 박하를 같은 분량으로 끓여서 목욕한다는 기록이 있다. 소아과에도 신생아 목욕법에 돼지 쓸개 1개를 욕수에 타서 아이를 목욕시키면 피부병을 앓지 않는다고 적고 있다.

약용동물을 집대성한 동의보감

동의보감은 임진왜란이 지난 5년 만인 선조 29년 1596년 선조의 명령에 의해 태의 허준이 양예수 · 김응탁 · 이수명과 함께 편집하다 정유재란을 만나 여러 의사들이 사방으로 흩어지면서 작업이 중단되었다. 선조가 다시 허준에게 단독으로 명령하여 우리 나라 의학에 적용될 동의보감 25권이 1610년에야 완성되었으며 광해군 1613년에 간행되었다.

동의보감은 고금 한의학의 훌륭한 처방을 일목요연하게 편집한 한방 의학의 백과 사전이며, 조선조 의사가 만든 의학 연구의 유일한 교과서가 된다. 이것이 발간된 후 동의보감은 청나라와 일본에까지 수출하게 되었으며, 이로써 한의학의 자주적인 발전의 기초가 이루어졌다.

동의보감이 출간되기 전에 임진왜란으로 이미 네델란드와 남방의 의학인 서양의학을 접하게 되었지만 동의보감에는 서양적 개념이 없이 한의학의 음양오행의 원리와 경험과 관찰을 중심으로 한 실증적 학풍의 자극을 받아 경험방서들을 저술한 것이 특징이다.

헌종 3년 1662년에는 일본이 동의보감과 의림촬요를 가져갔고, 경종 4년 1724년에 처음으로 일본에서 간행되었다. 동의보감은 일본 강호시대에 의학자들이 반드시 읽어야 할 의학 시적으로 많은 사람들에게 읽혀졌다

제2장
사상의학의 탄생

　지금부터 100여년 전 우리 나라의 동무 이제마 선생이 "같은 병인데 같은 약을 처방하면 어떤 경우에는 치료가 되고 어떤 경우에는 치료가 되지 않는다"는 점에 의문을 품고 연구를 한 결과, "사람에게는 네 가지의 서로 다른 체질이 있다"는 연구 결과를 얻었다. 이러한 연구 결과를 총괄하여 학문적 체계를 세운 것이 사상체질의학이다. 사상의학의 독창적인 학설과 뛰어난 치료효과로 우리 나라의 한의학이 새롭게 태어나기 시작했다. 여기에서도 동물성 약재가 사용되었는데, 체질별로 각각 구분되었다.

　태음인의 약물은 녹용·우황·사향·웅담·천산갑·잉어·굼벵이·호랑이 뼈·지렁이·게 등이 있고, 소음인의 약물로는 꿀·개고기·꿩고기·비둘기고기·닭고기·백강잠·뱀·노루간·전갈 등이 있다.

　소양인에게는 반묘·지네·어린아이 오줌·해삼·우렁이·자라·거북이·두꺼비·돼지·복어의 알의 약재가 잘 치료가 된다고 구분하였다.

사상체질의학의 특징
1) 사람의 체질을 태양인·소양인·태음인·소음인으로 나눈다.

2) 각 체질은 선천적으로 기능이 실한 장부가 있고 기능이 허한 장부가 있다.
3) 각 체질에 따른 장부의 허실에 따라 그 사람의 성격도 다르다.
4) 각 체질에 맞는 정확한 약물과 치료방법을 선택할 수 있다.
5) 각 체질에 맞게 음식물과 섭생법도 활용할 수 있다.
6) 체질에 따라 그 사람이 평소 잘 걸리는 병과 잘 걸리지 않는 병을 예측할 수 있다.

체질감별

태음인

태음인은 외모로 보기에 체격이 우람하고 건강해 보인다. 채식보다는 육식을 즐기는 경향이 있으며, 선천적으로 폐와 심장의 기능이 약하기 때문에 심장병·고혈압·중풍 등과 기관지염·천식 등과 같은 호흡기 질환에 잘 걸린다. 여름철에도 감기에 잘 걸리는 사람이 대개 태음인이다. 또한 습진, 종기, 두드러기, 알레르기와 같은 피부질환에 무척 잘 걸리고, 여자인 경우에는 대장 계통의 질병에도 잘 걸리며, 노이로제 환자의 70%~80%는 태음인이라고 할만큼 노이로제에도 약하다.

이처럼 태음인이 피부질환에 약한 것은 선천적으로 땀을 많이 흘리는 것도 원인이 된다. 또한 대장계통의 질환에 잘 걸리는 이유는 대장이 원래 폐에 예속된 기관이므로 폐가 약한 태음인은 자연히 대장의 기능도 약하기 때문이다.

해로운 음식
닭고기·돼지고기·개고기·꿀·보리·팥·오이·각종 해물·감·참외·바나나·맥주·포도당 주사·오가피차·모과차.

유익한 음식
소고기 같은 모든 육식, 잉어·갈치·장어·해삼·한천·스쿠알렌·밀가루 · 쌀 · 콩 · 두부 · 우유 · 도라지 · 연근 · 밤 · 잣 · 호두 · 은행 · 배 · 사과 · 녹용 · 율무차 · 칡차 · 오미자차 · 사우나탕

　태음인에게 가장 해로운 것은 각종 해물 및 생선류이다. 반면에 모든 육식이 다 좋다. 녹용이 가장 좋은 체질이다. 채소에서는 잎사귀 채소보다는 뿌리채소가 좋고 특히 당근이 좋다.
　태음인은 평소에 땀은 많이 내는 운동을 하는 것이 좋지만 수영은 무척 해롭다. 왜냐하면 피부와 기관지가 약해 감기에 잘 걸리기 때문이다. 또한 아랫배가 불편하고 대변이 고르지 못한 경우 복대를 늘 하고 다니는 것도 건강의 비결이다.
　고혈압과 중풍 등 각종 성인병이 많다. 다른 체질에 비해 평소 혈압이 높은 것이 정상이므로 혈압이 높다고 무리하게 혈압 약만으로 다스리는 것은 위험하다.
　성인병이 많은 태음인이 평소 체질적인 식이요법을 잘 지키고 과음을 피하며 담배를 끊는다면 무리없이 장수할 수 있다. 고혈압인 경우에는 체질에 따른 한약을 장기간 복용하는 것이 양방의 무리한 혈압약 복용으로 인한 폐단을 막을 수 있다.

잘 걸리는 질병
급성폐렴 · 기관지염 · 천식 · 고혈압 · 중풍 · 각종 성인병 · 습진 · 종기 · 두드러기 · 각종 알레르기 질환 · 대장염 · 변비나 설사 · 노이로제 · 맹장염 · 황달 · 악성무좀 · 지방간

소음인

　남들보다 적게 먹는데도 소화가 잘 안되고 아이스크림이나 냉수 같은 것을 먹으면 이내 설사를 하는 사람 중에 소음인이 많다. 소음인은 체질적으로 허약한 비위의 기능과 냉한 소화기관을 지니고 있어 자연히 소화가 잘 안되고 찬 음식을 먹으면 설사가 잦아지는 것이다.

따라서 소음인은 소화불량성 위염·위하수·위산과다증·상습복통 등의 급만성 위장병에 잘 걸린다.

또한 소음인은 땀을 많이 흘려서는 안되는 체질이다. 소음인은 더위에도 약하고 수족 냉증이 있으며 차멀미도 자주하는 편이다. 그리고 작은 일에도 항상 마음을 끓이고 불안정한 마음을 가지므로 우울증, 신경성 질환에도 잘 걸린다.

대체로 잔병이 많은 체질이라 할 수 있고 병원과 약국 출입을 많이 하는 사람들 중에는 소음인이 가장 많다고 볼 수 있다. 몸이 비만하지 않아 고혈압·당뇨병 등 각종 성인병에 잘 걸리지 않으므로 고혈압이나 중풍 등으로 갑자기 쓰러지는 경우가 드물다.

해로운 음식
보리·팥·밀가루·돼지고기·각종 해물·오징어·새우·모밀·오이·참외·수박·멜론·영지버섯·녹두·찬음식.

유익한 음식
현미·쌀·찹쌀·콩·감자·닭고기·개고기·노루고기·염소고기·메뚜기·명태·조기·병어·멸치·민어·갈치·후추·겨자·카레·참기름·생강·마늘·양파·파·인삼·꿀·사과·귤·오렌지·인삼·녹용.

소음인에게 가장 좋은 음식은 닭고기이고 가장 해로운 것은 돼지고기이다. 민간에서 개소주를 강장제로 즐겨 먹는데 소음인에게 아주 좋은 약이다. 이 때 한약을 넣을 때 체질에 따라 구성된 한약을 넣어서 먹으면 한결 좋다. 평소 소화기질환이 많아 병원과 약국을 자주 찾지만 위내시경 검사상 뚜렷한 소견이 나타나지 않는 경우가 흔하다. 신경성 위염이란 진단을 받고 소화제를 꾸준히 복용하는 환자의 대부분이 소음인이다. 소음인의 위장병은 체질 치료만큼 우수한 치료법도 없다.

또한 소음인은 주로 설사가 문제이지만 변비로 고생하는 것을 자주 본다. 이런 경우 민가에서 아침 공복에 냉수를 한 잔씩 마시는 경우가 있는데 이것은 소음인에게 무척 해롭다. 위장에 열이 많아 생기는 소양인의 변비와는 전혀 병리기전이 다르기 때문이다. 체질 식이요법으로 조리하는 것이 바람직하다.

잘 오는 질병
소화불량성 위염 · 위하수 · 위산과다증 · 상습복통 등의 급만성 위장병, 우울증, 각종 신경성질환, 수족냉증, 차멀미, 더위타는 병, 추위타는 병, 설사, 류마티스 관절염, 저혈압

태양인
   간장질환의 가장 큰 피해자는 태양인이라고 할 수 있다. 기질적으로 태양인은 남들과 어울려 즐겨 마시는 편이라고 볼 수 없지만 원래 허약한 간기능을 지니고 태어났기 때문에 남들보다 술을 덜 마시고 담배를 덜 피워도 간장이 상할 염려가 많다. 태양인은 대체로 서늘하고 담백한 음식을 좋아하는 경향이 있다. 맵고 열이 많은 음식을 오래 먹으면 위가 상해 소화불량이 되고 식도 경련이나 식도 협착 같은 병에 잘 걸린다.
   또한 하체와 허리가 약해서 장시간 앉아 있거나 오래 걷지 못하며, 분노를 잘 느끼므로 피가 뇌로 몰려서 얼굴이 붉어지고 심하면 머리가 아프고 귀가 울리기도 한다. 여자인 경우에는 자궁이 잘 발육되지 않아서 불임증이 생기기도 하며 안질에 잘 걸리는 것도 태양인이다.

해로운 음식
닭고기 · 개고기 · 노루고기 · 염소고기 등 모든 육식 · 꿀 · 모든 기름 · 장어 · 커피 · 홍차 · 인공조미료 · 가공음료수 · 술 · 밀가루 · 수수 · 고추 · 설탕 · 무 · 율무 · 당근 · 도라지 · 밤 · 로열제리 · 잣 · 호도 · 은행 · 사과 · 인삼 · 영지버섯 · 사우나탕.

유익한 음식
조개와 굴 같은 각종 해산물, 해삼·멍게·새우·게·가제·자라·붕어·가물치 같은 모든 생선, 쌀·메밀·보리·팥·쑥·오이·양배추·카베트·모든 푸른 채소·고사리·쵸콜릿·코코아·포도·감·파인애플·바나나·딸기·포도당 영양 주사, 오가피차·녹차·모과차.

　태양인에게 가장 해로운 음식은 각종 기름진 음식(육식·기름)과 밀가루 음식이다. 대표적인 것이 햄버거이다. 햄버거와 가공 음료수를 식사 대용으로 즐기는 서양에 중증 근무력증, GB신드롬이나 각종 회복되기 어려운 근육질환이 많은데 이는 대부분 태양인이다.
　체질적으로 간장기능이 좋지 않은 태양인이 육식과 과음을 하면 머지 않아 간장질환이 찾아온다. 만성간염에서 간경화로 빨리 진행된다.
　또한 태양인은 각종 치료에 앞서 마음을 다스리는 치료가 선행되어야 한다. 특히 분노(화)를 많이 내거나, 슬프고 우울한 생각을 하는 것은 무척 해롭다. 이를 위해서는 종교생활을 열심히 하는 것도 좋은 방편이 될 수 있다. 호도·잣·은행·밤 등이 좋지 않은데, 상식적으로도 이것들은 기름기가 많은 식품이기 때문이다. 한마디로 태양인은 초근목피와 잎사귀채소가 유익하다. 쵸콜릿과 코코아차는 태양인의 보약이라 할 수 있다. 또한 수영은 땀을 내지 않으면서 할 수 있는 전신운동으로서 태양인에게 가장 좋은 스포츠이다.

잘 오는 질병
간장질환, 소화불량(신트림), 식도경련, 식도협착, 하지무력증, 중증근무력증, 근위축증 및 각종 원인을 모르는 근육질환, 상기감, 불임증, 눈병, 만성설사, 치질, 폐결핵.

소양인
　소양인은 신장이 약한 체질이므로 비뇨생식기가 약하고 정력 부족인 경우가 많다. 오줌발에 힘이 없고 방광이 약해 소변을 오래 참지 못하며 부부관계에 있어 적극적이 못되고 슬금슬금 피하는 체질이다.

신장의 기능이 약한 만큼 소양인은 신장염·방광염·요도염·전립선염·조루증·불임증 등 신장이나 신장의 예속기관인 방광계통의 질환에 잘 걸릴 염려가 있다. 또 신장과 심장은 서로 밀접한 관련이 있기 때문에 만성적인 신장질환이나 성적과로, 또는 조급한 성격 등으로 인해 협심증 같은 심장질환에 걸릴 수도 있다.

또한 상체에 비해 하체가 약한 체질로서 다리와 허리가 약해 요통으로 고생하는 수가 많으며 늙으면 쉽게 허리가 굽는다. 뿐만 아니라 꿀과 인삼·개소주와 같은 소양인에게 해로운 음식을 먹었을 경우에도 얼굴이 충혈되고 가슴이 답답해지며 피부 발진이 돋기도 한다.

게다가 비위에 열이 있어 변비가 되고 속이 쓰리기도 하며 주하증(여름타는 병)에도 잘 걸린다. 반면에 소양인은 선천적으로 비위의 기능이 왕성하기 때문에 위장병에는 강한 체질이다.

해로운 음식
현미·참쌀·감자·미역·닭고기·개고기·염소고기·노루고기·후추·겨자·카레·생강·인삼·꿀·사과·귤·오렌지

유익한 음식
쌀·보리·밀가루·돼지고기·오리고기·콩·팥·무우·오이·당근·굴·해삼·멍게·전복·새우·게·가제·복어·잉어·자라·가물치·가자미 등 모든 해물, 귤·오렌지를 제외한 모든 과일·영지버섯·구기자차

소양인에게 가장 좋은 음식은 돼지고기이고 가장 나쁜 음식은 닭고기이다. 본래 위에 열이 많은 체질이므로 맵고 짜고 자극성 있는 음식과 양념들이 모두 해롭다. 삼계탕이나 개소주 같은 것은 소양인에게는 약이 아니라 독이 되는 식품이다. 또한 매운 음식을 장기간 복용할 경우

당뇨병이 올 확률이 가장 높은 체질이다. 소양인의 당뇨병의 경우 체질적인 치료를 병행하는 것이 반드시 필요하다. 위의 열을 식혀주기 위해 매일 아침 공복에 냉수를 한잔씩 마시는 것도 장수의 비결이다. 음식은 일반적으로 일식과 담백하게 먹는 것이 좋다.

술에서는 소주보다 맥주가 좋다.

신장계통의 질환과 정력부족이 많으며 허리가 약해 디스크나 요통환자가 많은 체질이다.

소양인은 위와 장에 열이 많아 악성 여드름과 상습적인 변비환자가 많다. 이것 또한 체질치료로서 쉽게 해결되는 질환이다.

잘 오는 질병
신장염, 방광염, 요도염, 조루증(정력부족), 불임증, 상습요통, 협심증, 주하증(여름타는 병), 디스크, 변비, 관절염

제3장
약용 동물의 분류

본초의 분류는 「신농본초경」에서 시작되었으며, 자양강장제·보통약·독극약과 같이 상·중·하로 분류하였다고 이미 말하였다.

속성에 따라 자연과학적으로 분류하는 방법은 659년에 출판한 신수본초에서 시작하였다.

그리고 효능에 따라 약리학적으로 분류하는 방법은 5세기에 나온 「약대(藥對)」에서 시작하여 계승 발전되었다.

자연과학적 분류

향약집성방이 이 분류를 채택하였다.

광물성인 돌(石)·풀(草)·나무(木)·사람(人)·들짐승·날짐승·곤충과 물고기(蟲魚), 과일(果)·곡식(米穀)·채소(菜) 등으로 나누었다.

본초강목은 물(水)·불(火)·흙(土)·광석(金石)·풀(草)·곡식(穀)·채소(菜)·과일(果)·나무(木)·옷과 그릇(服器)·벌레(蟲)·비늘이 있는 물고기(鱗)·딱딱한 껍질이 있는 동물(介)·날짐승(禽)·들짐승(獸) 등으로 분류하였다.

약리학적 분류
약대는 이 분류를 채택하였다.
선제(宣劑) : 인체의 기능 장애를 제거하는 약
통제(通劑) : 오줌이 막힌 것을 뚫어 주는 약
보제(補劑) : 부족한 것을 보충·강화시키는 약
사제(瀉劑) : 대변과 소변으로 나가게 하는 약
경제(輕劑) : 피부로 발산시키는 무게가 가벼운 약
중제(重劑) : 진정시키고 무게가 많이 나가는 약
활제(滑劑) : 매끄럽게 소변을 잘 통하게 하는 약
삽제(澁劑) : 수렴시키는 약
조제(燥劑) : 물을 말려 수분대사를 조절하는 약
습제(濕劑) : 물을 보충하여 탈수를 방지하는 약

음과 양으로 분류
질병은 인체의 장부·기관의 활동과 그들의 상호 관계 및 질서가 깨져서 발생하는데, 오장 육부의 균형과 협조가 이루어지지 않으면 인체의 음의 성분과 양의 성분의 편차가 생긴다. 이러한 상태를 음양 실조 또는 음양 편승이라고 한다.
이 음양 편승의 현상을 바로잡기 위하여 약물을 사용하는데, 대개 약물에는 음과 양의 성분을 모두 가지고 있다. 그러나 양의 성분이 많은 약이 있고 음의 성분이 많은 것이 있기 때문에 이를 활용한다.
그 외에 기와 맛, 그리고 귀경으로 약용 동물을 분류하여 치료에 응용한다.

기미론

한방에서는 음양 오행설을 원용하여 본초를 사기·오미로 분류하였다. 그리고 이것을 기초로 하여 오랜 경험과 임상을 통하여 동물의 약효를 확인하였다. 지금도 약물의 기미로 성질을 파악하여 질병을 치료하고 있다.

생명력을 좌우하는 네 가지 기운

 차가운 것은 그 약물이 인체에 들어가서 차가운 작용을 하기 때문에 열과 화를 내리고 염증을 제거하고 마음을 진정시키며 피를 멎게 한다. 찬 것은 삼라만상을 침전시키면서 갈무리하는 겨울의 기운을 받은 것이다. 따라서 주로 병리현상을 억제하고 공격하는 작용을 한다. 그 약물의 종류는 웅담·땅강아지·바퀴·영양각·서각·매미껍질·문합(모시조개)·지렁이·석결명(말전복의 껍질)·진주 등이 있다.
 서늘한 것은 가을에 해당하여 만물이 수렴하는 기운을 받은 것이다. 차가운 것보다 열과 화를 내리는 작용이 미약하지만 피부의 열이나 번열을 내리고 지혈시킨다. 그 약물의 종류는 굴의 껍질(모려)·천산갑·망충(등에)·용골·구판·별갑·잠자리 등이 있다.
 따뜻한 것은 봄기운에 해당하며 만물이 소생하는 기운을 받아 발육하는 작용이 있다. 그 작용은 혈액을 원활하게 순환시키면서 기를 복돋아 강장시키고 인체를 보양한다. 그리고 약물의 성질을 완화시키며 체온을 상승시킨다. 그 약물의 종류는 사향·두꺼비·누에의 똥·백화사·호골·지네·녹용·녹각·합개·자하거·해마·해표초가 있다.
 뜨거운 것은 성장력이 왕성하고 번창하는 기운을 받은 것으로 여름에 해당한다. 따라서 열을 발생시키고 흥분시키며 강력한 자극을 주는 것이 특징이다. 그 약물의 종류로는 해구신·고라니가 있다.
 평한 성질을 가진 약물로는 닭의 모래주머니의 내막·거머리·와릉자(꼬막조개)·백강잠·전갈·아교·상표초 등이 있다.

오장육부를 움직이는 다섯가지 맛

 맛은 생체의 기능을 항진시키거나 약화시켜 인체의 평형을 조절하는 기능이 있다. 인체가 병적인 상태에 이를 때에 약물의 맛은 오장육부에 직접 작용하여 불균형을 조절하여 병을 치료하고 질병을 예방한다.

　약물은 한가지 맛만을 가지는 것은 드물고 대개 여러 가지 맛을 같이 가지고 있다. 한의학에서 맛을 다섯 가지로 구분하는데 그 종류는 달고·쓰고·시고·맵고·짠맛이다. 이러한 다섯 가지 맛은 인체의 오장에 직접 작용한다. 오미 중에서 맵고 단맛은 양에 속하고, 시고 쓰고 짠맛은 음에 해당한다.

　단맛은 인체에 들어가서 근육을 이완시키고 피로를 회복시켜 준다. 따라서 양기를 돋우고 진액을 보충시켜 갈증을 멎게 하며 해독한다. 또한 단맛은 기력을 향상시키고 소화능력을 강화시킨다. 그 종류로는 갈치·개구리·거위·고둥·꿀·낙지·너구리·노루·농어·달걀·닭고기·도미·돼지고기·메기·미꾸라지·병어·복어·붕어·사슴·상어·소라·송어·소고기 등이 있다.

　쓴맛은 인체에 들어가서 생체의 대사 물질을 침정시키고 열을 식히며 기운을 아래로 내려 설사를 하게 한다. 쓴맛은 심장과 관계가 있고 뼈에 작용한다. 그 종류로는 말고기·웅담·우황 등이 있다.

　신맛은 인체의 세포를 수축시키고 체액을 만들어 내는 작용을 한다. 따라서 기침을 멎게 하고 유정을 치료하며 소변을 자주 보는 것과 설사와 땀을 멎게 한다. 신맛은 간에 친화력을 가지고 있기 때문에 근육에 작용하지만 근육에 병이 있을 때 너무 많이 먹으면 오히려 해롭다. 왜냐하면 근육이 신맛을 얻으면 근육이 수축하면서 경련이 더욱 심해지기 때문이다. 그 종류로는 까마귀·달팽이·로얄젤리·비둘기·오징어·좀 등이 있다.

　매운 맛은 열을 돕고 땀구멍을 열며 기운을 상승시켜서 발산시킨다. 그 작용은 식욕을 증진시키며 위를 튼튼히 한다. 매운 맛은 폐의 기를 돕고 기의 순환을 활발히 한다. 그 종류로는 노새고기·두꺼비·매·메뚜기·사향·지네 등이 있다.

　짠맛은 딱딱한 것을 부드럽게 하며 응결시키고 아래로 가라앉게 한다. 따라서 임파선 결핵에 효과를 나타낸다. 그 약물의 종류로는 게·굴·굼벵이·대구·도롱뇽·도마뱀·돌고래·두더지·두루미·딱정벌레·땅강아지·매미·명태·박쥐·번데기·불가사리·성게·전복·지렁이·해삼·해파리 등이 있다.

이외에 담미가 있는데 이는 양에 속하며 기운을 아래로 내리며 이뇨작용을 한다. 꽁치가 담미를 가지고 있다.

제 갈 길이 있는 약재

약물이 오장육부와 열두 개의 경락에 친화성을 가지고 선택적으로 작용하여 질병을 치료한다는 귀경 이론이 있다.

약물의 귀경이론은 경락이론의 기초로, 인체에는 오장육부와 연결되어 있는 12개의 경락이 있다. 경락은 기가 흐르는 길인데 몸의 안쪽과 바깥 그리고 신체의 표면과 오장육부를 두루 순행한다. 그래서 인체의 장부에 병이 발생하면 질병은 경락을 타고 체표에 반응을 나타내고, 신체 표면에 병이 침범 당하면 경락을 통하여 장부로 들어온다. 수많은 임상을 통하여 어떤 약물이 어느 경락에 약리 작용하는가를 발견하게 되었다.

같은 해열제라도 폐와 친화력을 가지고 있는 것이 있고 심장과 더 친화력을 가진 것도 있다는 것이다. 예를 들면 웅담은 간의 열을 내려서 경련을 막으므로 간경에 들어가고, 사향은 정신이 혼미한 것을 치료하므로 심경에 들어가며, 도마뱀은 기침과 천식을 멈추게 하므로 폐경에 들어간다.

색깔과 경락

색이 푸른 약은 족궐음 간경과 족소양 담경으로 들어가고, 색이 붉은 약은 수소음 심경과 수태양 소장경으로 들어가며, 색이 누런 것은 족태음 비경과 족양명 위경으로 들어가고, 색이 흰 약은 수태음 폐경과 수양명 대장경으로 들어가며, 빛이 검은 것은 족소음 신경과 족태양 방광경으로 들어간다는 것은 일반적인 오행설인데, 임상을 통하여 경험하여 사실을 규명하는 작업을 해야 한다.

약물의 기미론에서 뜨거운 약은 차가운 증상을 치료하고 찬 약은 몸에 열로 인하여 나타나는 증상을 치료하는 것이 기본적인 법칙이다.

그러나 간의 화를 제거하는 약이 반드시 폐의 화를 잠재우지는 않는다. 예를 들어 전복은 성질이 차고 간의 경락에 들어간다. 그래서 간에 화가 있어서 머리가 아프고 어지럽거나 눈이 벌겋고 혼미해질 때 효과를 볼 수 있다. 그러나 폐의 화로 발생하는 기침을 치료하지는 않는다.

동물의 분류방법과 분류단계

분류의 방법에는 자연적 분류와 인위적 분류가 있다. 자연 분류는 생물의 형태·구조·생리·생식·발생·유전·진화에 있어 상호간의 유사한 관계를 밝히는 것이다. 계통에 따라 나누기 때문에 계통분류라고도 부른다. 학문적인 분류는 모두 자연 분류를 따른다. 인위분류는 생물과 인간과의 이해관계를 기본으로 분류하는 법이다. 예를 들면 약용동물이나 식용식물 또는 유독동물과 같이 표시한다.

생물은 계·문·강·목·과·속·종과 같은 단계를 두어서 분류한다. 필요에 따라서 종 밑에 아종·변종·품종을 두기도 한다. 분류에는 대개 과와 속·종을 사용한다.

분류 단계의 예

단계	계	문	강	목	과	속	종
개	동물계	척색동물문	포유강	식육목	개과	개속	개

아종은 종 밑에 형태나 지리적 분포가 다른 집단이다. 주로 동물 분류에 사용한다. 서해안 멸치와 남해안 멸치에는 다소 차이가 있다. 남해안

의 멸치가 서해안에서 몇 세대를 살다보면 서해안의 환경으로 멸치의 형태가 변하고 맛도 변한다. 이렇게 변한 멸치를 아종으로 분류한다. 한국호랑이도 호랑이의 아종이 된다.

변종은 자연의 돌연 변이로서 생긴 종이다. 식물 분류에 많이 쓰이는데 피망의 변종이 고추이다.

품종은 인류가 유익한 방향으로 개량한 집단으로 몇 가지의 실용적으로 다른 형질을 갖는다. 예를 들면 경주용 말로 빨리 달릴 수 있게 개량한 더러브렛이란 품종이 있다. 그런데 이 말은 다른 말에 비해 질병에 대한 면역이 약하다.

약용 동물의 이름을 붙이는 법

종의 개념

분류학에서 종을 생물 분류의 기본 단위로 취급하고 있다. 종의 개념은 1682년 영국의 존 레이에 의해서 제창되었고, 1735년에 린네는 "자연의 체계"라는 책자 속에 종의 개념을 확립하였다. 이를 형태적 종 또는 린네의 종이라고 한다.

린네는 종을 대표할 수 있는 하나의 개체를 골라 기준 표본으로 삼고, 이것과 형태가 닮은 개체로서 생식이 가능한 것을 형태적 종이라고 했다.

20세기에 이르러 세포 유전학의 발달로 같은 종으로 묶여지는 개체들은 유전적으로 연관된 집단을 이루고 있음을 알게 되었다. 따라서 종이란 생식을 통하여 자손을 얻을 수 있는 생물 집단을 뜻하게 되고, 서로 다른 종 사이에는 생식적 격리가 일어난다. 설사 교배가 되어도 자손은 대부분 불임이다. 이와 같은 종의 개념을 생물학적 종이라 한다. 근래에는 유전학적 관점에서 염색체의 수나 그의 핵형과 일치되는 것을 종의 조건으로 삼고 있다. 종의 수는 135만개로 동물이 약 100만종이다.

일반명과 지방명 그리고 이명

지구에는 많은 종류의 동물들이 살아가고 있다. 미생물을 포함하여 곤충·들짐승·날짐승·물고기·조개류 등이 각처에서 자생하거나 사육되고 있다. 같은 동물이라 할지라도 그 동물이 사는 환경에 따라 동물의 특성이 달라지면서 그 동물의 약성 또한 변하게 된다. 따라서 동물이 생육하는 장소를 적을 필요가 있다. 한국에 사는 사슴과 알래스카에서 사는 사슴, 호주에서 사는 사슴이 먹는 풀이 다르고 기후가 다르기 때문이다.

일반명은 각 나라의 언어에 따라 동물의 이름이 다른 것을 뜻한다. 영어권의 나라에서는 영어로 부르고, 중국에서는 한자로 표기하며, 한국에서는 한글로 사용하는 것을 말한다.

같은 나라 안에서 한 동물을 달리 부르는 경우가 있다. 이런 것을 지방명이나 방언이라 한다.

지방명은 특정한 지역에서만 생활의 필요성이나 지식의 정리를 위해서 자연발생적으로 붙여진 토속적인 명칭이지만 다른 지역에서는 통용되지 않는 것이다. 특히 우리 나라의 특산종인 쉬리·각시붕어·버들가지 같은 것이 있다.

같은 동물이라도 나라나 지역에 따라서 그들의 이름이 다르다. 같은 동물을 여러 가지 이름으로 불리는 것을 이명이라고 한다. 특히 중국에서는 지방마다 발음이 다르므로 각기 다른 이름을 갖고 있고 한국에 와서는 또 다른 이름이 붙게 된다. 같은 이름이지만 동물이 다른 경우도 있다. 따라서 동물을 분별하는데 동물들의 이명과 원산지 표시를 하는 것이 필요하다.

이명은 지방 주민들이 부르는 이름이거나 부르기 쉽게 발음 나는 대로 적다보면 동물의 이름이 여러 가지가 되고, 전혀 관계없는 동물이 같은 이름으로 불리는 경우가 있다. 중국에서는 강준치를 백어(白魚)라 부르고, 우리 나라에서는 뱅어를 백어(白魚)라고 부른다.

학명(scientific name)

나라와 지역에 따라 같은 동물의 이름이 각각 다르거나 전혀 관계가 없는 동물의 이름이 같아서 동물을 분류하는데 많은 어려움을 겪는다. 이러한 혼동을 피하기 위하여 하나의 종에 하나의 이름을 붙일 필요가 학술적으로 필요하게 되었는데, 처음에는 문장처럼 길게 학명을 지었지만 스웨덴의 박물학자인 린네는 이명법을 사용하여 분류학을 크게 발전시켰다. 그는 "자연의 계통"(1758년)제 10판에 이명법을 써서 종을 기준으로 강·목·과·속·종의 분류의 단계를 썼다. 특히 학명을 만들 때는 두 개의 단어를 사용하여 하나의 동물을 표기했다. 세계 과학자들은 이명법의 편리함을 인식하고 이명법이 국제적으로 통용하게 되었다. 학명은 라틴어로 쓰기 때문에 라틴명이라고도 부른다.

이명법 = 〔속명〕 + 〔종명〕+ (명명자) + (연대)

이명법은 속명과 종명을 같이 기재한다. 정확하게 하기 위하여 명명자와 명명연대를 같이 적는 경우가 많다. 속명은 고유 명사로서 주격으로 하고, 첫 글자는 반드시 대문자로 표시한다. 종명은 소문자로 형용사나 명사의 속격을 사용하는데 예외적으로 특수한 고유명사를 쓰는 경우도 있다.

속명이나 종명은 이탤릭체를 사용하여 명명자의 이름과 구분하기 쉽게 한다. 저명한 명명자의 경우에는 다음과 같이 생략하는 경우가 많다.

L. = Linne   Maxim. = Maximowicz
Thunb. = Thunberg   Rich = Richardson

이명법에 의한 학명 표기의 예

한국명	학 명
고양이	Felis domestica Linne

속명 종명 뒤에 아종 또는 변종을 적을 때는 삼명법이라 한다.

삼명법 = 속명 + 종명 + 아종·변종명 + 명명자

한국명	속명	종명	아·변종명	명명자의성
한국호랑이(아종)	Felis	tiglis	coreansis	Brass

집비둘기는 원래 양비둘기에서 만들어낸 품종이다. 양비둘기는 지중해에서 중국과 한국에 이르는 지역에 분포된 야생종이다. 비둘기는 기원전 400년경부터 사육되어 오는 동안 여러 가지의 개량 품종이 생겨나서, 날개나 몸의 빛깔이 가지가지이다.

학명을 읽는 방법

학명의 라틴어 발음은 영어식·독일어식·로마식 등으로 하는데, 그 중에서도 로마식이 본래의 발음에 가깝다고 한다. c=k, v=w, i=j=y, s≠z (반드시 s는 청음)

학명을 붙이는 절차

아직 학명이 없는 동물이 새롭게 발견되면, 동물 분류학자가 이것을 명명할 때 다음의 절차를 따라야 한다.

먼저 학명을 명명할 동물의 표본을 만든다. 이어서 이 표본을 관찰하여 동물의 특징을 조사한다. 세계 각지의 동물학자가 볼 수 있는 전문 학술잡지에 동물의 특징을 라틴어로 기재하여 새로운 학명을 발표한다. 이와 같은 절차를 거쳐야 비로소 학명이 인정된다.

또한 학명을 붙인 기본이 된 표본은 기준표본이라 하여 영구히 보존해야 한다.

제4장
약물의 사용방법

약용동물을 잡는 시기

　약재의 채취 시기는 약의 효능에 결정적인 역할을 하므로 반드시 채취 계절을 고려해야 한다.
　곤충류는 알이 부화하여 발육하는 시기가 정해져 있으므로 반드시 계절을 잘 맞추어야 한다. 예를 들어 상표초는 청명 후 45~60일인 5월 중순에서 7월 상순에 채집해야 한다. 이 때가 알을 까게 되므로 비로소 혈액이 흐르고 양기가 모이기 때문이다. 만약 이 시기를 지나서 채취하면 약의 효과가 감소한다.
　녹용은 청명을 계기로 채취하는데, 4월에 한 번 뿔을 자르고 45~60일 이후인 5월~7월에 다시 채취한다. 만약 이 시기를 놓치면 각질화되어 딱딱한 뿔로 된다. 이를 녹각이라 한다.
　일반 동물이나 곤충류는 활동이 활발한 시기에 채취하는 것이 원칙이다. 그러므로 지렁이는 몸체가 통통해지는 6~8월에 잡고, 지네는 대개 4월에 채취하는데 독이 있기 때문에 독이 올라 공격하려할 때 즉시 잡는다.
　아교는 노새의 껍질을 고아서 만든다. 겨울철이 되면 노새의 껍질이 두껍고 지방이 많아진다. 이 때에 아교의 양도 많아지고 약효도 뛰어나다. 이것을 동판이라고 한다. 조개류는 가장 맛이 있고 약효가 좋은 시기가 겨울에서 봄이다. 꽃게는 산란기를 앞두고 알이 꽉 찼을 때 맛과 영양이 최고로 올라있기 때문에 개나리 진달래가 만발하는 때에 잡는다.

이렇게 제 때에 채취하여야 임상치료 효과를 높일 수 있다.

약의 성질을 변화시키는 방법

한약의 수치는 한방이론에 근거하여 약재를 가공하여 약재의 본래 성질을 변화시키고, 또한 가공 처리를 잘 하여야 약재의 품질을 그대로 보존하면서 오랫동안 보관하고 운반하기 편리하게 하는 제약기술이다. 수치를 법제라고도 한다.

뿌리나 가죽 그리고 껍질을 튀기는 경우, 가열된 가마에 조개껍질 가루를 넣고 150℃ 정도가 되면 동물성 약재를 넣고 저어준다. 약재가 누렇게 변하면 가마에서 꺼내고 채로 쳐서 조가비 가루를 버린다.

조개껍질이나 모래를 화로에 넣고 600~700℃로 가열하여 벌겋게 되면 꺼냈다가 식초에 담가 가루를 낸다. 이것은 약의 효과를 변화시키고 유기성분을 없애며 분말로 만들기 쉽게 하기 위한 목적이다.

한의학 이론에 의하면 술로 법제하면 약재의 성분이 상체로 오르며, 생강으로 법제하면 몸을 덥게 하고 발산시킨다. 소금으로 법제하면 약의 성분을 신장으로 끌고 가서 딱딱한 것을 풀어준다. 식초는 간장으로 끌고 가서 수렴작용을 하며, 쌀뜨물로 법제하면 건조한 성질을 제거하고 위장을 고르게 한다. 젖으로 법제하면 마른 것을 윤기가 나게 하고 피를 형성하게 한다. 꿀로 법제하면 맛이 달면서 약의 성질을 완화시키고 피를 만들어 주며 강장시킨다. 황토나 묵은 벽의 흙으로 법제하면 위장과 비장을 돕는다. 반죽한 밀가루에 싸서 잿불에 파묻어 구우면 자극성이 제거된다.

지네의 머리나 다리는 떼어버린다. 이것은 독을 제거하기 위함이다. 녹용의 잔털을 제거하는 것은 털이 약의 효능을 가지고 있지 않고 혹 털이 폐로 들어가는 것을 막기 위한 것이다.

아교나 천산갑 같이 딱딱하고 질긴 것은 200~300℃나 되는 높은 온도에서 불에 달궈서 두드리는 것은 분쇄하기 편하게 하기 위한 것이다.

상표초는 사마귀의 알집인데 가열하면 부패하거나 변질되지 않고 안전하게 보관할 수 있다.

임신중에 조심해야 하는 동물

임신 중에는 약물을 가려서 사용해야 한다. 특히 독성이 강한 약물이나 작용이 맹렬한 약물은 피해야 한다.

그러나 한의사가 정확한 진단을 하고 적절한 처방을 하면 독성이나 성질이 맹렬한 약이라도 임신모나 태아에게 조금도 손해가 없다. 오히려 임신 중에 한약을 복용하면 임신부의 오장육부가 튼튼해지고 태아의 면역이 높아져서 유산이나 조산 또는 기형아를 출산할 위험이 줄어든다.

장중경은 임신중의 징가(아랫배에 덩어리가 생긴 병)로 하혈을 할 때는 금기약인 도인·목단피가 들어 있는 계지복령환을 쓰라고 하였고, 임신부의 하복부가 팽만하고 통증과 오한이 있을 때는 금기약인 부자가 들어 있는 부자탕을 쓰라고 하였다. 그러므로 일반적으로 금기약은 주의를 하지만 꼭 필요한 경우에는 써야 한다.

일반적으로 임신 중에 사용하지 않는 동물은 다음과 같다.

독충류로는 땅강아지·거머리·뱀껍질·굼벵이·자충 등과 같은 것이 있는데, 특히 어혈을 강하게 없애는 지렁이·반묘·망충·지네 등은 조심한다. 게·고슴도치의 껍질·사향·자라와 거북이의 등껍질·개고기·염소의 간·참새 등도 신중하게 사용한다.

식이요법

간경변
유익한 음식
우유 · 치즈 · 요구르트 · 계란 · 녹황색채소 · 곡류 · 야채 · 버섯 · 과일 · 굴 · 청어 · 해삼 · 넙치 · 소라 · 정어리 · 오징어 · 고등어 · 참새우 · 우유 · 계란

해로운 음식
육류 · 생선 · 조개류 · 계란 · 대두 · 기름과 맛을 짜게 한 우동이나 메밀국수

간염
유익한 음식
우유 · 치즈 · 요구르트 · 콩 종류 · 두부 · 간 · 닭고기 · 쇠고기 · 흰살 생선 · 계란 · 녹황색채소 · 과일 · 쌀밥 · 국수 · 빵 · 감자 · 고구마 · 밀가루 음식 · 마늘

해로운 음식
베이컨 · 햄같은 가공육류, 동물성 기름, 소금기가 많은 것, 설탕, 고추
술: 소주는 한 잔, 맥주는 반병을 넘기지 않는다.

갑상선 기능항진증
유익한 음식
우유 · 유제품 · 녹황색 채소 · 양배추 · 케일

해로운 음식
카페인 · 커피 · 콜라 · 홍차 · 보리음료 · 김 · 미역 · 당근 · 담배 · 술

고지혈증
유익한 음식

식물성 섬유식품인 버섯, 도라지, 당근, 연근, 푸른 채소, 참깨, 들깨, 미역, 다시마, 톳 같은 해조류, 콩, 두부, 육류, 닭고기, 생선, 계란흰자, 요구르트, 탈지분유

해로운 음식
콜레스테롤이 많이 들어 있는 식품 : 햄, 베이컨, 소시지같은 육류 가공품, 계란 노른자, 소, 돼지의 간과 콩팥, 닭고기 껍질, 버터, 낙지, 오징어, 새우, 굴, 전복, 연어, 조개 같은 것은 콜레스테롤을 제거하는 효과가 있다. 그러나 고지혈증의 환자는 평소 먹는 음식의 양이 많으므로 식사량을 제한할 필요가 있다.
포화지방산이 함유된 식품 : 육류, 치즈, 유제품, 야자유, 팜유
당분이 많이 들어 있는 식품 : 과일, 쥬스, 설탕,

고혈압

유익한 음식
잡곡밥, 현미, 보리밥, 율무, 생강차, 인삼차, 빵, 칼륨이 들은 사과, 호박, 감자, 무, 생선, 계란, 두부, 순두부, 두유, 비지, 우유, 유제품, 녹황색채소, 야채샐러드, 해초, 과일, 감귤, 깨, 다시마, 김, 미역, 땅콩, 콩, 효모, 탈지유, 마늘, 부추, 파, 표고버섯, 가지, 인삼, 메밀

해로운 음식
소금이 많이 들은 김치, 젖갈류, 장아찌, 게, 새우, 조개, 간장, 된장, 고추장, 쇠고기, 돼지고기의 내장과 비계, 동물의 간, 햄, 베이컨, 소시지, 생선묵, 카페인과 지방이 들은 커피, 홍차, 버터, 마가린, 쇼트닝, 치즈, 팥, 강낭콩, 호도, 잣, 참깨, 백미, 정맥분, 대구, 삼치, 조개종류, 정어리, 말린 오징어, 문어, 흰설탕, 계란노른자, 국수, 우동국물

골조송증

유익한 음식
칼슘이 든 작은 생선, 콩, 해조, 참깨, 흑설탕, 우유. 단 우유를 마셔서 설사하는 경우는 요구르트나 치즈, 버터, 계란노른자, 동물의 간, 표고

버섯
해로운 음식
콜라, 인스턴트 식품, 술

과민성 대장 증후군
유익한 음식
섬유질이 많은 콩, 해조, 버섯, 야채, 바나나, 사과, 파인애플
해로운 음식
우유, 유제품, 치즈, 요구르트, 케익, 크림수프, 맥주, 카레, 후추, 우엉, 땅콩, 우엉, 감자

뇌졸중
유익한 음식
우유, 과즙, 생수, 죽, 계란반죽, 젤리, 녹황색채소, 목이버섯, 생선, 마늘, 두부, 비지, 유부, 순두부 같은 콩 식품. 우유, 유제품, 고기, 계란, 된장, 멸치, 새우살, 조개, 감
해로운 음식
카페인음료인 커피, 홍차, 화학조미료, 오징어, 새우, 게 등은 많이 먹지 않는다.

담석 수술 후
해로운 음식
튀긴 음식, 샐러드 같은 유지 식품, 기름기 많은 중국 음식

담석증
유익한 음식
단백질 식품, 지방이 적은 쇠고기, 닭고기, 우유, 흰살 생선, 두부, 김, 미역, 야채, 과일, 곡류, 쌀밥, 감자, 현미, 대두, 오트밀, 콘프레이크
해로운 음식

중국음식, 뱀장어, 생선묵, 버터, 튀긴 음식, 노른자, 버터 같은 동물성 기름. 동물의 간, 문어, 오징어, 새우, 낙지, 커피, 주류

당뇨병

유익한 음식

오이, 상추, 양배추 같은 녹황색채소. 김, 미역, 다시마, 곡류, 감자, 잡곡밥, 두부, 아연을 함유한 참깨 종류. 굴, 복숭아, 사과껍질, 해초, 버섯, 영지버섯, 구름버섯, 돼지고기, 생선묵, 호박, 삶은 콩, 두유, 육류, 치즈, 계란, 어패류, 우유.

해로운 음식

채소, 과일, 호박, 연뿌리, 포도, 바나나, 건포도, 감, 고구마, 감자, 토란, 강낭콩, 쌀, 빵, 국수, 냉면, 꿀, 사탕, 케익, 과일통조림, 잼, 과자, 쥬스, 콜라, 사이다

동맥 경화증

유익한 음식

샐러드유, 대두유, 콘유, 면실유, 옥수수기름, 참기름, 콩기름, 해바라기 기름, 표고버섯, 김, 미역, 다시마, 오이, 상추, 배추, 대두, 콩 제품, 두부, 살코기, 생선, 우유, 연어, 송어, 생선알, 무우

해로운 음식

육류와 육류의 내장. 햄, 조개 종류, 크림, 밀크, 치즈, 쿠키, 된장국, 수프, 맑은 장국, 김치, 계란, 새우, 버터

만성 신부전

유익한 음식

설탕, 꿀, 젤리, 식물성기름, 카레가루, 겨자, 후추, 고춧가루, 단맛을 줄인 음식, 약간의 고기, 생선, 계란, 우유는 섭취할 수 있다. 우유와 작은 생선은 조심하여 먹는다.

해로운 음식

육류, 채소, 과일, 우유, 팥, 밤, 콩, 견과류, 수프, 국

신장 결석 · 요로 결석
유익한 음식
오렌지쥬스, 레몬쥬스, 과일샐러드, 과일잼
주의할 음식
우유, 고기, 어패류, 계란, 유제품
해로운 음식
맥주, 위스키, 연어, 대구의 알

만성 신장염
유익한 음식
고기, 생선, 계란, 우유, 유제품, 콩, 식물성 기름, 드레싱, 버터, 땅콩
해로운 음식
생강, 겨자, 고추, 소금, 된장, 간장, 젓갈

심근경색
유익한 음식
과즙, 우유, 아이스크림, 계란, 토스트, 두부, 콩, 계란, 생선
해로운 음식
돼지고기, 맥주, 양주

심부전
유익한 음식
60~80그램의 고기, 생선 1 토막, 두부, 계란 1개, 우유, 닭고기, 바나나, 콩, 호도, 오렌지, 귤, 토마토, 샐러리, 야채, 쥬스, 시금치, 감자, 사과, 등푸른 생선, 부추, 목이버섯
해로운 음식
튀긴 육류와 어류, 사과, 수박, 참외, 옥수수, 양배추, 무, 고추, 겨자, 카

레, 우엉, 파, 부추, 지방이 많은 생선, 고구마

위·십이지장 궤양
유익한 음식
유동성 음식, 1~2컵의 우유, 미음, 감자, 반숙 달걀, 두부, 요구르트, 버터, 생크림, 가루치즈, 토스트, 고기, 생선, 야채수프, 닭의 가슴살. 넙치, 도미, 가자미 같은 흰살 생선, 콩, 무, 보리차, 호박, 당근, 무, 시금치, 양배추, 사과, 복숭아, 바나나, 연한 쇠고기, 돼지의 등심과 넓적다리살. 감자, 고구마, 토란, 녹황색야채

조심할 음식
찰밥, 초밥, 현미밥, 정어리, 참다랭이, 고등어, 장어, 라면, 후추, 고추, 겨자, 지방이 많고 질긴 고기류, 수프류, 야채, 해조류, 김치, 어묵, 햄, 소시지, 베이컨, 설탕, 미나리, 부추, 피망

해로운 음식
지방이 많은 생선, 육류, 찰밥, 볶음밥, 우엉, 산채, 술 : 특히 소주, 브랜디, 위스키, 담배, 탄산음료, 카페인 음료, 맥주, 사이다, 콜라, 홍차, 커피, 코코아, 양념 향이 강한 채소, 고추장, 생강, 식초, 카레, 마요네즈, 케첩, 된장, 마늘, 겨자, 부추, 죽순, 샐러리, 카레가루, 고추, 과일, 견과, 감귤, 레몬, 딸기, 김치, 파인애플, 감, 참외, 곶감, 대추, 건포도, 복숭아, 수박, 사과껍질, 배, 자두, 파인애플, 고사리, 파, 날계란, 탈지분유, 고기수프, 구운 고기, 젓갈, 건어물, 된밥, 떡, 떡국, 잡곡밥, 수제비, 국수, 팥밥, 팥죽, 피자파이, 스파게티, 냉면, 라면 현미, 오징어, 문어, 낙지, 조개 종류, 옥수수, 땅콩, 식혜, 수정과, 엿, 밤, 미숫가루, 잼, 캔디, 미역, 다시마, 붉은살 생선. 쑥갓, 죽순, 양배추, 샐러리, 숙주, 도라지 미나리, 오이지, 파슬리 같이 섬유질이 많은 채소. 과일

위산 과다
유익한 음식
계란, 두부, 흰살 생선, 연한 닭고기살, 넙치, 도미, 크림, 버터, 우유, 노

른자
해로운 음식
사과, 밀감, 레몬, 단맛이 강한 과자, 겨자, 카레가루, 후추, 생강, 고추, 젓갈, 육류, 지방이 많은 생선, 우엉, 죽순, 옥파, 부추, 김치, 단무지, 커피, 홍차, 사이다, 콜라

위염

유익한 음식
보리차, 엽차, 물, 반 유동식, 버터를 바른 토스트, 오트밀, 카스테라, 바나나, 핫케이크, 부드러운 면, 계란, 두부, 섬유질이 적은 야채, 부드러운 살코기, 토스트, 진밥, 닭고기, 쇠고기, 익힌 콩, 오이, 우유, 시금치, 감자, 무, 당근, 넙치 같은 흰살 생선.

해로운 음식
콜라, 사이다, 커피, 알코올, 볶은 밥, 라면, 볶은 콩, 힘줄이 많고 질긴 고기, 훈제한 고기, 베이컨, 햄, 케이크, 오징어, 문어, 섬유질이 많거나 아린 맛이 강한 채소인 우엉, 죽순, 고사리, 콩, 팥, 해조류

위 하수증

유익한 음식
계란, 생선, 송아지고기, 식초, 향신료, 시금치, 파슬리, 콩, 간, 당근, 귤, 사과, 오렌지

주의할 음식
베이컨, 돼지고기, 조제분유, 쇠고기

임신 중독증

유익한 음식
생선, 녹황색 채소, 곡류, 야채, 과일, 콩, 대두, 두부, 계란, 대두제품, 우유, 유제품, 곡류, 돼지고기, 뼈를 같이 먹는 생선, 치즈

해로운 음식

사탕, 과자, 지방이 많은 생선, 베이컨, 고기의 지방분.

만성 장염
유익한 음식
미음, 야채수프, 된장국, 육류, 감자, 흰살 생선, 호박, 두부, 당근, 시금치, 무, 고구마, 감자, 식빵, 계란, 바나나, 국수, 닭고기, 야채, 우유, 버터, 계란 등이 있다. 사이다, 콜라, 익지 않은 과일은 주의한다.
해로운 음식
무우, 감자, 콩, 해조, 뿌리 채소, 소고기와 돼지고기의 기름기, 튀긴 음식

저혈압
유익한 음식
버터, 마요네즈, 식물성기름, 드레싱, 곡류, 감자, 콩, 야채, 과일, 치즈, 우유, 두부, 시금치, 사과, 귤
해로운 음식
야채 쥬스는 성질이 차서 오래 계속 먹으면 안된다.

지방간
유익한 음식
생선 1조각, 고기 60그램, 계란, 두부, 우유, 유제품, 녹황색 채소, 과일, 녹차, 효모, 해조 분말
해로운 음식
설탕, 과자, 과일

통 풍
먹어도 되는 음식
수프, 죽, 음료, 쌀밥, 빵, 메밀국수, 우동, 스파게티, 옥수수, 우유, 치즈, 버터, 탈지유, 야채, 감자, 고구마, 토란, 토마토, 호박, 오이, 가지,

배추, 양배추, 미역, 다시마, 계란, 명란, 과일, 식초, 소금, 간장, 꿀, 설탕, 커피, 코코아, 초콜릿
해로운 음식
고기국물, 정어리, 콩팥요리, 돼지고기, 양고기, 닭고기, 쇠고기, 완두콩, 오트밀, 시금치, 아스파라가스, 베이컨, 다랑어, 삼치, 송어, 참돔, 넙치, 청어, 옥돔, 방어, 연어, 은어, 꽁치, 미꾸라지, 모시조개, 낙지, 대구의 알, 돼지 등심살, 닭의 가슴살, 광어, 홍차나 커피, 쥬스, 탄산음료, 돼지, 소의 간, 정어리, 오징어, 참새우, 꽁치조림, 멸치, 고등어, 고기즙, 생선의 알

협심증
유익한 음식
마늘, 콩나물, 좁쌀, 보리, 현미, 들깨, 미나리, 쑥갓, 시금치, 양배추, 상추, 파슬리, 당근으로 만든 즙
해로운 음식
육류, 닭고기, 가공식품, 흰 밀가루, 소금, 설탕, 커피, 담배, 술

제 5 장
약용 동물의 효과

약용동물의 활성물질

 모든 동물에는 대단히 많은 종류의 무기물질과 유기물질과 같은 일반 성분을 함유하고 있다. 특히 약용동물에는 특이한 유효 성분이 있으며 그것은 인체에서 독특한 생리 활성을 띤다.
 일반 성분에는 물 · 탄수화물 · 지방질 · 아미노산 · 단백질 · 호르몬 · 납 · 색소 · 수지 · 무기물질 등이 있다.
 특수 성분으로는 탄화수소 · 알코올 · 카르보닐 · 유기산 · 페놀 · 락톤 · 정유 · 알칼로이드 · 비타민 등이 있다.
 이와 같은 일반 성분과 특수성분 가운데서 생물학적 활성이 있거나 약효가 있는 성분을 유효성분이라고 한다. 또한 이들 가운데서 가장 많이 들어 있는 성분을 주성분이라고 한다.

수 분
 수분은 체중의 60%를 차지하고 있다. 수분은 대부분 근육에 저장되므로 인체 내의 수분량을 측정하면 그 사람의 근육량을 알 수 있다. 따라서 갑작스럽게 살을 빼기 위하여 설사를 시키거나 땀을 지나치게 빼면 지방이 줄지 않고 근육의 양이 감소하기 때문에 건강을 상하게 된다. 세포 안의 수분과 세포 밖의 수분의 비율이 2:1이어야 건강한 사람이다. 사람이 하루 동안 섭취하는 수분은 보통 2500 ml인데, 대개 마른 사람일수록 물을 적게 먹고 뚱뚱한 사람이 물을 많이 마신다.

칼로리

칼로리는 에너지 또는 열량의 단위이다. 건강한 한국 사람이 하루에 필요한 열량은 성인 남자 2500 kcal, 성인여자 2,000 kcal이다. 이 가운데 기초 대사량이 1600 kcal 이고 운동으로 사용되는 에너지가 900 kcal이다. 실제 기초대사량이 1600 kcal 정도 되는 사람은 많지 않다. 몸이 허약하거나 질병을 가지고 있는 사람은 대개 1000 kcal이하인 경우가 많다. 그러므로 건강하지 않은 사람은 대사량이 부족하여 비만이 되기 쉽다.

미토콘드리아는 세포 내의 호흡 생리를 맡아, 영양소를 이용하여 ATP라는 에너지를 발생한다. 생성된 ATP는 단백질을 합성하거나 근육을 수축하거나 신경을 자극하는데 이용된다. 그래서 근육 속의 미토콘드리아의 활동이 왕성해야 대사 에너지가 증가하여 대사기능이 활발해지고 근육의 힘이 강하게 된다. 또한 미토콘드리아의 활력이 떨어지면 세포의 핵과 산소가 닿게 된다. 그런데 세포의 핵은 산소와 부딪히는 순간 바로 죽는 것을 현미경으로 관찰할 수 있다.

당질

당질은 탄수화물로, 영양소로서 중요한 작용을 하는것은 전분과 자당 그리고 유당이다. 전분은 포도당이 여러 개 결합되어 있는 물질인데, 입과 소장에서 포도당으로 분해된다. 포도당은 혈액을 타고 간장으로 운반되고, 간에서 대부분 글리코겐으로 합성된다.

글리코겐

글리코겐은 간과 근육에 저장된다. 혈액 속에 당이 부족하면 췌장의 랑게르한스섬에서 글루카곤이라는 호르몬을 분비하여 글리코겐을 포도당으로 변화시켜 혈당을 높여준다. 혈당이 높으면 췌장에서 인슐린이 나와 혈액 속의 포도당을 글리코겐으로 합성하여 조직에 저장한다. 근육 속에 저장되어 있는 글리코겐은 에너지가 필요할 때마다 포도당으로 변화하여 에너지원으로 사용된다.

단백질

단백질은 모든 생물의 원형질을 구성하는 중요한 물질이다. 단백질은 산소와 지방산을 운반하고 간에서 철을 저장하며 혈액 속의 항체로서 면역작용을 한다. 또한 외부의 단백질이 인체 안으로 들어오면 우선 아미노산으로 분해되어 각각 용도에 따라 다시 합성된다. 이때 아미노산이 100개 이상 합성된 분자를 단백질이라고 부른다. 바로 이것이 에너지로 전환되는 것이다. 반면에 100개 이하로 합성된 분자는 단백질이라고 부르지 않고 펩티드라고 부른다. 뇌 안에서 형성되는 모르핀은 이러한 펩티드의 형태로 구성되어 있다.

단백질의 구조나 성질은 아미노산의 종류 · 결합순서 · 결합비율에 따라 다양하다.

필수 아미노산은 트립토판 · 이소루이신 · 루이신 · 라이신 · 페닐알라닌 · 메티오닌 · 트레오닌 그리고 발린으로 8가지 종류가 있다. 필수 아미노산은 생체에서 합성되지 않기 때문에 반드시 음식을 통하여 먹어야 한다고 해서 필수 아미노산이라고 말한다. 필수 아미노산은 한 종류만 부족해도 단백질이 합성되지 않는다.

준필수 아미노산은 히스티딘과 아르기닌, 티로신과 시스틴이 있다. 성장기 어린이에게는 8가지 종류의 필수 아미노산 이외에 히스티딘과 아르기닌이 필요하다. 그런데 쥐는 인간의 8가지 필수 아미노산과 준필수 아미노산인 히스티딘 · 아르기닌이 필수 아미노산이다.

동물 조직에 있는 아미노산은 타우린 · 시트룰린 · 베타-알라닌 · 오르니틴 등이 있다.

성인의 하루 단백질의 필요량은 나이 · 성별 · 임신 · 수유 같은 생리

상태를 고려하여 결정한다. 일반적으로 하루 체중 50kg인 보통 사람은 60그램 정도의 단백질이 필요하다.

타우린

타우린은 어류에 많이 포함되어 있는 물질로 혈압을 조정하는 역할을 하는 아미노산이다.

눈이 빛을 수용하는 기능, 혈구 내의 항산화작용, 폐포 조직의 산화방지 작용, 중추신경 기능에 참여하고, 혈소판 응집, 심장수축, 인슐린 작용, 세포분화 및 성장에 관여한다.

오징어와 문어 같은 연체 동물 중에 많이 존재하고, 말린 오징어의 표면이 하얀 것은 주로 타우린에 의한 것이다. 그 외에 청어·고등어 등의 물고기에도 상당량이 포함되어 있다.

단백질이 풍부한 스태미너 식품으로는 가정에서 전골이나 곰국을 끓일 때 많이 쓰는 곱창이 있다. 단백질·지방이 풍부하고 소화와 흡수가 잘 되어 병을 앓은 후 회복식으로 특히 좋다. 위가 약한 사람에게 권할 만하다.

히스티딘은 동물 성장에 필요한 필수 아미노산이다. 알러지 현상을 나타내는 히스타민은 이 히스티딘에서 생성된다. 유아는 1kg당 하루 28mg이 필요하다.

히스타민

히스타민은 인체에 항원이 출현하면 비만세포나 호염기구에서 분비된다. 히스타민의 주요 기능은 위산 분비를 촉진하는 것이다. 그 외에 알레르기 작용, 기관지나 장관 근육의 수축작용, 말초혈관 이완작용, 말초혈관의 투과성 항진작용 등이 있다. 말초혈관이 이완되면 혈압이 떨어지고 말초혈관의 투과가 항진되면 부종이 나타난다.

히스타민 분비를 억제하는 항히스타민을 많이 복용하면 인체의 면역기능을 하는 백혈구가 죽으므로 항히스타민제을 먹는 것을 가볍게 생각해서는 안된다.

지 방

지방은 보통 지질과 혼동되어 사용되는 경우가 많다. 지방은 지질 중에서 트리글리세리드라는 중성지방만을 가리키는 것이다. 지질에는 지방·지방산·스테로이드와 인지질·당지질·리포단백질 등이 있다.

우리가 식품으로 섭취하는 지방질의 90%는 중성지방이다.

포화지방산은 거의 모든 동물의 피하조직과 내장에 포함되어 있다. 고체 기름은 포화지방산의 글리세리드로서 돼지기름·양 기름 등에 많으며 누에의 번데기·전갈·왕지네에도 들어 있다.

불포화지방산인 리놀산과 리놀렌산은 동물의 몸 안에서 합성할 수 있기 때문에 식물로부터 섭취한다.

액체 기름은 불포화산의 글리세리드로 무척추동물의 기름에 많이 들어 있다.

혈액검사를 하면 콜레스테롤과 중성지방의 수치가 나온다. 이것들의 수치가 높으면 혈액 속에 지방이 많다는 뜻으로 고지혈증이라고 한다. 요즘 지방을 많이 섭취하면 성인병이 생긴다고 하여 지방에 대해 부정적인 생각을 하고 있다. 그러나 지방질(지질)은 체온을 유지하고 지용성(脂溶性) 비타민의 흡수를 도와준다. 그리고 위에서 머무는 시간이 길어 만복감을 주고 배설물을 원활하게 통과시킨다. 그 외에 작업 능력을 높여주며 스트레스에 대한 보호작용이 있다.

콜레스테롤

콜레스테롤은 스테로이드 화합물이며 뇌와 신경조직 속에 많이 함유되어 있다. 몸 안에서 성호르몬·담즙산·부신피질 호르몬, 그리고 비타민 D 등의 전 단계 물질이다. 콜레스테롤은 음식물로부터 섭취되기도 하지만 대부분 간에서 합성된다. 콜레스테롤은 세포의 막에 존재하여 적혈구를 보호하고 고혈압으로 혈관의 벽이 찢어지는 것을 방지한다. 따라서 콜레스테롤이 부족한 경우에는 뇌출혈이나 빈혈이 생기기 쉽다. 콜레스테롤은 물에 녹기 어렵기 때문에 리포단백질과 결합하여 혈액 중에 운반된다. 그리고 비중이 낮은 리포단백질에 운반된 콜레스테롤은 혈관에 쉽게 들러붙는데, 혈관벽에 콜레스테롤이 지나치게 많이 침착하면 동맥경화의 원인이 되기 때문에 주의해야 한다. 반면에 비중이 높은 리포단백질은 혈관병에서 콜레스테롤을 제거하여 동맥경화를 예방하는 작용을 한다. 그러므로 식품에서 총콜레스테롤이 많다고 그 식품을 피할 필요는 없다.

그리고 콜레스테롤은 간에서 분해되어 담즙산이 되고 쓸개에 저장된다. 표고 버섯은 담즙이 장내로 배출을 촉진시키므로 혈중 콜레스테롤을 저하시킨다.

그 외에 콜레스테롤은 불포화지방산을 운반하고 지방질 대사에 관여한다.

불포화지방산과 포화지방산

지방산은 동물의 체내에서 에너지원으로 중요하다. 지방은 소화관에서 흡수될 때 지방산으로 분해되어야 한다. 일단 흡수되면 다시 지방 형태로 되돌아가서 피하에 저장된다. 그리고 필요할 때마다 다시 지방산이 되어 간에서 분해된다. 지방산은 포화지방산과 불포화지방산이 있다. 불포화지방산은 포화지방산에 비하여 쉽게 녹기 때문에 소화가 잘 된다. 불포화지방산 중에는 리놀레익산과 리놀레닉산 그리고 아라키도닉산과 같은 필수 지방산이 있고 EPA와 DPA 그리고 DHA 등이 있다. EPA · DPA · DHA 등은 청어 · 연어 · 고등어 · 다랑어 · 멸치 등의 생선기름과 해조류 등에 풍부하게 들어 있다.

필수지방산 (essential fatty acid, EFA)

리놀레닉산, 리놀레익산, 그리고 아라키도닉산 등은 생체 안에서 합성되지 않거나 불충분하게 합성되면서 부족할 때 피부염, 성장불량 및 지방간과 신장손상 등이 일어난다.

리놀레닉산

리놀레닉산은 리놀렌산이라고도 부르는데, 일반적으로 동물 기름에는 발견되지 않으나 생선 기름에는 0.4~1.3% 존재한다. 대개 들기름·아마인유·채종유 등에 풍부하게 들어 있다.

리놀레익산

리놀레익산은 리놀레산, 리놀산이라고도 발음하는데, 혈액 속에서 콜레스테롤의 수치를 낮추어서 동맥경화를 예방하고 치료한다. 리놀레익산은 아라키도닉산으로 전환되며 아라키도닉산에서 프로스타글란딘이 생성된다. 리놀산은 산화되기 쉬운 물질이므로 항산화제인 비타민 E를 함께 섭취하는 것이 좋다.

DHA

DHA는 뇌 지방질의 10%를 차지하며, 인지질의 형태로 정보 전달에 관련이 있어서 뇌·신경에 중요한 역할을 한다. 그러나 DHA를 적게 먹는다고 뇌의 DHA 함량이 줄어들지는 않는다. 이는 인체에서 항상 필요한 만큼의 양을 조절하기 때문이다.

EPA

EPA는 에이코사펜타엔산이라고 부르는데, 혈전이 형성되는 것을 억제하는 작용이 있어서 심장과 혈관계 질환을 예방하고 치료하는 효과가 있다. 이것은 홍조·갈조 등의 조류와 이것을 섭취한 갑각류·어류의 지방에 많이 함유되어 있다. EPA는 혈소판이 뭉치는 것을 막고 핏덩어리를 녹이므로 끈끈한 혈액이 맑아진다. 따라서 고지혈증이나 심근경색, 동맥경화에 효과가 있다.

종양의 활성을 억제시켜 암세포의 증식이나 전이를 막는다는 보고도 있다.

철 분

폐로 들어온 산소를 모세혈관을 통하여 세포까지 전달해 주는 혈액 속의 헤모글로빈은 철분을 함유하고 있다. 철분이 혈액 속의 다른 미네랄보다 가장 많이 존재한다. 그리고 철분은 많은 효소들의 필수적인 성분이며, 질병에 대한 저항력을 길러준다. 주로 간·비장·골수에 철분은 많이 보관되어 있다.

우리 나라에는 성인의 5%, 여자는 40% 정도가 철결핍성 빈혈이다. 빈혈까지는 아니더라도 철결핍상태에 있는 사람들이 많다. 특히 발육이 왕성한 어린이나 임산부, 그리고 과다한 월경에 많이 발생한다. 철이 많이 포함된 식품은 간장·굴·시금치·난황·대두 등을 들 수 있다. 소·돼지의 간이나 지라를 삶아 먹거나 선지국을 끓여 먹으면 더욱 좋겠다.

동물의 간에는 비타민 A와 철분, 무기질을 많이 함유하여 빈혈에 효과적일 뿐 아니라 단백질, 지방, 비타민B_1, B_2, 철분, 구리, 망간, 칼슘 등이 풍부하여 스태미너를 향상시켜 준다. 감기에 잘 걸리는 허약한 아이들에게 좋으며, 시력 회복에도 도움이 된다.

산소를 혈액내에서 운반하고 근육이나 심장에 제대로 저장하기 위해서는 철이 필요하다. 또한 해로운 물질을 해독할 때도 철이 있어야 그 처리가 원활해진다.

나트륨

나트륨하면 소금을 연상하는데 이는 나트륨이 산소나 물과 쉽게 반응하여 나트륨만으로 존재하지 않기 때문이다. 우리가 알칼리 음료로 먹는 소다는 탄산나트륨이다. 나트륨이온은 세포 안보다 세포 밖에 많이 존재한다. 생체는 세포내액과 세포외액의 비율이 2:1이 되도록 나트륨이온을 끊임없이 수송한다.

이비율이 깨지면 부종이나 혈액순환 장애가 발생한다.

칼 륨

칼륨은 비누 제조에 사용하는 포타시에서 유래하여 포타슘이라 부른다. 칼륨이 어느 정도 이상의 농도가 되면 통증이 발생한다. 우리들 몸에 칼륨이 세포 속에 상당량 함유되어 있지만 혈액이나 세포 주위에 있는 체액에는 극히 미량밖에 존재하지 않는다. 이 같은 상태에서는 통증을 느끼지 않지만 상처에 의하여 그곳의 세포가 파괴되면 세포 중의 칼륨이 밖으로 나와 신경을 자극하여 통증을 일으킨다. 뿐만 아니라 혈관을 확장시키기 때문에 그 부위에서 열이 나게 할 수 있다.

칼륨은 채소에 많이 들어 있는 미네랄이다. 그리고 칼륨은 체내의 나트륨을 배출하는 작용을 하기 때문에 고혈압의 예방과 치료에 도움이 된다. 세포조직이 파괴되면 신장과 부신피질호르몬에 의하여 칼륨 배설이 조절되어 소변으로 많이 섞여 나온다.

비타민

비타민은 인체에서 만들어지지 않기 때문에 음식물을 통하여 섭취해야 한다. 특히 비타민 C는 아스코르브산이라 하며, 이것은 동물 체내에서는 포도당으로부터 생합성이 되지만 사람은 반드시 섭취해야 하는 영양소이다.

비타민은 지용성 비타민과 수용성 비타민으로 분류한다. 비타민 A · D · E · K는 물에 녹지 않고 비타민 B군과 비타민 C는 물에 녹는다. 비타민 B군에는 비타민 B_1 · B_2 · B_6 · B_{12} 외에 니코틴산(니코틴산 아미드) · 판토텐산 · 비오틴 · 엽산 등이 있다.

레티놀

레티놀은 비타민 A을 가리킨다. 비타민 A_1을 레티놀이라 하고, 비타민 A_2를 디히드로레티놀이라 한다.

비타민 A는 알칼리성으로 인체에서 요구하는 필요량보다 적으면 결막 건조증과 각막연화 그리고 야맹증이 발생한다.

동물성의 식품에 함유되어 있는 비타민 A는 인체의 소장에서 흡수가 잘 되고 간에 많이 저장된다. 그러므로 한방에서는 눈을 밝게 하기 위해 동물의 간을 먹도록 권유한다.

비타민 B_1

몸이 나른하고, 개운하지 못한 경우에 비타민 B_1을 먹으면 피로감이 빨리 가신다. 그 이유는 비타민 B1이 피로소의 하나인 피루빈산을 순간적으로 중화하는 물질이기 때문이다. 백미를 먹는 우리에게 부족하기 쉬운 영양소이다.

비타민 C

비타민 C는 인체의 면역력을 키우는 영양소이다. 몸이 피곤하거나 염증이 생기는 경우에 효과를 볼 수 있다.

구리와 철의 흡수에 중요한 역할을 한다. 그것은 구리 이온과 철 이온을 환원시키기 때문이다. 비타민 C에 의하여 전자를 건네 받은 철은 흡수가 더 잘 된다. 이런 이유로 비타민 C가 부족한 사람은 철의 흡수가 잘 되지 않아서 철분 결핍 빈혈이 더 잘 생긴다.

비타민 C는 항산화작용을 하므로 혈액이 산성화되면 항산화 작용을 돕는 비타민 C를 흡수해야 한다. 혈액이 산성화되면 비타민 C의 흡수가 감소되어 그 작용이 억제된다. 따라서 알칼리성 식품을 같이 먹으면 비타민 C의 작용을 활성화시킬 수 있다.

비타민 C는 수분이 많은 곳에서 프리라디칼을 제거해 주며 암 유발물질도 감소시킨다. 또한 비타민 E를 재생시키는 역할도 한다.

비타민 E

적혈구들이 서로 엉켜 붙지 않도록 하며 좋은 지질인 HDL(고밀도 리포단백질) 수치를 증가시키고 손과 발의 혈액순환이 잘 되도록 한다. 암 유발인자, 중금속, 산업유해물로부터 우리 몸을 지키기도 하며 여자에게 유방에서 생기는 양성 종양의 크기를 줄여주기도 한다.

베타카로틴이나 비타민 C는 열을 가하면 손상되지만 비타민 E는 비교적 열에 잘 견딘다. 비타민E는 물에 잘 안 녹고 지방에만 녹는 성질이 있다. 따라서 지방을 소화하는 능력이 떨어진 경우에는 충분한 양을 먹더라도 흡수가 잘 안되어 부족현상이 나타난다. 소화능력이 감소되는 대표적인 질병은 췌장질환, 담낭질환이다.

비타민E가 부속하면 항산화 방어벽이 약해지며 또 항산화 자용 외에 다른 기능에도 문제가 생긴다.

   비타민 E를 복용할 때 주의 사항 : 혈액응고를 방해해서 출혈이 생기게 하는 성질이 있으므로 항응고제를 먹는 사람은 일단 복용을 중지한다.

레시틴

레시틴은 비타민 F라고 불리는 필수 지방산과 인 그리고 비타민B의 일종인 콜린이노시톨이 결합된 복합물질로 인지질이라 불리는 특수지방질에 속하는 영양성분이다. 레시틴 그 자체는 지방질로 되어 있으나 지방질을 혈액에 녹여 열량으로 바꿔주는 대단히 중요한 역할을 담당한다. 이처럼 지방대사를 활발히 하고 콜레스테롤 등을 제거하는 작용을 하는 레시틴은 혈관에 쌓여 있는 콜레스테롤을 유화해서 간으로 운반하는 역할을 한다. 동맥 경화 초기에 충분히 섭취할 필요가 있다. 혈관을 튼튼하게 하는 기능이 있으므로 고혈압, 동맥경화에 좋다. 반드시 인(燐)이 있기 때문에 칼슘과 함께 먹어야 좋다. 달걀의 노른자, 콩, 곡물의 씨눈에 포함되어 있다.

스테로이드

비타민 D와 같은 생리 작용이 뚜렷하다. 스테롤과 담즙산 및 담즙알콜이 있다. 스테로이드는 부신피질에서 분비되는 호르몬이다. 각종 알레르기 질환이나 염증 질환에 굉장히 뛰어난 효과를 보이는 장점이 있으나 부작용이 또한 심하다. 관절염으로 스테로이드 제재를 장기간 복용하면 골다공증이 되는 것을 임상에서 볼 수 있다. 스트레스와 과다한 업무로 혈뇨가 나오는 경우에 스테로이드 제재를 먹으면 효과를 볼 수 있는데 그 부작용을 고려해야 한다.

구 리

구리는 헤모글로빈을 형성할 때 관여하므로 구리가 부족하면 철이 많더라도 조혈작용이 방해되어 빈혈이 될 수 있다. 예를 들면 멘케스 신드

롬(Menke's syndrom)은 구리가 소장에서 흡수되는 과정에 이상이 생겨 뇌에 구리의 공급이 안되는 질병이다. 이 때 두뇌의 손상·뼈의 기형·체온의 불안정한 상태·질병에 대한 저항력이 약해지고 모발이 뻣뻣해지는 증상이 나타난다. 조직에 구리가 지나치게 많이 축적되어 빈혈 증상이 나타나는 윌슨병도 있다.

호르몬을 만들고 조직을 탄력있게 하는 콜라겐이라는 물질을 만들 때는 구리가 있어야 빠르고 매끈하게 일이 마무리된다. 구리는 이러한 촉매 역할을 한다.

구리는 골뱅이류·절족동물·바다동물의 혈액 속에서 특수한 화합물의 하나로 존재한다. 전위선·하수체·갑상선·흉선과 같은 선조직에는 조금 들어있고 비장·췌장·근육·피부·뼈 등에는 중간 정도의 농도로 존재한다. 비교적 높은 농도로 존재하는 곳은 간·뇌·콩팥·심장·털 등이다. 동물로 말하면 토끼·고양이·개·여우·고래·뱀·악어·닭·칠면조·상어·청어 등에 많이 녹아있는데, 특히 양·소·오리·개구리 등에는 100~400ppm/kg 농도로 들어 있다.

아 연

아연은 달팽이의 호흡 색소인 헤모시코토핀의 구성 성분이다. 뱀의 독, 굴, 눈알의 맥락막 등에 높은 농도로 들어 있다. 아연은 최근에 생리적인 중요한 영양소로 주목을 받는데, 특히 혈당을 조절하는 인슐린의 생리적 기능을 증진시키며, 많은 호르몬의 활성과 면역 기능에 영향을 미친다.

동물 조직에서 뼈나 이빨에 아연이 비교적 높은 농도(150~250ppm/kg)로 들어 있다. 털·발톱·살가죽에는 몸 속에 있는 총 아연 함량의 38%나 들어 있다. 바다가재의 살 속에 높은 농도로 들어 있다. 또한 동물의 눈알 조직, 수컷의 생식기와 그의 분비물, 피의 성분, 내장, 달걀, 우유, 해조류 속에도 들어 있다.

아연이 결핍되면 성장장애와 식욕감퇴가 나타나며, 남성에게는 성적 발달이 부진해지고, 피부병, 저항력 감소, 상처의 회복이 지연되는 현상이 나타난다. 그 외에 탈모, 설사, 정신적 우울증이 나타나기도 한다.

망 간

성인의 몸 안에는 대략 20㎎의 망간이 있으며, 주로 간·골격·췌장·뇌하수체에 존재한다. 특히 동물의 조직 속에 있는 미토콘드리아에 많이 들어 있으며 멜라닌과 공존한다. 골격근에 가장 적게 들어 있고, 동물의 털·피·젖·알속·곡류·콩류·씨·잎채소·차·커피에 비교적 많다. 망간은 미량 원소 가운데서 가장 독성이 적은 물질에 속한다.

칼 슘

우리 나라 정상 성인의 하루 칼슘 섭취 권장량은 700㎎이고, 폐경기 후의 여성이나 골다공증 환자는 하루 1000~1500㎎의 칼슘 섭취를 권장한다. 세포 외액 중에 칼슘의 농도가 낮으면 부갑상선이 뼈에서 칼슘을 떼어내어 혈액 속으로 나오게 한다. 그러면 뼈가 약해지고 골다공증이 발생할 수 있다. 반면에 혈액 속에 칼슘이 많아지면 갑상선이 칼시토닌이라는 호르몬을 분비하여 칼슘 농도를 낮춘다. 피 속에 칼슘의 농도가 높으면, 혈관·위점막·관절 그리고 심장에 칼슘이 축적돼서 뼈와 관절·신장에 질병이 발생한다.

칼슘이 부족하면 신경이 예민해지고 마음이 불안해진다. 이런 경우 칼슘이 많은 녹각을 먹으면 치료가 되는 것을 경험할 수 있다. 또한 스트레스를 받으면 약 알칼리인 인체가 산성화된다. 이렇게 되면 간장병 징후인 몸이 나른하고 개운하지 못한 상태인 피로감이 제일 먼저 나타난다. 이는 또한 모든 질병에서 볼 수 있는 증상이다. 이럴 때 우리의 혈액은 젖산과 피루빈산이 축적되어 산성이 된 것이다. 에너지는 소모되고 노폐물은 축적되고 독성은 강해져 빨리 중화시켜야 하는데, 그때 알칼리성 무기질인 칼슘이 산도를 조정하는 중요한 역할을 담당한다. 그래서 지속적으로 과다한 스트레스를 받으면 뼈 속의 칼슘이 떨어져 나와서 산·알칼리의 산염기도를 맞추려는 생리적 현상이 일어난다.

걱정과 스트레스로 쌓인 피로물질인 젖산과 피루빈산이 축적되면 이로 인해 원형탈모증과 같은 대머리가 된다.

혈소판의 칼슘이 증가하면 그에 따라 혈압이 높아진다. 왜냐하면 칼슘은 평활근을 수축하기 때문이다.

설탕 역시 티스푼으로 두 숟가락을 먹으면 성인의 칼슘 1500㎎이 소모된다. 그러므로 성장기의 어린이에게 설탕을 많이 먹이는 것은 바람직하지 않다.

알코올은 직접 골세포에 작용하여 뼈의 생성을 억제하고 소장의 칼슘 흡수를 저해하여 소변으로 칼슘의 배설량을 증가시킨다. 카페인도 칼슘의 흡수량을 떨어뜨리고 칼슘의 배설량을 증가시키므로 뼈의 손실이 일어난다.

한의학에서는 뼈·이빨·허리·생식기가 신(신장)에 해당한다. 이것을 뒷받침해 주는 연구가 발표되고 있는데, 그 중에 칼슘의 흡수를 도와주는 비타민D가 신장에서 생성된다는 것이다. 따라서 신장의 기능에 이상이 발생하여 비타민 D_3를 만들어 내지 못하면 칼슘의 흡수가 저하되어 골다공증이 발생하므로 뼈·이빨이나 허리가 약해진다.

칼슘이 풍부한 음식은 우유와 유제품, 뼈째로 먹는 생선, 해조류, 녹색 채소류 등이다.

요 드

해면동물에서 요드가 처음 발견됨으로써 요드가 체내의 대사율을 조절하는 갑상선 호르몬을 구성하는데 필수적인 무기질이라는 것이 밝혀졌다. 그 작용은 어린이들과 동물의 성장을 촉진하고 단백질 합성과 콜레스테롤 합성에 관여한다. 또한 정상적인 생식기능을 하도록 관여한다.

갑상선 질환은 여자에게 많이 발생하는 질환으로 여성 호르몬과 스트레스의 영향을 많이 받는 것 같다. 예전에는 산간 지방에 많이 생기는 갑상선종(goiter)에는 요드 농도가 적어진다. 갑상선에서 분리한 요드 화합물은 티록신인데, 이것은 카로틴을 레티놀로 전환시키는 작용을 한다.

동물에서는 바다조개와 물고기류에 많이 들어 있으며, 이로부터 분리한 기름에는 더 높은 함량으로 들어 있다. 바다물고기와 조개류의 신선한 살 속에서 요드 함량이 300~3,000ppb/kg이다. 특히 미역·김과 같은 해조류에 많이 들어 있다. 그 밖의 고기·젖·알 등에 많이 들어 있는데, 이들의 요드 함량은 동물의 먹이에 많이 의존한다.

셀레늄

셀레늄은 영양소에서 필수 원소의 하나인데 인체에 해로운 중금속화합물, 특히 카드뮴으로 인한 암세포의 성장과 촉진 작용을 방해한다. 또한 정상적으로 섭취되는 비타민E의 대용 역할을 하여 셀레늄을 적절하게 섭취하면 몸 안의 비타민 요구량을 줄일 수 있다.

셀레늄은 세포 내부를 지키는 항산화 효소를 도와서 세포 안을 지키는 역할을 담당한다.

셀레늄은 동물의 모든 조직 속에 들어 있는데, 콩팥과 간이 셀렌(셀레늄) 상태를 반영하는 가장 민감한 조직이다.

급원 식품으로 동물의 내장과 해산물·살코기류·곡류·우유와 유제품 등이 있다. 특히 달걀에는 평균 10~12㎍의 셀렌이 들어 있다. 셀렌은 발육을 촉진하고 번식력을 개선하여 출산 이후의 손실을 줄인다.

코발트

코발트는 비타민B_{12} 속에 4%가 들어 있다. 코발트는 망간과 함께 갑상선 호르몬 합성에 필요하며, 소량의 요드가 갑상선에서 적절하게 유지되기 위하여 코발트가 있어야 한다. 동물의 간이나 콩팥, 굴 그리고 녹색채소에 많이 있다. 동물로는 토끼·돼지·양·소·개·닭 등에 들어 있다. 핏속에서는 혈장보다 적혈구에 높은 농도로 들어 있다.

불소

불소 이온은 세균에 의하여 형성되는 이빨에 산으로 치아가 부식되는 것을 막는 중요한 역할을 한다. 특히 바다물고기에 불소 함량이 높다.

불소는 골격과 치아에 대한 친화력이 높아서 섭취량이 증가하면 뼈에 축적되는 양이 증가하며, 골조송증에도 효과를 나타낸다.

인(燐)

인은 식사 내용물 중에 칼슘과 인이 같은 양으로 존재하는 것이 바람직하다. 만약 칼슘을 지나치게 섭취하면 인의 흡수를 방해하기 때문이다. 반대로 인이 지속적으로 다량 섭취되면 칼슘이 빠져 나오게 된다.

인의 작용은 칼슘과 함께 뼈의 구성 성분이 되며, 근육의 수축기능과 신경자극의 전달 기능에 작용한다. 또한 산·알칼리의 평형과 체액의 완충작용을 하는 것으로 알려졌다

동물이 인체에 작용하는 효과

강장 작용

인체의 전반적인 기능을 향상시켜 체력을 증진시키며 몸을 튼튼하게 함으로써 질병에 대한 면역력을 높여주는 작용이다. 구체적으로 위장장애와 각종 질병으로 발생하는 만성소화불량, 전신쇠약, 기력부진 등에 건위와 원기를 회복시키는 역할을 한다. 녹용·개고기·뱀장어·도롱뇽·도마뱀·꿀·구렁이 등이 강장작용을 한다. 몸이 고단하고 힘이 들어 일에 능률이 오르지 않을 때 뱀장어를 끓여 먹으면 그 다음날 아침에 가볍게 일어나는 것을 경험할 수 있다.

진정 작용

중추신경이 비정상적으로 흥분되어 신경 감각이 예민해지거나 운동 흥분이 일어난 것을 진정시키는 작용이다. 진주는 중추 신경을 억제하여 마음을 안정시킨다. 사향·용골·코뿔소의 뿔·소뿔 등이 진정작용을 나타낸다.

경련을 막는 작용

중추성으로 오는 경련을 억제하는 작용으로, 자기 의지로 조절이 안 되고 머리를 흔들거나 팔다리가 떨리는 경우에 사용한다. 사향·우황·전갈·지네 등이 대표적이다.

진통 작용

중추신경에 작용하여 통증을 멎게 하는 작용이다. 그 약물로는 살모사독, 벌독, 호랑이 뼈, 복어의 독, 영양의 뿔 등이 통증을 멎게 한다.

해열 작용

비정상적으로 높아진 체온을 정상 체온까지 낮추는 작용으로, 감기나 폐렴으로 인한 고열 뿐만 아니라 만성적으로 미열이 지속적으로 나는 경우에도 효과가 있다. 동물성 약으로는 돼지쓸개, 지렁이, 오징어의 뼈, 코뿔소의 뿔, 영양의 뿔 등이 있다. 또한 소·돼지·양·말·닭·개의 발톱 역시 고열을 내리는 작용이 있다.

진해 작용

기침은 기도나 기관지의 가래를 배출하고 제거하는 생리적인 반사운동이다. 연수에 있는 기침중추를 진정시키는 작용을 진해작용이라 한다. 그 약물은 지렁이·꿀·태반 등을 들 수 있다.

중추신경 흥분작용

주로 대뇌와 연수를 흥분시키는 작용이 있으며, 중추신경을 전반적으로 흥분시키는 작용과 함께 호흡중추, 혈관 운동 중추, 구토 중추 등을 흥분시키는 작용도 있다. 전형적인 동물성 약은 사향이며 그 밖에 두꺼비진, 녹용, 말향고래의 결석 등이 있다.

국소 마취작용

몸의 일정한 부위의 감각을 일정한 시간 마비시키는 작용이다. 벌독, 살모사독, 두꺼비진의 성분인 부팔리의 작용은 디기톡시게닌의 약 40배이다.

자극 작용

피부나 점막의 지각신경을 자극하여 피를 응집시키고 열이 나며 피부가 벌겋게 하는데, 부종과 통증도 나타낸다. 반묘의 성분인 칸타리딘은 점막에 대하여 강한 자극 작용을 나타내면서 발진과 수포를 일으킨다.

강심 작용

심장에 작용하여 심장기능을 높이는 작용을 한다. 두꺼비진 속에 들어 있는 강심배당체, 전갈, 사향, 녹용 코뿔소의 뿔, 살모사독 등이 속한다.

혈압을 낮추는 작용
혈관중추를 진정시키는 작용, 식물신경절 차단으로 오는 혈관을 수축시키는 작용, 교감신경 말초를 차단하는 작용, 이뇨시키는 작용 등을 이용하여 혈압을 낮추는 동물성 약들이 이에 속한다.

교감신경절 차단 작용
교감신경이 지나치게 흥분된 경우에 생긴 고혈압증에 대하여 효과를 나타낸다. 예를 들면 매미 허물을 들 수 있다. 지렁이 · 전갈 · 우황 · 사향 등도 있다.

동맥경화 방지 작용
혈액 속에 콜레스테롤의 양을 낮춤으로써 혈관벽에 콜레스테롤이 쌓여서 혈관의 지름이 좁아지고 탄력이 떨어지는 것을 막는다. 동물성 약에 들어 있는 불포화 지방산들이 이러한 작용을 한다. 그 약물로는 새우 · 참치 · 메추리알이 있다.

모세혈관 강화 작용
모세혈관을 수축시켜 혈관의 벽을 튼튼하게 하여 출혈을 멈추게 하거나 막는 작용을 한다. 약물로는 오징어뼈 · 무소뿔 · 물소뿔 · 소뿔 등의 동물 뿔과 젤라틴 등이 있다. 따라서 뇌출혈을 막는데 응용한다.

가래 삭히는 작용
호흡에 관계되는 기도와 기관지의 염증으로 가래가 생겼을 때, 기관지의 분비를 촉진하여 호흡기도를 윤활하게 하고 가래를 묽게 만들어 배출을 쉽게 한다. 그 약물은 지렁이 · 꿀 · 쓸개 등이 있다.

건위 작용
위의 기능을 촉진하여 위의 운동, 소화액 분비를 증가하여 식욕을 증진시키고 소화기능을 항진시키는 작용을 한다. 닭의 멀터구니 속껍질 성분인 가스트린은 쓴맛을 가지고 있어서 건위 작용을 나타내고, 꿀은 방향성 건위 작용을 하며, 로얄젤리는 자극성 건위 작용을 한다. 또한 조개껍질과 오징어뼈는 위산도를 낮추고 궤양 방지 작용을 한다.

설사 작용

배변을 촉진하여 설사를 일으키는 작용이다. 이 작용은 주로 장을 자극하여 연동운동을 촉진시킴으로서 장액을 많이 분비하도록 한다. 설사는 변비증으로 굳은 변을 연화시켜 배변을 쉽게 하며 굳은 변이 원인이 되는 치질·탈장 등을 예방하며, 장내의 불필요한 것을 빨리 배설시키기 위하여 사용한다.

설사를 멎게 하는 작용

설사는 소화불량, 자극성 약물, 신경성, 기생충 등의 여러 자극으로 장운동의 이상 항진, 소화관의 분비 증가, 흡수력 저하 등이 원인이 되어 발생한다. 그 원인을 제거하는 것이 설사를 막는 방법이다. 그 약물로는 조개껍질, 오징어뼈, 거북이의 등껍질 등이 있다.

구토 작용

구토는 소화관에 유해물질을 섭취했을 때 그 흡수를 방지하기 위해 생리적으로 위 내용물을 외부로 배출시키는 운동이다. 그 작용의 기전은 구토중추를 자극하거나 위점막을 자극하여 반사적으로 구토중추를 흥분시켜 토하게 한다. 반대로 구토를 진정시키는 작용을 진토 작용이라고 한다.

간 기능을 높이는 작용

간의 기능을 회복시키는 작용을 하는데, 담즙을 잘 나오게 하는 작용, 해독 작용, 조직이 썩는 것을 막는 작용, 간에 지방이 쌓이는 것을 억제하는 작용이 있다. 이담 작용은 담즙의 분비와 배설을 촉진시키는 작용으로 동물의 쓸개는 대부분 이담작용을 한다. 해독 작용은 간의 산화환원 과정, 메틸화, 아세틸화 과정, 글루쿠론산 · 유산 · 요소 · 시스틴 등과의 결합에 의해서 나타나는 작용이다. 코뿔소뿔 · 영양뿔 등에 들어있는 펩티드 · 아미노산들과 물고기류에 들어있는 비타민 등이 해독 작용을 한다. 괴사를 막는 작용은 간세포의 괴사를 막는 작용인데 곰쓸개의 성분인 우르소데족시콜산, 동물 간, 물고기간 등이 있다. 간의 지방 축적을 막는 작용은 물고기의 간에 풍부한 비타민 B_2, B_{12} 등이 한다.

자궁 수축 작용

자궁은 두꺼운 평활근육으로 이루어져 있으며, 생체 내에서 자발적으로 수축운동을 한다. 이러한 자궁의 수축을 촉진하여 해산을 돕거나 해산 후에 자궁의 이완을 회복시키며 자궁의 피로와 출혈 등을 막는 작용을 한다. 그 약물로는 거머리 · 지렁이 등이 이러한 작용을 나타낸다. 반면에 소똥구리는 자궁 수축을 억제한다.

조혈 작용

적혈구를 증가시켜서 빈혈을 치료하고 혈액을 형성하는 작용을 돕는다. 이러한 역할을 하는 약을 보혈약이라고 한다. 그 약물의 종류로는 철 · 동 · 코발트 · 니켈 및 비타민을 포함하고 있는 바다동물과 동물의 피, 동물의 간 등이 있다.

지혈 작용

피가 응고되는 과정에 관여하는 여러 인자들과 촉매 등에 작용하여 피의 응고를 촉진시키고 작은 핏줄들과 모세혈관을 수축시켜 혈관의 벽을 튼튼하게 하는 작용을 하여 피가 나오는 것을 멎게 하거나 출혈이 되지 않게 한다. 오징어뼈, 코뿔소의 뿔 · 물소뿔 · 소뿔 등의 동물 뿔 · 아교 · 젤라틴 등을 들 수 있다.

이뇨 작용

오줌의 양을 늘리고 부은 것을 내리게 하는 작용이다. 콩팥에 직접 작용하여 소변양을 늘리는 것과 직접 작용하지 않고 소변의 양을 늘리는 것이 있다. 소변이 잘 나오지 않거나 부종이 있을 때, 굼벵이, 가막조개, 가물치, 말벌집 등이 소변의 양을 증가시키는 작용을 한다.

호르몬 작용

부신 호르몬, 갑상선 호르몬, 췌장 호르몬 등 여러 가지 내분비계통의 기능을 높이거나 억제하여 몸의 생리적 및 생화학적 기능을 정상적으로 회복시킴으로써 대사 기능을 높이는 작용이다. 도마뱀 · 녹용 · 바다말 · 사슴태 · 호랑이 뼈 · 태반 등이 있다.

살균 및 억균 작용

균을 죽이거나 자라지 못하게 하는 작용이다. 동물성 약에는 균을 죽이거나 균이 활동하지 못하게 하는 작용을 하는 것이 많다. 우황은 뇌염균에 대한 억균 작용을, 지렁이 · 왕지네 · 곰의 기름 · 날다람쥐분은 결핵균에 대한 강한 억균 작용을 나타낸다. 흰가루병 누에는 대장균, 포도상구균, 녹농균에 대한 억균력이 세며 칸타리딘 · 지네는 피부진균에 대한 억균력을 가진다.

항암 작용

악성 종양이 자라는 것을 막으며 암이나 백혈병의 증상을 약하게 하는 작용이다. 최근에 동물성 약 가운데서 항암 작용을 나타내는 성분들이 많이 개발되었다. 가뢰의 성분인 칸타리딘, 전갈과 왕지네의 독 분비물, 두꺼비 진, 흰가루병 누에 등이 대표적인 약이다.

그외에 해삼, 아교, 도마뱀, 대모, 사향, 살모사독, 상어간, 코브라독, 가막조개, 낙지, 홍합, 진주, 매미허물, 바퀴벌레, 쇠똥구리, 로얄젤리 등이 있다.

구충 및 살충 작용

몸 안에 기생하는 기생충을 죽이거나 몸 밖으로 내보내며 사람과 가축 및 농작물에 해로운 곤충류를 죽이는 작용이다. 사포닌 성분은 살충 작용을 나타낸다.

비타민 작용

동물의 몸에는 많은 비타민이 포함되어 있다. 동물은 인체에 비타민 공급원이 되어 신체에 비타민 작용을 하게 된다. 특히 인체에서 생산되지 않는 비타민을 동물의 고기를 통하여 흡수한다

보신탕과 삼계탕의 약리 작용

한여름에는 날씨가 더우므로 인체는 상승된 체온을 식히기 위해 땀을 많이 배출한다. 이렇게 체온을 조절하기 위해 인체내 혈액의 속도는 빨라지고 대사기능이 항진되어 몸이 무겁고 쉽게 피로해진다. 이는 인체의 에너지 소모가 많기 때문에 발생하는 것이므로 삼복더위에는 잘 먹고 편히 쉬어야 한다. 하지만 덥다고 찬 음식을 마구 먹어대면 곧 복통 설사를 일으킨다. 이는 더위로 인하여 양기가 모두 인체의 표면에 집중되므로 몸 속의 온도는 떨어져 냉해지는데, 오히려 차가운 음식을 먹으니 소화불량을 일어나는 것이다.

그래서 선조들은 더위를 이기기 위하여 오히려 뜨거운 음식을 먹었다. 예를 들면 개고기나 삼계탕이 그것이다.

개는 잡식성으로 사람이 먹고 남은 음식을 먹고 자란다. 그래서 다른 동물보다도 사람에게 유익하다고 할 수 있다. 그리고 개는 구조상 땀을 내지 못하는 동물이다. 개고기의 성질은 뜨거워 양기를 많이 함유하고 있다. 그래서 양기가 부족하기 쉬운 삼복더위에 양기를 돋우고 땀을 식히기 위해 개고기를 끓여 먹었다.

삼계탕은 닭에 인삼·황기·생강·대추 등을 넣고 끓인 음식이다. 이것은 한참 더운 삼복더위에도 먹지만 우리나라에서는 사위가 처가집에 가면 장모가 닭을 잡아 대접하는 풍습이 있다.

예전에는 닭을 놓아서 키우기 때문에 대부분의 가정에서 닭을 길렀다. 또한 크기도 작고 죽이기도 쉬울 뿐만 아니라 맛이나 영양학적으로 보다 훌륭한 식품이다.

닭은 지구력은 없지만 순식간에 쏟아내는 순발력이 강한 동물이다. 닭싸움을 본 사람은 닭의 용맹성과 힘을 짐작할 수 있을 것이다. 그러한 닭의 양기를 취하여 사용한다.

증상과 처방

발기 부전

한의학에서는 흔히 양기 부족이라고 한다. 성욕이나 발기의 강도, 사정의 쾌감에 이상이 생기는 것으로, 주된 증상으로는 성기가 처음부터 발기되지 않거나 발기되었다가도 금방 사그러져 성생활은 없게 되고, 정신 상태가 우울하고 기억력은 떨어지게 된다. 고환이 아프기도 하고 소변이 자주 마려운 것 같은 증상이 나타난다. 과로나 지나친 성생활, 장기간의 자위행위로 신체의 균형이 깨져서 발생하는 것이다.

현대 의학적으로는 성신경 쇠약증, 내분비 질병, 고환 질병, 성기 발육부진 등에서 볼 수 있다.

개고기 : 개고기 600그램에 부자 15~30그램과 생강150그램을 솥에 넣고 끓인다. 팔팔 끓으면 마늘과 들기름을 적당량 넣고 2시간 가량 곤다. 개고기와 국물을 모두 먹는다.

불가사리 : 불가사리 500그램을 솥에 넣고 푹 고아서 국물을 마신다. 여기에 해마나 술을 넣으면 더욱 좋다.

정신 분열증

정신활동을 진정시켜야 하는 병에는 신경증 · 불면증 · 정신분열증 등이 있다. 신경증은 신경계의 기질적 변화 없이 내인성으로 일어나는 신경성 질환인 히스테리 · 노이로제 · 신경쇠약 · 불안신경증 · 강박신경증 · 반응성 억울증 등이 있다.

정신분열증은 정신병의 70%를 차지하며 내인성 질환으로 정신현상이 통합적인 조화를 이루지 못하고 사고 · 감정 · 행동 등에 장애를 일으킬 뿐만 아니라, 인격의 조화까지도 장애되어 환각이나 망상이 일어나는 병이다.

굴의 껍질 : 용골 10그램, 굴 껍질 15그램, 지모 3그램, 연근의 씨 30그램에 냉수를 두 사발 넣고 처음에는 센 불로 끓이다가 끓어 오르면 약한 불로 하여 커피 한잔 정도 되면 설탕을 넣어 마신다.

경 풍

반드시 근육의 경련과 팔다리의 수축·이완이 일어나는 소아의 모든 경련성 질환을 경풍이라고 한다. 이것은 소아기의 어느 연령층에서나 일어날 수 있는 소아의 증상으로 임상적으로 경련은 중추신경계의 전기적 활동의 발작성 돌발에 의해서 일어나는 것이다. 그 원인은 고열, 뇌막염과 뇌염, 약품이나 납의 중독, 파상풍, 영양장애, 뇌종양 등에 의해 나타난다. 그러므로 각종 질병으로 인한 하나의 증후이다.

진주 : 어린이가 경풍을 하거나 마음이 불안하고 머리가 아프고 잠을 잘 자지 못하는 경우, 진주가루 60그램을 꿀 300그램에 넣고 천천히 갈아서 하루에 한번 한 숟가락씩 먹는다.

전갈 : 얼굴의 신경이 마비되었거나 손발이 경련을 일으키는 경우, 그리고 뇌출혈 후유증으로 반신불수에 0.9~3그램을 물에 달여 먹거나 0.9~1.5그램을 가루내어 먹는다. 외용으로는 적당량 환부에 붙인다. 내복으로는 하루에 2~4그램 정도 먹는다.

좌골 신경통

신경통은 통증이 발생하는 부위에 따라서 여러 가지로 병명이 붙여진다. 따라서 엉덩이에서 허벅지·종아리의 뒷부분을 따라 일어나는 신경통을 좌골신경통이라고 한다. 심할 때는 복숭아뼈까지 통증이 일어난다.

통증은 극렬하여서 잡아당기는 것처럼, 달리는 것처럼, 찌르는 것처럼 아픈데, 그 통증이 항상 발작적으로 일어난다. 통증이 있을 때는 보행하기가 무척 어렵다. 좌골신경통은 근육이 늘어나는 동작에서 통증이 한층 심하다. 그리고 몸을 자세 하면 더 아프고, 따뜻하게 하면 통증이 감소된다.

살모사 독 : 한 손에 뱀대가리와 함께 목 부분을 쥐고 손가락으로 눈 뒤에 있는 독선을 누르면서 자기나 유리로 된 그릇의 가장자리에 뱀의 이빨을 대고 독을 받는다. 이것을 주사기로 통증이 있는 엉덩이의 피부 내에 주사한다. 체중 50kg의 성인에게 1회에 0.026g을 주사한다.

번조증

 열로 인하여 가슴속이 답답하여 몸과 팔다리를 안정하지 못하는 증상이다. 혈액에까지 열이 있으면 열이 밤에 더 심하고 가슴이 답답하며 온몸이 달아올라 잠을 자지 못한다. 심하면 발광을 한다. 또한 발진이 돋고 코피나 혈변 같은 출혈이 나타난다. 이 때 열을 제거하고 가슴이 답답한 것을 치료하는데 다음과 같은 방법을 사용할 수 있다.

파상풍과 일본 뇌염 : 열로 인하여 번조증이 있을 경우, 영양뿔 5.6g, 국화 11g, 작약 11g, 생지황 18g, 조구등 11g, 세신 3g, 패모 8g, 황금 4g, 감초 3g, 등심 18g 을 물에 달여서 하루에 세 번 끓여 먹는다.

기 침

 기침은 감기, 기관지염, 천식에 속하는 증상으로, 기관과 기관지의 분비물과 이물질을 제거하기 위한 하나의 방어기전이다. 감기나 폐결핵 등으로 기침을 할 때는 습도와 온도의 조절과 안정을 취하는 것이 중요한데, 그것은 공기가 건조하면 목을 자극하기 때문이다. 치료를 하여도 기침이 잘 낫지 않고 오래 하는 경우에는 다음과 같은 방법을 사용할 수 있다.

양고기 : 양고기 50그램과 소맥 60그램, 무 100그램, 그리고 생강 9그램에 소금을 약간 넣고 죽이 되도록 끓인다. 아침저녁으로 두 차례 나누어 먹고 30일간 계속 먹는다.

돼지의 폐 : 행인 20그램, 상백피 15그램, 무우씨 50그램과 썰은 돼지의 폐 250그램을 함께 넣고 끓여서 먹는다.

류마티스 관절염

평소 체력이 약한 사람이 노동을 많이 하였거나 지나친 스트레스를 받은 경우, 습한 곳에서 오래 살았던 경우, 산후에 찬바람이 관절에 침입하여 발생한다. 증상은 관절이 붓고 열이 나며 아프다. 그 통증은 잡아당기는 것 같고, 불로 지지는 것 같으며 움직이면 더욱 아프다. 관절은 무릎 관절에서 시작하여 발목, 그리고 손가락·발가락으로 진전된다. 날씨가 흐리고 쌀쌀한 날에 반드시 아프며 몸을 차게 하거나 활동을 많이 하면 아프다. 또한 야간에 더 아프기도 한다.
벌독 : 벌을 잡아서 벌침을 아픈 자리에 벌이 스스로 쏘게 하는 방법이 있고, 벌침을 핀셋으로 뽑아서 환부에 찌르는 방법이 있다.

협심증

협심증은 심장에 혈액과 산소를 공급하는 관상동맥이 좁아져 심장에 통증이 나타나는 것을 말한다. 통증은 계단을 오르내릴 때, 찬바람을 맞받아 걸을 때, 무거운 짐을 지고 걸을 때, 체육활동을 할 때, 산에 오를 때 발생한다. 또는 성교나 변을 볼 때, 정신적인 흥분이나 공포를 느낄 때 나타나기도 한다.

증상은 아프지 않고 갑자기 가슴이 조이는 감과 인후부가 막혀 답답한 정도의 경우도 있으나 보통 가슴이 조이는 통증과 타는 것 같은 아픔이 가슴 중앙부의 뒤에서 발생하여 왼쪽 가슴 또는 후두부로 퍼져 나간다. 좀 안정하면 점차 통증이 없어진다.
사향 : 사향·목향 30그램, 복숭아씨 35개, 오수유 30그램, 단삼·유향·몰약 10그램, 빈랑 3개를 가루내어 심장이 아플 때 하루에 2번 나누어 먹는다.

고혈압

고혈압은 수축기 혈압이 150 이상, 확장기 혈압이 90이상을 말한다. 모든 고혈압의 90%가 본태성 고혈압이다. 그 원인은 아직 확실하지 않다. 다만 소금, 스트레스, 비만과 운동부족, 술과 담배 등이 영향을 미치는 것으로 알려졌다.

주로 전신 권태감·피로감·불안감이 나타나다가 두통·어지럼증·귀울림, 목과 어깨가 뻣뻣한 증상이 나타나기도 한다.

특히 나이 많은 사람이 고혈압이 있는 경우에는 머리가 무거운 감, 어지럼증, 팔다리 저림 증상, 불면 같은 뇌동맥 경화에 의한 증상들이 많아진다.

우황·사향·주사 : 마, 감초, 인삼, 포황, 신곡, 우황, 대두황권, 관계, 아교, 백작약, 맥문동, 황금, 당귀, 방풍, 주사, 백출, 시호, 길경, 행인, 백복령, 천궁, 우황, 영양각, 상향, 용뇌, 석웅황, 백험, 건강을 가루내어 대추로 반죽하여 환을 만들고 금박으로 싼다. 한 개에 3.75그램 되게 한다. 하루에 3회 복용한다.

동맥경화

동맥경화를 일으키는 가장 위험인자로는 고혈압, 혈액 속에 콜레스테롤이 높은 경우, 담배이다. 이밖에 동맥경화를 촉진하는 인자로는 당뇨병, 비만, 정신적 긴장을 들 수 있다. 동맥경화가 있으면 관상동맥에 질병이 발생하여 심장에 이상이 온다. 가슴에 통증이 생기거나 가슴이 두근거리거나 숨이 차고 어지러우며 경련이나 실신을 할 수 있다. 또는 급성 심근경색 발작 후에 심장이 빨리 뛰거나 심한 부정맥이 생길 수도 있다. 콩팥 동맥이 경화되면 혈압은 정상이거나 수축기 혈압이 약간 높아진다. 소변의 농축력이 낮아지고 밤에 오줌을 보는 경우가 생긴다. 목의 동맥 또는 뇌동맥에 경화가 오면 구토, 어지럼증, 손발저린감, 언어장애, 보행장애 등이 나타난다.

지렁이·전갈 : 지렁이 300그램과 전갈 100그램을 마늘과 생강을 적당히 넣고 갈아서 녹두알 만한 크기로 빚어 하루에 20개씩 소주에 먹는다.

중 풍

중풍에는 뇌의 혈관이 터지는 경우와 막히는 경우가 있는데, 전자를 뇌출혈이라 하고 후자를 뇌경색이라고 한다. 뇌출혈은 평소 혈압이 높고 활동할 때에 발생한다. 신체의 한쪽이 갑자기 마비가 되고 몇 분이나 몇 시간 후에 신경정신 증상이 나타난다. 또한 두통이 생기면서 혼수가 빨리 나타나는 것이 특징인데, 뇌출혈에는 구토하는 경우도 있다.

중풍 전조증상은 다음과 같다. 손발에 힘이 없어지거나 저리다./말이 어눌해진다./어지러우며 메스꺼운 증상이 있다./열이 위로 치받치는 듯하다./얼굴이 자주 붉어진다./물건이 둘로 보이거나 눈이 침침해진다./이유없이 머리가 아프다./귀에서 소리가 나며 잠이 잘 오지 않는다./이상할 정도로 잠이 많이 온다./안면이 마비되는 듯하다./

말벌집 : 보드랍게 가루를 낸 말벌집에 소의 쓸개즙으로 환을 만든다. 한번에 3그램씩 하루에 3회 먹으면 말초혈관이 튼튼하여져서 출혈을 예방할 수 있다.

입 덧

임신 중에 속이 메스껍고 물만 먹어도 토하여 음식을 먹지 못하므로 인체의 영양결핍과 무기력 상태를 일으키는 임신중독증의 하나이다. 첫 임신 때는 흔히 임신 제 6주부터 나타나지만 몸이 허약한 사람은 임신이 되자마자 구역질이 나고 그 정도가 심한 경우가 많다. 이 병의 원인은 알레르기설, 신경설, 내분비장애설, 태반설 등 여러 가지로 해석되고 있으나 완전히 밝혀지지는 못하였다. 입덧은 첫 임신 때가 심한 사람이 있고 두 번째 임신 때가 더 심한 사람도 있다. 보통 식사를 하고 난 다음에 곧 매스꺼워하면서 토하고, 혹 식사와 관계없이 토하는 경우가 있는데, 담즙이 섞인 쓴 물을 토하기도 한다. 그러므로 임신부의 몸무게가 줄고 입맛이 떨어지며 기운이 없어진다. 심한 경우는 몸이 수척해지고 눈이 움푹 들어가며 피부가 거칠거칠해져서 심한 병을 앓은 것 같이 된다. 심하지 않을 때에는 민간 요법으로 쉽게 치료될 수 있으나 심한 경우는 임신중절을 해야 할 때도 있다.

잉어·반하 : 생강즙에 법제한 반하 5그램을 잉어나 붕어의 배 안에 넣고 시루에 익혀서 간을 맞추어 한번에 한 마리씩 3~4번 먹는다. 사인 5그램을 넣어서 먹어도 된다.

산후에 젖이 적을 때

몸을 푼 뒤에 유즙 분비기능이 약해서 젖의 양이 적은 증상인데, 임상에서는 이런 현상을 1차성과 2차성으로 나눈다. 1차성은 나이 든 초산부와 신체 발육이 좋지 않은 체질에서 자주 보고, 2차성은 갓난아이의 젖빠는 힘이 약하거나 젖이 몰려있는 것을 잘 내보내지 않았거나 또는 젖을 불규칙적으로 먹이는 데서 발생한다. 지나친 정신적·육체적 피로, 영양부족·전신질환이 있는 경우에도 온다. 젊은 초산부인 경우는 몸푼 뒤 2~4일 동안 젖이 적게 나오다가 정상으로 될 수도 있다. 산모는 수분이 많고 영양가가 높은 음식물, 미역국 같은 것을 먹는다.

젖을 고루 비비며 더운 물찜질을 한다. 젖은 일정한 사이를 두고 먹이며 젖먹인 뒤에는 남은 젖을 완전히 짜내야 한다.

돼지 족발·쌀 : 돼지족발 4개를 잘 씻어서 솥에 넣고 끓이고 노랗게 뜨는 기름은 버린다. 그 후에 쌀을 넣어 죽을 쑤어 먹는다.

메기 : 한 마리로 국을 끓여 먹는다. 계란을 넣어 먹으면 더욱 좋다. 젖을 잘 나오게 하는 것 외에 오줌을 잘 내보내기 때문에 몸이 부을 때에도 사용한다. 메기는 입맛을 돋우며 몸을 보하기도 한다.

산후증

몸을 푼 뒤에 찬바람을 맞았거나 몸 풀 때 피를 많이 흘려서 나타나는데, 오싹오싹 춥고 바람맞기 싫어하며 온몸이 화끈거린다. 증상으로는 주로 바람이 머리와 온몸으로부터 들어오는 감을 느끼는데, 온몸이 한번 화끈 달아오른 다음에 식은땀이 비오듯이 나거나 또는 축축할 정도로 난다. 땀이 난 다음에는 머리, 이마, 손발, 팔다리, 배, 잔등, 엉덩이 등이 시리다. 찬물을 만지거나 찬 것에 손을 대면 소름이 끼치거나 전기가 통하는 것 같은 느낌이 있다. 이밖에 찬물을 많이 마시면 몸이 떨리고 머리가 어지러운 증상이 있다. 치료는 절대 몸을 차게 하거나 바람을 쐬지 말아야 한다. 그렇다고 땀을 너무 많이 내서는 안된다. 치료기간에는 될수록 찬물에 손을 넣지 않는 것이 좋다.
메추리알 : 날것으로 한번에 5알씩 하루 3번 끼니 사이에 먹는다.
해삼·닭 : 닭 한 마리에서 내장을 꺼내고 해삼 50g을 넣어 완전히 풀어지도록 끓여서 양념을 하여 먹는다.

갱년기 증후군

갱년기 여성에게 나타나는 심신 장애를 갱년기 장애라고 한다. 폐경기에 해당하는 여성의 난소 기능이 쇠퇴하거나, 생리가 불규칙하거나, 간뇌 또는 뇌하수체의 이상으로 발생한다. 그리고 부부간이나 고부간 또한 자식들과의 관계에서 오는 갈등으로 고민이 많은 시기에 정신적인 스트레스를 많이 받아 발생하기도 한다. 주로 권태감이나 두통·요통·어깨 결림·가슴의 두근거리는 증상이 있고 갑자기 얼굴이 벌겋게 달아오르거나 신경질을 잘 낸다. 건망증·불면증 등의 증상도 있다. 그 외에 몸에 별다른 이상이 없는데도 몸이 뻐근하거나 무겁고 쑤시는 증상이 있다.
녹각·당귀 : 녹각 600그램을 들통에 넣고 푹 곤 후에 식히면 묵처럼 된다. 이것을 냉장고에 보관한다. 생당귀 600그램을 3시간 끓인 물에 보관한 녹각을 한 수저씩 넣어 하루 세 번 먹는다.

불임증

결혼한 뒤 피임을 하지 않고 1년 이상 성생활을 하였는데 임신을 못하는 경우를 말한다. 불임증에는 1차성과 2차성, 절대성(성기기형, 무정자증 등)과 상대성이 있다. 여자쪽의 원인으로는 성기의 비정상적인 상태로 성교를 못하는 경우와 성기의 변화로 수정·착상이 안되는 경우, 영양장애, 결핵, 내분비장애, 비타민결핍 등으로 임신을 못하는 경우가 있다. 남자쪽의 원인으로는 성기의 발육이상, 발기부전 등으로 성교를 못하는 경우와 정액·정자가 없는 경우, 정자가 죽어서 나오는 경우, 고환염, 부고환염, 성기부위의 외상, X-ray조사 등을 들 수 있다.
불임증을 진단하는 데서 중요한 것은 남자와 여자가 다 진찰을 받고 원인을 찾는 것이다. 남자에게서는 정자검사, 여자에게서는 특히 자궁 발육부진과 난관 통과장애에 관심을 가져야 한다. 치료는 원인을 찾아서 하며 보조적으로 민간요법을 한다. 성기기형으로 인한 성교불가능과 무정자증 등 절대적인 불임증 외에는 모두 민간요법을 해 볼만하다.
녹태 : 새끼를 밴 사슴의 배안에서 꺼낸 태반과 새끼를 건조기에 넣고 잘 말려서 약으로 쓴다. 보드랍게 가루를 내어 졸인 꿀로 반죽해서 알약을 만들어 한번에 10~15g 하루 2~3번 빈속에 먹는다. 같은 양의 구기자 가루를 섞어서 위와 같이 알약을 만들어 먹으면 더욱 좋다. 신선한 녹태인 경우는 그대로 푹 삶아 찌꺼기를 짜버리고 알약을 만들어 먹으면 되며, 다시 졸여서 먹는 것도 좋다. 녹태는 불임증 외에 여성들의 빈혈, 자궁출혈, 산후허약, 월경부족 등에도 쓰인다.

소아 허약증

선천적인 원인이나 후천적인 원인에 의하여 발육이 늦어지거나 발육은 정상이더라도 체력이 약한 아이를 말한다. 허약이란 기혈이 약하다는 것이며 이는 바로 병적인 요인에 대한 인체의 저항력이 떨어진다는 의미이다.

소화기 허약자는 밥맛이 없어 잘 먹지 않고 편식을 한다. 자주 체하고 배가 아프며 꾸룩꾸룩 소리가 잘 난다. 자주 구토나 구역질을 하며, 변비나 설사가 심하다.

운동신경계가 약하면 팔이나 다리가 힘이 없어서 자주 넘어지거나 잘 삔다. 근육에 경련이나 쥐가 잘 나고 달리기를 잘 하지 못한다.
개구리 : 개구리의 껍질을 벗기고 내장을 제거한다. 이것을 후라이팬에 약간의 기름을 두르고 개구리를 튀긴다. 한 번에 5마리씩 소금에 찍어 먹는다. 또는 솥에 물과 찹쌀을 넣고 죽을 쑨다. 그 후에 내장을 제거한 개구리를 30마리 넣고 푹 곤다. 적당히 간을 하여 수시로 먹는다.

수험생의 건강

학생들의 육체적·정신적 건강상태를 파악하여 질병의 치료와 예방을 해야 좋은 결과를 얻을 수 있다. 수험생의 질환은 시력저하, 눈의 피로, 눈꺼풀의 떨림 같은 안과질환, 축농증·중이염·편도선염 같은 이비인후과 질환, 두통·어지러움·가슴 두근거림, 불안·수면장애 같은 신경정신과 질환, 식욕부진·소화불량·변비·설사·피로·혈액순환장애에 의한 수족냉증 같은 내과 질환, 견갑통·요통·뒷목의 뻣뻣함·다리의 경련 같은 근골격계 질환으로 분류된다. 이러한 질환이 있으면 빨리 치료를 받아야 한다.

또한 수험생은 지구력과 집중력을 강화하여야 한다. 그것을 위해서 기운을 증가시키고 피로를 사라지게 하며 지구력을 강하게 해야 한다. 또한 몸 안의 담음과 어혈 같은 노폐물을 쉽게 배설케 하고 머리를 맑게 하여 집중력을 향상시키도록 한다.

생선과 고기 : 수험생은 많은 칼로리가 필요하므로 잘 먹어야 한다. 특히 생선이나 육류의 섭취가 부족하지 않도록 늘 주의한다. 또한 일정량의 운동을 해야 스트레스를 해소할 수 있고 책상에 앉아서 공부할 수 있는 근력을 키울 수 있다. 자신의 체질과 질병에 따라 한약을 먹는 것도 하나의 방법이다.

비 만

섭취에너지가 소비 에너지 양보다 많아서 남는 에너지가 체지방으로 피하나 장과 장 사이에 침착하여 일어나는 체중의 이상증가 현상이다.

비만하면 당뇨병·고혈압·동맥경화·고지혈증·심장 및 뇌혈관질환·호흡장애·담석증·관절질환 등과 여성의 불임과 같은 질병이 발생할 위험이 현저히 높다. 특히 복부에 지방이 많은 마른 비만이 좋지 않다. 소아비만은 어린 시기의 비만일수록 비만의 형태가 증식형 비만 형태로 성인이 되어 체중 조절을 해도 일단 정해진 지방세포 수는 줄지 않으므로 비만조절이 그만큼 어려워진다.

해파리·상백피 : 절식과 운동이 필요하다. 평소 식사량을 20%쯤 줄이고 간식을 피하면서 걷기·조깅·수영 등을 계속해서 20분 이상 땀을 흘리면서 매일 운동을 한다. 차차 체력에 맞춰서 운동량을 늘린다. 평소에 오이·해파리를 자주 먹거나 상백피차를 자주 마시면 도움이 된다.

고지혈증

체내에는 4종류의 혈중 지질이 있는데, 콜레스테롤·중성지방·인지질·유리 지방산이 그것이며, 이들은 혈액내에서 리포단백질로 존재한다. 고지혈증이란 혈액내의 이러한 리포단백질의 하나 혹은 그 이상의 농도가 비정상적으로 높은 경우이다. 혈중 총 콜레스테롤 치가 120~220mg/dl, 중성 지방치가 80~150mg/dl인 정상범위를 초과하면 고지혈증이다. 리포단백질은 밀도가 낮은 순서로 킬로마이크론, 극저밀도 리포단백질, 저밀도 리포단백질, 고밀도 리포단백질의 4가지로 분류된다. 특히 LDL(저밀도 리포단백질)과 HDL(고밀도 리포단백질)은 각각 그 작용이 매우 다르다. LDL은 많은 콜레스테롤을 함유(46%)하며, 그것들을 말초조직으로 운반하여 동맥경화를 촉진하는 반면, HDL은 콜레스테롤을 말초조직으로부터 간으로 운반하여 간에서 콜레스테롤을 배설하도록 하여 혈중 콜레스테롤 농도를 낮추어 항 동맥경화 인자 역할을 한다. HDL은 주로 여자가 남자보다 3배정도 높아 유전적으로 유리하며 운동와 마라톤, 비흡연은 체내 HDL을 증가시키고 소량의 알코올은 HDL을 합성시킨다.

지렁이·구절초 : 구절초 1500그램을 솥에 넣고 세 시간 끓인 후에 건더기를 버린다. 구절초 물에 지렁이 300그램을 넣고 약한 불로 졸여서 조청처럼 되면 꺼내어 식후 한 시간에 하루 세 번 한 숟가락씩 먹는다.

지방간

지방간이란 간세포 안의 지방, 특히 우리 몸의 지방의 저장 형태인 중성지방이 많이 축적되어 간 무게의 5% 이상 되는 경우를 말한다. 지방간의 가장 큰 원인은 술이며 술 이외의 주원인은 당뇨병과 비만이다. 비만도 110% 이상인 사람 중 약 30%와 비만도 150% 이상인 사람 중 약 60%가 간세포에 30% 이상의 지방이 끼어 있다는 보고가 있다. 즉 비만도가 높으면 높을수록 지방간이 될 확률이 높다. 우리 몸 안에 필요 이상의 지방이 있는 경우, 보통 지방 조직이나 근육에서 지방을 합성하는 비율이 줄어들고 대신 간에서 인슐린 분비가 왕성하여 지방 합성을 촉진하여 간세포에 지방이 많이 끼게 된다. 이는 지방합성에 필요한 인슐린을 근육·지방조직에서 잘 받아들이지 못하기 때문인데, 비만인의 경우 인슐린을 받아들이는 수용체가 감소하여 인슐린에 대한 감수성이 떨어지기 때문이다.

닭발·부자 : 지방간은 복부의 지방을 제거해야 효과가 있다. 그러므로 운동을 하면서 다이어트를 한다. 양약을 많이 복용하는 사람 중에 지방간이 많이 있는데 특히 식욕을 증가시키는 약을 먹으면 소화관에서 흡수된 영양분이 간에 가서 축적된다. 닭발 4개에 부자 5그램을 넣고 끓여서 1/3이 되면 꺼내서 그 국물을 먹는다.

신경통

아픔을 느끼는 지각신경이 자극되는 때 나타나는 증상이다. 지각신경이 있는 부위를 다쳤거나 그 부위에 세균이 감염되었을 때에 나타난다. 또한 한냉 및 피로도 일정한 영향을 준다. 증상으로는 근육의 통증, 뼈마디의 통증, 그리고 신경이 지나가는 곳을 따라 널리 뻗어나가는 듯한 느낌이 있으면서 아픈 것이 특징이다. 발작적으로 갑자기 찌르는 듯한, 또한 타는 듯한 아픔이 아주 심하게 나타나는 경우도 있다. 손가락으로 신경간을 누를 때 더 아프다. 아프기 때문에 팔다리를 잘 놀리지 못할 수 있고 지각장애가 와서 감각이 예민해지거나 둔해지면서 없어지는 수가 있다. 신경통에 쓰이는 민간 요법, 대중용 한약제재, 경험방 등은 류마치스성 관절염에도 쓰인다. 그러나 바르는 약, 찜질하는 약은 류마치스성 관절염때보다 적게 쓰인다. 특수한 경우를 제외하고 신경통 때의 민간요법은 부위에 관계 없이 다음과 같은 방법들을 쓴다. 류마치스성 관절염에 쓰는 민간요법도 쓸 수 있다.
살모사 : 살모사 한 마리(300g짜리)를 물 속에 담가 속의 것을 토하게 한 다음, 소주에 6개월간 밀봉해 두었다가 걸러서 하루에 세 번씩 소주 한 잔을 식후에 먹는다. 살모사를 잡아서 껍질을 벗겨버리고 나뭇가지에 감아 구워 말려서 가루를 낸다. 이것을 8그램 씩 소주와 같이 먹는다.
왕지네(오공)·계란 흰자위 : 6~7마리 왕지네를 후라이팬에 넣고 계란 흰자위를 풀어 볶는다. 그것을 가루내어 하루 3번에 나누어 식사 후에 먹는다.

당뇨병

간장은 먹은 음식물의 당질을 포도당으로 바꾸어 그것을 혈액 중으로 방출한다. 몸의 세포는 인슐린의 도움을 받아 이 포도당을 에너지로 이용하기도 하고 저장하기도 한다. 따라서 인슐린이 충분히 분비되지 않거나 몸이 그것을 적절히 이용하지 못하는 경우에는 포도당이 혈액 중에 쌓여 혈당치가 높아진다. 이와 같은 상태가 오래 지속되면 당뇨병이 발생한다.

혈액은 혈관을 통하여 신장으로 간다. 신장은 몸의 세포가 에너지로 사용하고 남은 포도당을 다시 흡수하여, 혈액을 따라 전신을 돌면서 에너지로 사용되거나 저장된다. 하지만 당이 지나치게 많으면 신장에서는 소변으로 당을 배설시킨다. 따라서 많아진 소변량으로 몸의 수분이 비정상적으로 빠져나가므로 체액의 감소를 불러일으킨다. 이것이 갈증으로 나타난다.

소갈증 (갈증이 나서 물을 많이 먹는 증상) : 크고 둥근 달팽이 14개에 물 3컵을 붓고 밀봉하여 하룻밤 담갔다가 그 물을 마신다. 또는 불에 말린 달팽이 20그램에 조개가루, 용담초, 볶은 뽕나무뿌리껍질 각각 10그램을 가루내어 하루 세 번 4그램씩 닥나무잎을 끓인 차로 먹는다.

요 통

허리는 인체의 모든 장기와 연계되어 있어서 그 원인은 다양한데, 지나친 노동과 스트레스, 과도한 성행위, 소화불량 등은 인체의 기와 혈을 소모시키고 허리 근육을 약화시킨다. 연화된 허리 근육은 좌우의 균형을 잃고 체중 또한 견디지 못하므로 심하면 디스크나 추간공 협착으로 허리가 아프게 된다. 그러나 대개 허리 근육의 약화와 어혈·담음, 그리고 신장이 허해서 발생하므로 만성 요통은 운동과 다음의 처방으로 치료할 수 있다.

돼지 쓸개·소 쓸개 : 소주에 멧돼지 쓸개나 소의 쓸개를 소주에 담아 하루 동안 숙성시킨 후에 수시로 먹는다.

지네·닭 : 닭 한 마리에 지네 50 마리와 황기 100그램, 생강·대추를 넣고 푹 삶아서 먹는다.

부 종

몸 안의 수분이 제대로 운반 배설되지 못하여 얼굴·팔·다리·배 또는 온몸에 수분이 정체되는 것을 말한다. 수분대사를 주관하는 장기는 폐와 소화기·신장이다. 부종은 처음 눈꺼풀에서 시작하여 얼굴·손·발로 점차 퍼지거나 반대로 다리부터 차 오르는 경우가 있다.

심장혈관계통의 질병이 있으면 다리부터 붓고, 신장에 이상이 있으면 눈꺼풀과 안검에 부종이 생긴다. 소화기가 안 좋으면 아침에 얼굴이 푸석푸석하게 붓고 오후가 되면 없어진다. 그 외 혈액이 부족하거나 내분비계통, 영양장애로 부종이 있을 수 있다.

가물치 : 먼저 가물치 3관(12Kg)에 참기름 2홉을 넣고 약한 불로 볶다가 껍질이 벗겨지면서 노릇하게 구워지면 물량 8,000cc, 백출·목통 200그램, 생강 800그램, 마늘 100그램, 대추 한 근을 넣는다. 4시간 정도 끓인 다음 위로 뜨는 기름은 건져낸다. 하루에 120그램씩 세 번 복용한다.

제 2부 각론

제 1 장 곤충 · 절지동물
제 2 장 극피 · 강장동물
제 3 장 민물 고기
제 4 장 바닷물 고기
제 5 장 연체동물 · 환형동물
제 6 장 파충류 및 양서류
제 7 장 조류
제 8 장 젖먹이 짐승
제 9 장 인체, 기타

제1장
곤충 · 절지동물

가 뢰

학명 : Mylabris sidae

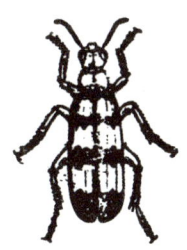

한약명 : 반모(斑蝥) / 이명 : 반묘(斑猫)
기 원 : 딱정벌레목 지담과 가뢰
형 태 : 곤충으로 대두 꽃이 피는 7~8월에 가뢰가 꽃 위에 많이 앉는다. 몸길이가 10~20mm이다. 머리는 삼각형이고 검은 색이다. 등위에는 엷은 노란 색인 가로 띠무늬가 있다. 배는 흑갈색이다.
성 미 : 성질이 차고 맛이 맵다. 독이 세며 특이한 냄새가 있다.
약 효 : 어혈을 없애고 독을 풀어준다. 어혈은 인체 장부의 비정상적인 대사활동으로 혈액의 점도가 높아져서 살 뭉치는 병리적인 물질이다.

그리고 혈액순환이 원활하지 않거나 혈액이 흐르는 속도가 떨어지는 상태를 가리키기도 한다. 어혈이 생기면 얼굴이 검어지고 피부가 거칠어지며 청자색을 띠게 된다. 통증의 특징은 한 곳에 집중적으로 나타나며 누르면 더욱 아프다. 때로는 자주색의 혈종이 생기기도 하는데, 아랫배가 뻑적지근하며 여성은 생리가 멎는 경우도 있다. 가뢰는 뭉친 피가 몸 안에 일정한 곳에 머물러서 발생하는 생리불통과 징가적취(癥瘕積聚)에 효과가 있다. 징가적취는 담음이나 식적(먹은 음식물이 체한 것) 또는 어혈로 인하여 아랫배에 생긴 딱딱한 덩어리이다.

가뢰는 칸타리딘 성분을 함유하고 있다. 그것은 심한 자극 작용을 나타내어 피부를 자극하는 약으로 사용한다. 가뢰를 피부에 바르면 피부가 빨갛게 되며 모공에서 털이 나게 된다. 사용 방법은 가뢰를 술에 담가 카다리딘 성분을 우려낸 물을 머리털이 빠진 부위에 바르는 것이다.

또한 항암작용을 하며 악창·연주창·간암·식도암·위암·유방암·안면 신경마비 등에 사용한다.

가뢰는 이뇨 작용이 강하여 오줌을 잘 누게 하는데, 특히 신장염·방광결석에 효험이 있다.

주의 사항 : 반묘는 독성과 자극성이 강하므로 허약한 사람이나 임신부가 먹어서는 안된다. 칸타리딘은 피부로 천천히 흡수되며 배설될 때 비뇨기를 자극하여 신장염이나 방광염을 일으킬 수 있다. 그러므로 피부약으로 사용할 경우에도 넓게 바르지 말아야 한다.

법 제 : 날개와 발을 떼어버리고 찹쌀과 함께 볶는다. 찹쌀이 누렇게 될 때까지 볶은 후에 가루를 내어 사용한다.

용 량 : 하루 0.03~0.06그램을 쓴다.

원발성 간암 : 반묘·백급·오징어뼈 등을 가루내어 꿀로 환약을 만들어 일 회에 한 개씩 하루 세 번 먹는다.

가재 (Red swamp crawfish)
학명 : Cambaridae

기 원 : 갑각강 십각목의 한 과.
생 태 : 절지동물로 다리에는 모두 마디가 있다. 머리가슴과 이마뿔은 등과 배 쪽으로 납작하고, 이마뿔은 비교적 짧다.
민물에 사는 민물가재와 바다에 사는 바닷가재가 있다. 바닷가재인 로브스터는 30 센티미터 이상의 것도 있다.
 민물가재는 깨끗한 계곡 상류나 냇가의 큰돌을 들추면 계절에 상관없이 언제라도 손쉽게 잡을 수 있다. 튼튼한 집게발을 지녀서 강이나 저수지 바닥을 걸어다니며 바위 밑에 숨거나 구멍을 파고 생활한다.
 갯가재는 꼬리를 써서 모래·진흙 바닥에 구멍을 파고 들어간다. 주로 밤에 활동한다.
성 미 : 가재는 성질이 차다.
성 분 : 삶은 갯가재의 성분은 에너지 93kcal, 수분 80.5%, 단백질 15.1g, 지방 3.0g, 당질 0.3g, 회분 1.1%, 칼슘 44mg, 인 125mg, 철분 3.0mg, 나트륨 440mg, 칼륨 280mg, 비타민 A(레티놀) 3μg, 니아신 2.0mg 등이다.
약 효 : 가재는 이뇨 작용이 있어서, 몸이 붓고 소변이 잘 나오지 않을 때 먹으면 효과가 있다. 성질이 차서 열이 많고 충혈이 되는 사람이 가재를 먹으면 눈이 시원해진다.
 민간 요법으로 아이들이 침을 흘릴 때, 열이 많이 날 때, 종기가 잘 낫지 않을 때 사용하였으며, 홍역을 할 때도 발진이 쉽게 나오도록 가재의 즙을 짜서 먹였다.
 갯가재는 생선초밥용으로 잘 알려져 있다. 삶은 후에 긴 복부의 좌우와 꼬리의 후부를 가위로 잘라서 살을 빼낸다.
 바닷가재는 오메가-3가 있어서 항암효과와 동맥벽에 콜레스테롤의 침착을 억제하여 동맥경화를 예방하는 효과가 있다.
주의 사항 : 임산부는 먹지 않는 것이 좋다. 또한 가재는 대개 폐디스토마충을 가지고 있어서 날것이나 생즙을 먹지 않는 것이 좋다.
맞는 체질 : 소양인 · 태양인.

개 미

학명 : Formica fusca L.

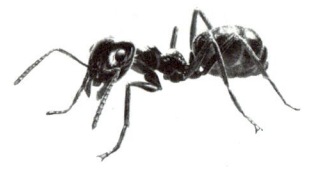

한약명 : 흑의(黑蟻) / **이명** : 흑마의(黑螞蟻) · 반불개미
기 원 : 벌목 개미과 불개미속 곰개미
생 태 : 개미는 분류학상 벌과 먼 친척이다. 배벌(土蜂)과 아주 가깝다. 가장 오래된 화석은 신생대 초기(약6천만 년 전)의 것까지 발견되었다. 인류 역사의 약 30배나 된다.
 조직적인 집단 생활을 영위하는 개미의 사회에는 여왕개미 · 수개미 · 일개미 등 3종류의 계급이 있다.
 일개미로부터 먹이를 받을 때 여왕개미는 일개미에게 약간의 침을 준다. 여왕개미가 분비하는 이 물질은 일개미가 매우 좋아하는 것으로 그 속에는 난소의 발육을 억제하는 성분이 들어 있어서 일개미는 생리적으로 안정된 상태를 유지하게 된다.
 젊은 여왕개미와 수개미는 1년에 한 번 결혼 비행을 통해 교미한다. 교미가 끝나면 숫개미는 죽고, 여왕개미는 알을 낳고 애벌레를 키운다.
성 미 : 맛이 짜고 성질이 평이하며 독이 있다.

약 효 : 뱀에 물린 상처와 못처럼 딱딱해진 종기가 붓고 아픈 환부에 붙인다.

응 용 : 농작물 해충 방제에 이용된다. 중국에서는 1600년 전부터 감귤류의 해충 방제에 개미를 이용하였고, 독일의 산림 해충에는 불개미를 사용한다.

개미살이

학명 : Paederus densipennis Bernh.

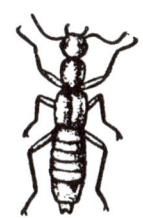

한약명 : 화의충(花蟻蟲) / **이명** : 황마의(黃螞蟻)
기 원 : 딱정벌레목 딱정벌레과
성 미 : 독이 있다.
약 효 : 해독시키고 살충시키는 작용이 있다. 가려운 증상을 해소한다. 따라서 신경성 피부염과 버짐을 치료한다.
주의 사항 : 독이 있어서 먹어서는 안된다.
사용법 : 알코올에 3일간 담가 우려낸 후 환부에 바른다.

거 미
학명 : Aranea ventricosus (L.Koch)

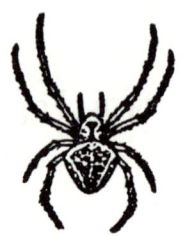

한약명 : 蜘蛛 / **이명** : 말거미
기 원 : 거미목 호랑거미과 왕거미
성 미 : 맛이 쓰고 성질이 약간 차며 독이 있다.
약 효 : 중풍으로 입이 돌아간 경우와 어른과 소아의 고환이 부어서 커진 경우, 어린아이가 경기를 하는 경우, 항문이 밖으로 빠져 나오는 경우에 사용한다. 토사곽란에는 구역질을 멎게 한다. 부스럼과 종기 · 임파 결절에 사용한다.
 초복 · 중복 · 말복에 거미를 채집하여 참기름에 한 달간 담아 두었다가 독사에 물린 경우에 사용하는데, 특히 중이염에 탁월한 효과가 있다. 그러나 병원성인 경우에는 효과가 없다.
법 제 : 머리와 다리를 버리고 짓이겨서 쓰며 볶아서 사용한다.

게
(Crab)

이 명 : 늦여름과 초가을에 이르면 매미처럼 허물을 벗어 해(蟹)라 한다. 근해의 계간(溪澗)과 호수에서 나는데 여덟 개의 다리와 두 개의 가재 다리로 굴곡, 횡행(橫行)하는 까닭에 일명 과해(跨蟹)라고 한다

기 원 : 절지동물 갑각류 십각목에 속하는 동물의 총칭.
생 태 : 꽃게는 4월말~6월이 제철로 노란 알이 가득 차고 하얀 속살이 여문다. 게장도 이 때 잡은 꽃게로 담근 것이 최상품으로 통한다.
 수심 20~30미터 바다 밑에서 겨울을 난 꽃게는 산란을 위해 3월께 떠올라 해안으로 이동을 시작한다. 때문에 꽃게 잡이는 5~6월이 절정기이며, 산란기인 7~8월은 꽃게 잡이가 전면 금지된다.
종 류 : 꽃게 · 꽃발게 · 농게 · 도적게 · 달랑게 · 칠게 · 바다참게 · 왕게 같은 바닷게와 논이나 강어귀, 모래 속에 사는 민물게가 있다.
성 미 : 성질이 차고 맛이 짜며, 약간의 독이 있다. 본초강목에 게는 서리 전에는 독이 있고 서리가 지나면 다시 맛이 좋아진다고 적고 있다. 게는 단맛을 내는 아미노산인 글리신 · 알라닌 · 글리신베타인과 감칠맛을 내는 글루타민산 · 이노신산 등을 가지고 있어서 찌개로 끓이거나 쪄 먹으면 달착지근하면서 담백한 특유의 맛을 낸다.
성 분 : 에너지 74kcal, 수분 81.43%, 단백질 1371g, 지방 0.8g, 당질 2.0g, 회분 2.1%, 칼슘 118mg, 인 182mg, 철분 3.0mg, 나트륨 304mg, 칼륨 360mg, 비타민 B1 0.04mg, 비타민 B2 0.07mg, 니아신 2.6mg 등이 있다. 조지방은 1% 이하지만, 콜레스테롤은 살 100g 중 꽃게가 80mg 전후이다. 게 겉껍질이나 발에는 아스타크산틴이라는 색소 성분이 단백질과 결합돼 있다. 게를 삶거나 구우면 빨갛게 변하는 것은 이 색소 단백질이 변성해서 유리되기 때문이다.
약 효 : 최근 바닷게나 새우껍데기에 들어 있는 천연 고분자물질인 키토산이 식품과 의약품에 다각도로 활용되고 있다. 키토산은 암세포의 증식을 억제하는 기능을 갖고 있으며 고혈압 예방, 간기능 회복, 체내 중금속과 오염물질 배출, 피부 미용, 콜레스테롤 조절 등의 효과가 있는 것으로 알려졌다.
 게는 열량이 적고 저지방 · 고단백 식품이어서 혈관을 강화시키고 동맥경화를 예방하며, 혈압을 안정시키기 때문에 비만 환자에게 권할만 하다. 특히 다량 함유된 다우린 성분은 간장의 해독 기능을 향상시키며 노

화를 방지하는 것으로 알려져 있다.
 무기질로는 아연이 들어 있는데 아연이 부족하면 음식의 맛을 잘 느끼지 못하고, 성장발육과 피부·전립선 등에도 이상이 나타나게 된다.
 어혈을 풀어주는 작용이 있어서 체력이 약한 사람이 뼈를 다치거나 인대를 상한 경우에 게를 먹으면 빠른 치료효과를 기대할 수 있다. 특히 산후에 나타나는 복통과 여성의 생리 장애에 좋다.
 게는 성질이 차서 가슴에 열이 뭉쳐 있는 것을 풀어주고 옻독으로 발생한 피부병을 치료한다. 게는 위기(胃氣 : 위의 기능)를 강화시켜서 음식물의 소화를 촉진한다.
 게는 단백질과 필수 아미노산이 풍부하고, 지방 함량이 적어서 맛이 담백할 뿐만 아니라 소화도 잘 되기 때문에 발육기의 어린이나 노약자, 회복기에 있는 환자에게 아주 좋은 식품이다.

주의 사항 : 5월말에서 6월까지의 산란기에는 독성이 있으므로 피한다. 동의보감에 집게발과 눈이 하나인 것, 다리가 넷인 것과 여덟 개인 것은 모두 독이 있다고 적고 있다. 속이 찬 사람, 아토피 체질, 식중독 경험이 있는 사람, 병이 오랫동안 잘 낫지 않는 사람은 주의해야 한다. 감에는 타닌 성분이 있어 게와 같이 먹으면 소화불량이나 식중독을 일으킬 수 있다.
 게는 엑스분이 생선 고기보다 많다. 그래서 생선보다 신선도가 급격히 떨어지므로 여름철에는 식중독에 특히 유의해야 한다.

맞는 체질 : 태양인·소양인
조리법 : 가을이나 초봄 알이 꽉 찼을 때 찜으로 먹으면 게살 특유의 맛을 만끽할 수 있다. 간장에 담가 먹는 게장이 제일 잘 알려져 있고 고추장으로 조려 먹기도 한다. 경기도에서는 살아있는 게를 잘라서 양념장에 무친 뒤 하루나 이틀이 지나서 먹는다. 이것은 맛이 달고 신선하지만 오래 저장할 수 없어서 벌떡 먹어치워야 한다고 하여 '벌떡게장'이라고 한다. 전라도에는 벌떡게가 있기도 하다.

게 찜

재 료 : 게 · 쇠고기 · 표고버섯 · 미나리 · 밀가루 · 달걀 · 다진 파 · 마늘 · 생강 · 소금 · 실고추

만드는 법
① 게는 딱지를 떼고 알과 살을 발라 놓는다.
② 게살, 곱게 다진 쇠고기, 미나리, 물에 불려 채 썬 표고버섯을 그릇에 담는다. 파 · 마늘 · 생강 · 소금을 넣고 고루 섞는다.
③ ②를 게의 딱지에 넣고 밀가루를 뿌린 후 개어 놓은 계란을 발라 찐다.

민물 참게

생 태 : 물이 잔잔하면 게가 밖으로 나오지 않지만, 바람이 불거나 흐리고 비가 오는 날이면 수많은 참게들이 강기슭으로 기어오른다.
형 태 : 민물게는 바닷게보다 발이 짧고 앞발에 털이 많이 나 있다.
성 미 : 성질이 차고 맛이 짜다. 약간의 독이 있다.
약 효 : 민물 참게는 소화력을 향상시키는 효과가 있어서 영양분을 잘 흡수시켜 기운을 돋게 한다. 풍부한 단백질은 근육과 뼈를 튼튼히 하고 골수를 보충할 뿐 아니라 팔다리의 관절을 부드럽게 한다
 성질이 차고 어혈을 풀어주는 작용이 있어서 산후에 나쁜피가 나오지 않거나 복통이 있는 경우와 근육과 뼈가 다쳐서 염증이 생긴 경우에 먹는다.
 찬 성질을 이용하여 가슴에 열이 뭉쳐서 발생하는 통증, 황달, 얼굴이 붓는 증상에 사용한다.
 옻이 오른 경우에는 산 참게를 바른다.
요 리 : 참게장은 맛이 고소하며 밥반찬으로 최고다. 대개 가을에 잡으며 소금과 식초를 탄 진한 약주에 오래 담가 두었다가 안주로 먹기도 한다.
주의 사항 : 비위가 허약하고 찬 사람과 오랜 병으로 풍이 있는 사람은 신중하게 먹어야 한다. 민물게는 폐디스토마의 중간 숙주이므로 날것으

로 먹으면 안된다.

참게의 껍질

성 미 : 맛이 시고 성질이 차며 독이 있다.
약 효 : 어혈을 풀어주고 덩어리를 없애주는 작용이 있어서 협통과 복통을 치료한다. 또한 해산 후에 젖이 잘 나오지 않거나 붓고 아픈 젖유종에도 사용한다.
사용법 : 불에 달구어서 가루내어 사용한다.

베타인 : 베타인은 물에 잘 녹으며 보통 글리신베타인을 가리킨다. 글리신베타인은 상쾌한 단맛을 가진다. 사탕무우에 많이 있는데, 양적으로는 오징어 · 문어 등의 연체동물과 새우 같은 갑각류에 많이 있다.

굼벵이

학명 : Anomala corpulente Motschulsky

한약명 : 제조(蠐螬)
기 원 : 딱정벌레목 풍뎅이의 유충을 말린것
생 태 : 이 벌레는 다리를 사용하지 않고 등으로 기어가는데, 반대로 기어간다고 한다. 등으로 가지 않는 것은 진짜 굼벵이가 아니며, 뽕나무 · 버드나무에 나서 새하얀 것이 좋다.
　풍뎅이는 낮은 산 지대에서 주로 살며 평지나 집 주위에 쌓인 똥과 풀이 있는 곳에 있다. 굼벵이는 5~6월에 땅 혹은 퇴비를 뒤지고 잡는다.
성 미 : 성질이 조금 차고 맛이 짜며, 독이 있다.
성 분 : 단백질 · 지방 · 무기물질이 들어 있다.
약 효 : 악혈과 어혈을 풀어주고 제거하기 때문에 근육과 뼈가 손상되어 쑤시고 아픈 증상이 있는 경우에 사용한다. 몸에 요산이 쌓여 생기는 통증에도 효과가 있다.

팔다리가 저린 것은 양기가 부족하여 몸속에 찬 기운이 성할 때 기혈의 순환이 잘 되지 않는 것인데, 굼벵이를 먹으면 혈액순환이 개선되어 저린 증상이 사라진다.

그리고 눈에 군살이 생기는 경우나, 뼈가 상한 경우 쇠로 인하여 다친 상처가 안으로 막힌 경우에 사용한다.

여자의 생리가 끊어지고 배가 아픈 경우와 산모의 젖이 잘 안나오는 경우, 산후에 차가운 바람을 맞은 경우에 사용한다. 그 외 목구멍이 마비된 증상과 단독·치루·옹저에 사용한다.

간의 기능을 강화시키며 간경화로 발생하는 복수를 내려준다.

주의 사항 : 굼벵이는 부자와 같이 사용하지 않는다.

법 제 : 그늘에 말려 찹쌀과 같이 볶아서 쌀이 누렇게 되면 붓으로 굼벵이의 입과 몸뚱이 위의 검은 티끌을 털어 버리고 가루내어 사용한다. 하루에 3~9그램 또는 1~4마리를 먹는다.

통 풍

굼벵이 7개, 감초 20g, 유향·몰약 3g를 모두 가루를 내어, 술에 담가 말린다. 한번에 한 숟가락씩 하루 세 번 먹는다.

귀뚜라미

학명 : Gryllulus chinensis Weber

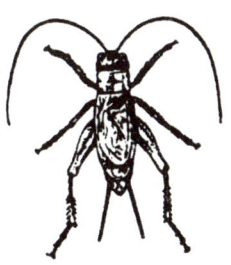

한약명 :실솔(蟋蟀) / 이명 : 애기귀뚜라미
기 원 : 메뚜기목 메뚜기과

성 미 : 맛이 맵고 짜며 성질이 따뜻하다.
약 효 : 이뇨작용이 있어서 소변이 나오지 않는 경우와 수종에 효과가 있고, 소아가 오줌을 가리지 못하는 경우와 뱃속이 더부룩하고 헛배가 부른 고창에도 사용한다.
 발기부전을 치료한다. 실험에서 히스타민의 분비를 막는 작용과 혈관을 확장시켜 혈압을 떨어뜨리는 작용이 확인되었다.
사용법 : 4~6개를 먹는다.
주의 사항 : 임신부는 먹지 않는다.

꿀 (Honey)

한약명 : 봉밀(蜂蜜) / 이명 : 석밀
생 태 : 꿀벌이 식물의 꽃 속에 있는 꿀샘에서 분비되는 꿀을 채취하여 단당류로 분해하면서 토해내 꿀통 속에 저장해 둔 액체
성 미 : 꿀은 성질이 평하고 맛은 달다. 꿀의 색조와 향기는 꽃의 종류에 따라 다르다.
성 분 : 개미산이 주성분이며 불휘발성 산은 레몬산이 많다. pH는 3~5로 산성이나 칼륨·마그네슘·칼슘·나트륨·철 등을 많이 함유하고 있어 사람의 몸 안에 들어가면 알칼리성으로 변한다. 꿀의 약 75%는 포도당과 과당이고 단백질은 약 0.2%를 함유하고 있다.
생리활성 : 살균·소염·조혈·세포의 부활성
약 효 : 꿀은 칼로리가 높지만 흡수가 용이하여 기운이 없고 피곤한 경우에 먹으면 곧 몸이 회복된다. 더욱이 소화기능을 강화시켜주기 때문에 꿀을 섭취하면 식욕이 난다. 따라서 단백질 대사 장애로 인하여 단백질 부족성 영양장애와 간염에 좋은 효과를 나타낸다.
 살균작용이 있어서 상처와 궤양에 세균이 감염되는 것을 예방한다. 그리고 상처를 빨리 아물게 하기 때문에 입이나 입술이 헐거나, 위궤양이 있거나 화상을 입었을 때 꿀을 바르면 피부조직이 연해지고 새살이 빨

리 돋아난다.

 꿀을 먹으면 몸의 저항성이 높아지고 기운이 나면서 대변이 부드러워지기 때문에 기력이 약한 사람이 변비가 있는 경우에 먹으면 좋다.

 꿀에는 비타민 B군 특히 B6가 많고 거친 피부를 방지하는 효과가 있다. 뿐만 아니라 몸을 보하고 폐의 진액을 보충하여주므로 허약한 사람의 기침이 잘 낫지 않는 경우에 사용한다.

 마음을 편안하게 하며 눈과 귀를 밝게 하고 가슴이 답답한 것을 없애준다. 또한 설사와 밤에 오줌을 자주 보는 경우에도 먹는다.

주의 사항 : 꿀을 사용할 때 끓여서 거품을 제거한다. 꿀은 성질이 따뜻하기 때문에 몸에 열이 많은 사람이 많이 먹으면 가슴이 답답할 수가 있다. 습한 가래가 나오는 경우와 배가 나오고 설사를 하는 사람은 사용하지 않는다.

응 용 : 특유한 풍미와 습기를 보존하는 성질이 있어 카스테라 등의 과자를 제조하는 데도 쓰인다.

맞는 체질 : 소음인

로열 젤리

한약명 : 봉유(蜂乳) / **이명** : 王乳, '여왕벌의 먹이'라는 뜻에서 로열젤리라는 이름이 붙었다.

생 태 : 일벌의 침샘에서 분비되는 특이한 향기를 가지고 있고 우유빛깔을 띠는 반유동성 물질이다. 일벌이 꽃의 꿀과 꽃가루를 먹고 몸 안에서 한 번 소화 흡수시킨 다음에 다시 입으로 토해 내서 만드는 것이기 때문에 꿀과는 다르다. 일벌이 될 유충에게는 로열젤리를 4일 먹이고, 여왕벌이 될 유충에게는 6일간 먹인다.

성 미 : 맛은 시고 달며 성질은 따뜻하다.

성 분 : 단백질, 당질이 주가 되고, 비타민 A와 비타민 B1, B2가 꿀보다 풍부하다. pH는 3.6이다. 수분 62.2%, 단백질 10.4%, 지질 0.7%, 당

질 26.1%, 회분 0.6%, 효소, 호르몬, 스테로이드 등으로 구성되어 있다.

약효 : 로열 젤리는 인체의 면역을 증강시켜주고, 성장을 촉진하는 작용이 있어서 감기에 잘 걸리고 성장이 부진한 어린아이에게 사용하면 좋다.

 영양이 풍부하고 혈액을 만들어 내는 기능이 있어서 체중이 감소하고 허약해진 산모나 병을 앓은 사람, 몸이 약한 사람, 빈혈이 있는 사람이 먹으면 빠르게 건강을 회복할 수 있다.

 성질이 따뜻하여 위장의 기능을 강화시켜서 위염·위궤양·십이지장궤양 등에 현저한 효과를 나타낸다. 그리고 간염, 관절염에도 만족할 만한 치료를 경험할 수 있다.

 혈당을 낮추는 작용이 있어서 당뇨병에 사용하고, 고지혈증·동맥경화에 활용하고 있다. 호르몬 작용으로 여성의 피부미용·갱년기 장애·만성피로 등에 활용하면 좋다. 그 외에 항균·항암·진통 작용이 있어서 많은 연구가 진행중이다.

주의 사항 : 성질이 따뜻하므로 감기나 전염병으로 열이 나는 경우에는 사용하지 않는다. 부신피질 호르몬의 작용이 있어서 부신피질에 질병이 있는 사람은 조심한다.

맞는 체질 : 소음인.

벌의 독

 기원전 2천년경 고대 이집트의 파피루스와 바빌로니아 의서에 기록돼 있던 봉독요법이 그간의 과학적이고 다각적인 분석을 통해 그 효과가 확인되면서 최근 들어 난치성 질환의 새로운 치료법으로 각광받게 되었다.

 예전에는 살아있는 벌이 환자의 몸에 직접 쏘도록 했던 방법은 계절에 따라 벌이 지니고 있는 독의 농도가 다를 뿐 아니라 시술할 때 벌에서 나오는 독의 양을 조절하기 어려워 종종 사망을 일으켜서 요즘엔 꿀벌에 전기적 자극을 가해 봉독을 추출한 후 정제한 독을 주사기로 침자리인 경혈에 주입하는 안전한 시술을 개발하였다.
 면역을 증강시키는 치료 방법인 벌침요법은 독성분이 인체 내에서 일으키는 생화학적 효과에 기혈(氣血)의 순환을 강화시키는 침·뜸을 결합함으로써 효과를 배가시킨다.
 이같은 벌침요법은 환자의 체질이나 질병의 원인을 살펴서 봉독의 농도와 양, 그리고 치료점을 결정하며 시술횟수는 1주일에 2회 정도가 적당하고, 10만 명당 3~4명은 봉독에 알레르기 반응을 나타낼 수 있는 과민성 체질이기 때문에 시술전 반드시 반응검사를 해야 한다. 특히 평소 심혈관계나 신장 질환을 앓고 있는 사람, 결핵 환자나 임신부 등은 맞지 않는 것이 좋다.
 오십견을 가진 사람들은 잠을 잘 수 없을 정도가 되어서야 찾아오는데 약 6회 정도 치료를 하면 통증이 완화되고 잠을 편안히 잘 수 있게 되며, 디스크·신경통·류마티스·강직성척수염·중풍후유증은 대개 16~20회 정도의 시술로 70~80% 증상이 호전되거나 완치되는 상당한 효과를 볼 수 있고, 정력이 약해진 사람이 벌침을 맞으면 젊었을 때의 발기 강도를 느낄 수도 있다.
 또 벌침을 맞으면 환자에 따라 벌침을 맞은 자리가 2~3일 동안 붓거나 가려운 경우가 있는데 이는 봉독의 부작용이 아니라 봉독이 몸에 들어가 체내의 면역기능을 강화시키는 과정에서 발생하는 것이므로 시간이 경과하면 자연히 없어진다. 뿐만 아니라 오한과 발열이 나면서 몸살을 겪는 환자도 있는데 이는 인체가 봉독에 대해 전신반응을 일으키는 것으로 이 반응 후 병세가 급속히 호전되는 경우이다.
 이같이 뛰어난 효과가 있는 봉독요법은 그 효과가 탁월한 반면 봉독의 양에 따라 환자가 사망할 수도 있으므로 반드시 전문의료인이 시술해야 한다.

곰 벌
학명 : Xylocopa dissimilis (Lep.)

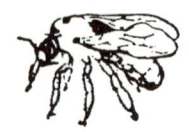

한약명 : 죽봉 / **이명** : 죽밀봉(竹蜜蜂)
기 원 : 꿀벌과 곰벌이다.
성 미 : 맛이 달고 시며 성질이 차다. 독은 없다. 위와 대장에 작용한다.
약 효 : 열을 내리고 담을 제거하는 작용을 한다. 소아 경풍으로 몸에 열이 나고 잘 놀라며 잠을 못 이루고 팔다리에 경련을 일으키는 경우에 사용할 수 있다. 그리고 아구창과 목구멍이 아픈 경우에도 효과가 있다.
 풍사에 의하여 폐가 숙강기능을 하지 못하는 경우에는 얼굴이나 눈꺼풀부터 붓기 시작하여 점차 팔다리와 온 몸에 부종이 생기는데 그 속도가 빠르다. 처음에는 오싹오싹 춥고 열이 나면서 뼈마디가 쑤시고 아프며 소변의 양이 적으면서도 잘 나오지 않는다. 이 때 이뇨작용이 있는 곰벌을 사용한다.
사용법 : 불에 쬐어 말려 가루를 낸다. 2~4개를 먹는다.

밀 랍 (Beeswax)

한자명 : 蜜蠟
기 원 : 벌집의 구멍들 사이에 벽을 만들기 위해 꿀벌이 분비하는 물질
성 미 : 맛이 달고 성질이 평이하다.

약 효 : 비위를 강하게 하여 소화 흡수가 잘 되게 하므로 기운을 돋우어 준다. 따라서 설사가 오래도록 멎지 않는 경우와 설사와 이질로 대변에 피가 나오는 경우에 사용한다.

 갑자기 가슴이 아픈 경우에 사용한다. 종기가 곪아서 터졌는데도 상처가 아물지 않는 경우와 화상에 바른다.

주의 사항 : 염증이 심하여 이질을 하는 경우 초기에는 사용하지 않는다.

사용법 : 녹여서 복용하고, 외용으로는 환부에 적당량을 바른다.

응용 : 화장품·연고 제조에 이용된다.

백랍충
학명 : Ericerus pela (Chavannes)

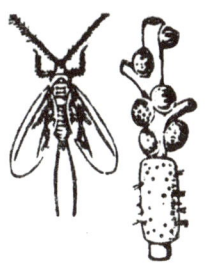

한자명 : 蟲白蠟 / **이명** : 충랍
성 미 : 맛이 달고 성질이 따뜻하다.
약 효 : 지혈작용이 있어서 쇠로 인한 출혈, 소변에서 피가 나는 경우, 대변에서 출혈이 되는 경우에 사용한다. 상처가 오랫동안 곪아 잘 아물지 않는 경우에 쓴다.

 새살을 돋게 하며 진통작용이 있어서 근육과 뼈를 빨리 붙게하고 상처가 오랫동안 곪아 잘 아물지 않는 경우에 효과가 있다.

 위와 대·소장의 근육을 두텁게 하여 소화능력이 향상되므로 기력을 증강시킨다. 폐에 작용하여 기침을 멎게 한다.

벌의 유충

한약명 : 밀봉자
성 미 : 맛이 달고 성질이 평이하다.
약 효 : 두통이 오랫동안 낫지 않고 자주 아픈 두풍을 치료한다. 피부가 빨갛고 열이 나는 단독과 풍진에 사용한다. 부인의 대하증에도 효과가 있고, 산후에 젖이 잘 안나올 때 벌의 유충을 먹으면 젖이 잘 나온다.

땅 벌

학명 : Discolia vittifrons Sch.

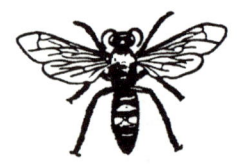

한약명 : 토봉(土蜂)
생 태 : 모래흙이나 썩은 나무에 구멍을 파고 살아서 땅벌이라고 한다. 땅벌에 쏘이면 죽을 수도 있다. 본초습유에 땅벌을 태운 가루는 해독작용이 있어 기름에 개어 거미에 물린 상처에 바르면 효과가 있다고 적고 있다. 땡비독은 용혈성이 있다.

땅벌의 유충

기 원 : 땅벌의 유충을 토봉자(土蜂子)라고 한다.
성 미 : 맛이 달고 성질이 서늘하며 독이 있다.
약 효 : 본경에는 기혈에 열독이 뭉쳐서 생긴 종기를 치료한다고 하고, 별록에는 목구멍이 아픈 증상에 효과가 있다고 한다.

본초습유에는 피부가 빨갛게 열이 나면서 화끈거리는 단독과 풍진, 여자의 대하에 사용한다고 한다.
사용법 : 이것을 볶아서 곱게 가루를 내어 2~4그램씩 복용한다.

말벌집
학명 : Polistes mandarinus Saussure

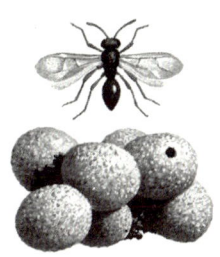

한약명 : 봉방(蜂房) 또는 노봉방(露蜂房)이라 한다. 꿀벌과 호박벌의 큰 벌집은 봉소(蜂巢)라고 한다.
형 태 : 말벌의 집은 잿빛 도는 밤색의 겉면을 하고 있으며 한쪽 면에는 반듯반듯한 육각형의 구멍이 나있고 다른 한쪽면 상단에는 때로 검은색 꼭지가 달려있기도 하다. 크기는 4~20cm정도의 둥근 모양이다. 땡비의 집도 약용으로 사용하며 크기는 조금 작아서 직경이 4~5cm에 불과하다.
성 미 : 맛이 달고 성질이 평이하다. 독성이 비교적 강하다.
약 효 : 말벌집은 강장하는 작용이 확실하여 발기부전 · 고환기능 부전증 · 성욕 감퇴 등에 사용한다. 발기부전에는 화지주(거미)와 태반 및 음양곽 같이 신장을 따뜻하게 하는 약물과 배합하여 먹는다. 말벌집을 태우거나 볶아서 소주와 함께 먹으면 더욱 효과가 있다.
  말벌집은 풍을 제거한다. 따라서 간질이나 어린이의 경기, 피부의 가려움증 같이 그 원인이 풍에 있는 질병에 좋다.
  특히 주부 습진이라고 하여 손바닥이 갈라지고 가려우며 물이 닿으면 몹시 아픈 경우에 효과가 있다. 또한 몸이 가려운 경우에 노봉방을 끓인 물에 망초를 섞어 습진이 있고 가려운 환부에 바른다.
 말벌집은 혈액 응고를 촉진하여 여성의 자궁출혈과 같은 각종 출혈성 질환에 사용하는데, 신장의 기능도 강화시켜서 몸이 허약해서 오는 대하에도 효과가 좋다.
 노봉방은 해독시키고 염증을 제거하는 작용이 있다. 산후에 산모의 유선에 염증이 생겨서 젖가슴이 벌겋게 되고 곪아 아픈 경우에 사용한다. 이 때 노봉방을 끓인 물로 씻거나 따뜻한 습포를 하거나 혹은 볶아서 가루를 만들어 1회 3그램씩 4시간 간격으로 복용한다. 예로부터 화농성 골수염에도 사용해 왔다.
 통증을 멎게 하는 효과를 이용하여 이빨이 아픈 경우에 노봉방과 세신을 끓인 물로 양치질을 한다.
 이뇨작용을 하므로 부종 등에 응용할 수 있다. 노봉방은 치질·치루·이질에 사용한다. 목과 어깨 주위에 작은 몽우리가 생기는 임파선결절에 효과를 볼 수 있다. 잘 낫지 않는 버짐이나 종기로 인한 상처에 선퇴·전갈과 함께 배합하여 먹으면 효과를 본다.
 구충작용을 하고 혈압을 일시적으로 강하시키기도 한다.
주의 사항 : 독성이 강하여 기혈이 약한 사람은 신중하게 사용해야 한다.
법 제 : 말벌집을 건조하여 분말로 만들어 복용하거나 불에 태워서 이것을 복용 한다.

만성기관지염
분말로 만든 말벌집 3그램을 계란 한 개와 섞어서 노르스름하게 볶아 식후에 하루 두 번 일주일간 먹으면 효과를 얻는다.

애호리병벌
학명 : Eumenes pomiformis Fab.

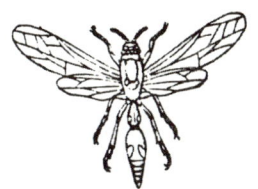

한약명 : 열옹(蠮螉) / 이명 : 나나니벌
기 원 : 벌목 말벌과
성 미 : 맛이 맵고 성질이 평이하다. 독이 있다.
약 효 : 오랫동안 귀가 잘 들리지 않은 경우와 기침을 치료한다. 구역질을 멎게 한다. 뽀드라지를 치료한다.

나 방
학명 : Proceras venosata Walker

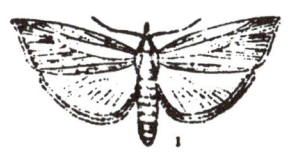

한약명 : 찬간충(鑽秆蟲)
기 원 : 나비목 명나방과 동물 고량조명의 유충
약 효 : 핏속의 열을 식혀주고 해독하는 작용이 있어서 대변에 피가 나

는 것을 치료한다.
사용법 : 탕에 2~4그램을 넣는다.

나 비
학명 : Papilio machaon L.

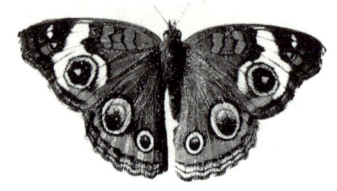

한약명 : 회향충(茴香蟲) / 이명 : 노랑범나비
기 원 : 나비목 호랑나비과 산호랑나비의 유충
성 미 : 맛이 달고 맵다. 성질이 따뜻하다.
약 효 : 속이 차거나 소화가 안되어 위가 아픈 경우에 사용한다. 성질이 따뜻하고 맛이 맵기 때문에 기의 순환이 잘 안되고 막혀서 배꼽 아래가 몹시 아프면서 그 통증이 허리까지 뻗치고 불알이 켕기며 아픈 경우에도 사용한다.
주의 사항 : 위에 열이 많거나 속이 쓰리고 아픈 사람은 먹지 않는다
사용법 : 잡은 후에 술을 뿌려서 죽이고 약한 불로 말린다. 탕에 1~3개를 넣어 끓여 먹거나 가루를 내어 먹는다.

납거미

학명 : Uroctea compactilis Koch

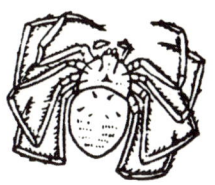

한약명 : 벽전(壁錢)
기 원 : 거미목 납거미과
성 미 : 맛이 짜고 성질이 평이하다.
약 효 : 목이 벌겋게 붓고 아프며 막힌 감이 있는 인후병에 납거미를 갈아서 목에 불어넣는다. 예를 들면 편도선염·인후염에 이용한다.
 지혈작용이 있어서 코에서 피가 나는 경우와 쇠로 다친 상처, 치질로 인하여 하혈이 그치지 않는 경우에 사용한다.

넙적나무좀

학명 : Lyctus brunneus Steph.

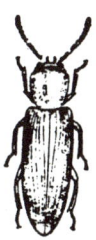

한약명 : 죽두충(竹蠹蟲)

기 원 : 딱정벌레목 넙적나무좀과
약 효 : 어린아이의 머리에 몇 개의 작은 비듬반이 나타나 점점 많아지고 커져서, 이것들이 융합하여 두터워지면 원형의 큰 반점이 생기는 경우에 죽두충을 갈아 소의 오줌으로 개어 환부에 바른다.

노래기

학명 : Prospirobolus joannsi (Brolemann

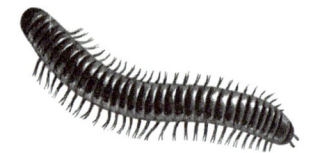

한약명 : 마육(馬陸) / 이명 : 공(蚣)
생 태 : 그늘지고 습한 곳에서 살며 풀뿌리와 썩은 식물을 먹는다. 건드리면 웅크리고 움직이지 않으며, 악취를 뿜어낸다.
성 미 : 맛이 맵다. 성질이 따뜻하며 독이 있다.
약 효 : 비후성 비염인 경우에 노래기를 식초에 구워 가루를 내어 가제에 묻혀 콧구멍에 삽입하면 점막이 수축한다. 또한 어혈을 제거하는 작용이 있어서. 뱃속에 생긴 커다란 덩어리를 풀어준다. 편도선이 부었을 때 신선한 칡뿌리와 함께 갈아서 목 부위에 붙인다. 해독작용이 있어서 모든 피부병에 사용한다. 또한 대머리에도 활용된다.
사용법 : 졸여서 고약을 만들거나 가루를 내어 붙인다.
주의 사항 : 독이 있으므로 신중히 사용한다.

노린재
학명 : Nezara Antennata Scott

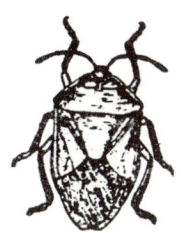

한약명 : 구향충(九香蟲)

생태 : 노린재류의 하나의 큰 특징은 취선을 갖고 있는 것이다. 취선에서 분비되는 액체는 대단히 강하고 불쾌한 냄새를 가져서 그것으로 포식자로부터 자기를 지킨다. 이러한 방어수단을 가지고 있기 때문에 대부분의 노린재는 선명한 색채나 얼룩무늬로 자기를 과시하고 상대에게 경고한다. 그러나 그렇지 못한 것은 보호색으로 몸을 숨기고 냄새를 2차적인 방어수단으로 하고 있다.

성미 : 성질이 따뜻하고 맛이 짜다. 독이 없다. 간장과 신장의 경락에 들어간다.

약효 : 노린재의 냄새나는 성분은 기순환을 도와 가슴에 막힌 기를 뚫어준다.

　또한 간장과 소장에 작용하여 허리와 무릎이 시리고 아픈 증상을 치료한다. 노린재는 성질이 따뜻하여 신장기능을 활성화하므로 발기 부전에 효험을 나타낸다.

　노린재는 경락을 따뜻하게 하고 기의 흐름을 원활하게 하기 때문에 등의 통증과 신경성 위통에 효과가 있다.

사용법 : 끓는 물 속에 넣어 죽이고 말린다. 끓여 먹을 때는 4~8그램을 사용하고 환이나 가루약으로 쓸 때는 약한 불에 볶는다.

주의 사항 : 열이 많은 사람은 신중하게 사용한다.

누 에

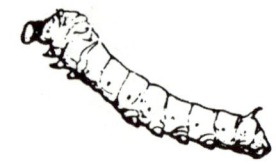

한약명 : 백강잠
생 태 : 누에는 어느 시기가 되면 뽕잎을 먹지 않고 머리를 든 채로 잠을 자는데, 보통 4회의 잠을 자면 종령 애벌레가 된다. 누에가 병이 들어 스스로 죽은 것을 약으로 사용한다. 희고 곧은 것이 좋다.
성 미 : 맛이 짜고 성질이 평이하며 독이 없다.
성 분 : 누에의 소화관 양쪽에 있는 견사선 속에는 젤라틴 같은 액상의 단백질이 들어 있다. 이것은 피브로인과 세리딘이라는 단백질이다.
약 효 : 소아가 무섭고 놀라서 경련을 일으키는 것과 밤에 우는 것을 치료한다.
 담을 제거하고 단단한 것을 풀어주는 효능이 있어서 젖이 나오지 않는 유선염과 결핵성 임파절염에 효과를 볼 수 있다.
 약리 실험에서 경련을 멎게 하는 작용과 암을 치료하는 항암작용이 밝혀졌다.
 중풍으로 말을 못하고 입과 눈이 삐뚤어지며 몸의 한쪽을 잘 쓰지 못할 때 사용한다.
 누에를 먹으면 얼굴이 고와지는데, 얼굴의 기미와 모든 상처의 흔적, 그리고 피부가 가려운 증상을 감소시킨다. 그 외 부인의 자궁출혈과 대하 · 후두염 · 두통 · 눈이 아픈 경우에도 사용한다.

누에에 함유된 아연은 인슐린 활동을 도와주기 때문에 당뇨에 효과가 있다.

법 제 : 찹쌀을 씻은 물에 담가서 주둥이는 버리고 생강즙에 볶아서 사용한다.

관절통

백강잠·남성·백개자 각 100그램을 곱게 갈아서 환을 지어 술과 함께 하루에 세 번 5그램씩 먹는다. 관절이 붓고 아픈 증상에 사용한다.

누에 배설물

한약명 : 원잠사

성 미 : 맛이 달고 맵다. 성질이 따뜻하다.

성 분 : 누에 배설물에는 인·칼륨·칼슘이 많고, 또한 엽록소가 2% 들어 있다.

약 효 : 혈액순환을 원활히 하여 풍을 제거하고 통증을 감소시키기 때문에 류마티스·신경통·요통·중풍으로 인한 반신불수에 사용한다. 그외 당뇨·두드러기·결막염·자궁출혈·소양증 등에 효과가 있다.

사용법 : 10~15그램을 달여 먹거나 알약 또는 가루로 먹는다.

누에고치

학명 : Bombyx mori L.

한약명 : 잠견(蠶繭) / **이명** : 잠의

성 미 : 맛이 달고 성질이 따뜻하다.

약 효 : 지혈 작용이 있어서 대변에 피가 나는 경우, 소변에 피가 나는 경우, 자궁출혈에 사용한다. 요즘 누에고치에서 뽑은 명주로 음료수를 개발하였는데, 이것이 당뇨와 같이 갈증이 많이 나는 경우에 효과가 있다. 그 외에 먹은 음식물을 자꾸 토하는 경우, 감창·등창에 3~9그램

혹은 3~5개를 달여 먹거나 가루를 내어 먹는다.

누에 나비
학명 : Bombyx mori L.

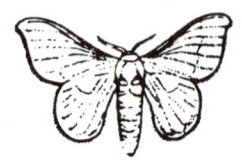

한약명 : 원잠아(原蠶蛾)는 원을 회복하는데 매우 빠르다는 뜻이다.
기 원 : 나비목 누에나방과에 속한 누에나방의 수컷으로 교배하지 않은 것을 건조한 것이다.
생 태 : 고치 속의 번데기는 10일쯤 뒤에 나방이 되어 밖으로 나온다. 원잠아를 약으로 쓰는 것은 자라는 속도가 빠르기 때문이다. 그리고 고치에서 나오면 교미를 한다. 누에나방과의 어른벌레는 입이 퇴화하여 먹을 수 없기 때문에 교미와 산란이 끝난 어른벌레는 곧 죽는다.
성 미 : 성질이 따뜻하거나 뜨겁다. 맛이 시고 독이 조금 있다. 신장에 작용한다.
성 분 : 비타민 B_{12}가 17mg/1000마리, Nicotinic acid가 있다. 단백질 45%, 지방 25%이다. 20여종의 유리아미노산이 들어 있다
약 효 : 간장과 신장을 튼튼히 하고 양기를 북돋워서 남자의 발기부전과 유정을 치료한다.
　특히 원잠아는 성신경을 흥분시키므로 성욕이 부족하여 발기가 안되는 사람에게 좋다. 또한 정기를 보충하고 성능력을 강화시켜서 성교를 해도 피곤하지 않다고 한다.
　소변이 혼탁하면서 가루같은 것이 나오는 것과 소변에 피가 섞여 나오

는 경우, 정액이 힘없이 분출하는 경우에 사용한다.
주의 사항 : 성욕이 왕성한 사람과 급성 전립선염으로 단백뇨가 나오는 사람은 복용하면 안된다.
법 제 : 나비의 날개와 다리는 버리고 약간 볶아서 사용한다.

번데기

기 원 : 멧누에나방의 번데기. 야생 나방을 개량한 것으로 고치의 실을 뽑아 내고 남은 누에나방의 번데기
성 미 : 맛은 짜고 달며 성질이 평이하다.
성 분 : 말린 번데기의 가식 부분 100g당 에너지 217kcal, 수분 59.4%, 단백질 22.3g, 지질 13.3g, 당질 1.9g, 회분 13g, 칼슘 70mg, 인 232mg. 철분 2.6mg, 비타민B_1 0.08mg 이다.
약 효 : 단백질이 풍부한 식품으로 번데기를 먹으면 살이 찌고 얼굴빛이 좋아진다. 특히 소화·흡수 능력이 떨어져 몸은 삐쩍 마르고 배만 볼록 튀어나오는 질병을 고쳐준다.

번데기에는 뇌의 혈액순환을 잘 되게 해주는 영양분인 레시틴이 많아 뇌혈관 및 조직에 콜레스테롤과 미네랄의 축적을 막아준다. 특히 어린 아이에게 레시틴이 부족하게 되면 집중력이 떨어지고 기억력이 감퇴되어 학업에 나쁜 영향을 줄 수 있다. 번데기는 주로 볶아서 먹는데, 복용하기 불편하면 탕약에 넣어서 먹어도 된다.

당뇨로 갈증이 있는 경우와 남성의 양기가 부족할 때도 사용한다.
주의 사항 : 번데기는 유통되는 과정에서 쉽게 부패하여 자주 식중독을 일으킨다. 여름철 점심에 먹다 남은 것을 저녁 늦게 먹어 식중독에 걸리는 경우도 종종 있다.
맞는 체질 : 태음인·소음인

누에 허물

한약명 : 잠태(蠶蛻)
성 미 : 맛이 달고 성질이 평이하다.

기 원 : 누에 나비의 유충이 벗은 허물
약 효 : 키틴질의 분해산물인데 지혈작용이 있어서 여성의 자궁출혈과 대하를 치료한다. 피를 토하는 경우와 코피가 나는 경우, 대변에서 피가 나는 경우에 사용한다. 입안의 궤양·인후염·눈병에도 효과가 있다.
 소변을 볼 때 소변이 뜨겁고 아픈 증상과 이질에도 사용한다.
주의 사항 : 혈액이 부족하거나 풍과 습이 없는 경우에는 사용하지 않는다.
사용법 : 가루를 내어 먹는다.

등 에
학명 : Tabanus bivittatus Mats.

기 원 : 파리목 등에과
한약명 : 맹충(虻蟲) / 이명 : 비맹(蜚虻)
생 태 : 말과 소의 피를 빨아먹는다. 크기는 암컷이 13-17밀리이고 황색을 띤 녹색이다.
성 미 : 맛이 쓰고 짜며, 성질은 서늘하면서 독이 있다. 간에 작용한다.
약 효 : 등에는 바퀴나 거머리와 비슷한 혈액응고 방지작용과 용혈작용이 있기 때문에, 인체에 피가 뭉쳐서 발생하는 징가적취와 타박상에 사용한다

피를 맑게하고 혈액순환을 잘시키므로 여성의 생리를 고르게 하고 끊긴 생리를 나오게 한다.
소염작용과 진통작용이 있어서 종기에 사용한다.
주의 사항 : 임신부가 먹으면 유산하므로 먹지 말아야 한다.
사용법 : 여름에 잡아서 끓는 물로 죽여 말려 사용한다.

대륙풀거미

학명 : Agelena labyrinthica (Clerck)

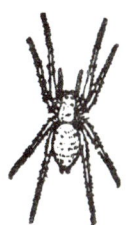

한약명 : 초지주(草蜘蛛) / 이명 : 화지주
기 원 : 거미목 가게거미과 줄거미속
약 효 : 초지주는 피를 맑게 하고 염증을 제거하는 작용이 있어서 못같이 딱딱하게 된 종기에 사용한다.
이때 초지주를 고아서 고약을 만들어 붙인다.

땅강아지
학명 : Gryllotalpa africana Pal. de Beauvois

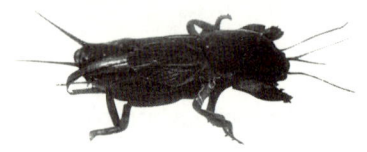

한약명 : 루고(螻蛄) / **이명** : 토구(土狗)
기 원 : 메뚜기목 땅강아지과 땅강아지
생 태 : 땅과 똥구더기를 파고 산다. 밤에 나와서 먹을 것을 구한다. 수컷은 잘 울고 날아다닌다. 그러나 암컷은 배가 크고 날개가 작아 잘 날지 못한다.
성 미 : 성질이 차고 맛이 짜다. 독이 없다.
약 효 : 땅강아지에 유리아미노산인 알라닌 · 히스티딘 · 발린 · 아르기닌 · 리진의 함량이 많이 포함되어 있다. 수분 대사 기능을 도와주어 부종 · 소변불리 · 방광결석 등에 사용된다. 또한 허리 뒷부분은 활성이 강해서 변비약으로도 이용된다. 반면에 허리 앞부분은 수렴하는 성질이 있어서 대소변을 멎게 한다. 그외 난산 · 입안에 생기는 상처 · 악창 · 임파선결핵을 다스리며, 목 잠긴 것을 내린다.
  실험에 의하면 항히스타민 작용이 있는 것으로 나타났다.
주의 사항 : 기운이 없고 체력이 떨어지는 사람이나 임산부는 먹지 않는다.
사용법 : 하지가 지난 후, 여름과 가을에 땅을 뒤집어서 채집하거나 밤에 형광등이나 전구에 모여드는 것을 잡아 뜨거운 물에 죽이고 햇볕에 말려 사용한다.

딱정벌레

기 원 : 딱정벌레목 딱정벌레과
성 미 : 성질이 차고 맛이 짜다. 유독하다.
약 효 : 풍을 제거하고 경련을 멎게 하는 작용이 있어서 어린아이의 경간에 사용한다. 성인의 정신병에도 이용되는데 특히 광증에 효과가 있다.
 어혈을 풀어헤치는 작용이 있어서 부인의 뱃속에 생긴 덩어리를 없애준다. 먹은 음식을 자꾸 토하는 경우, 어린아이의 만성 소화불량으로 인한 감적, 치루, 악창에도 사용한다.
주의 사항 : 임신부는 먹으면 유산의 위험성이 있다.

말똥구리

학명 : Aphodium rectus

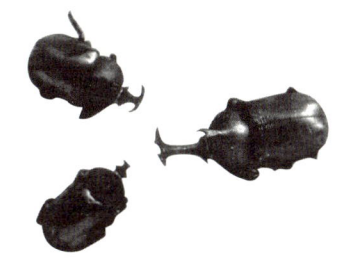

한약명 : 강랑(蜣蜋) / 이명 : 소똥구리
기 원 : 딱정벌레목 풍뎅이과 말똥구리
생 태 : 소와 말의 똥 속에 들어가서 환을 만들고 밀고 다닌다. 그것을 추환(推丸)이라 한다.
 큰 것을 취하여 코가 납작한 것이 좋다. 코가 높고 눈이 깊은 것을 호강랑(胡蜣蜋)이라 하며 가장 좋다.

성 분 : 장수풍뎅이에는 항암 작용을 하는 디코스타민 성분이 다리에 들어 있으며, 메풍뎅이에는 독성분이 약 1% 들어 있다.

성 미 : 성질이 차고 맛이 짜다. 독이 있다.

약 효 : 심장근육을 강하게 수축시키는 작용이 있어서 심장활동이 개선되고 소아의 경간에 효과를 나타낸다. 경간은 의식을 잃고 경련을 하는 병인데, 보통 경기라고 한다. 소아의 배가 불러오는 증상과 오한이 나면서 열이 있을 때 사용한다.

한방에서 정신분열증을 전광이라고 한다. 강심작용과 함께 진정작용이 있어서 정신 분열증에 사용한다. 한방에서 기혈이 부족하거나 스트레스를 많이 받거나 혹은 심장에 열이 많으면 정신 이상이 나타날 수 있다. 양이 허하고 음이 성하면 전증이 되고, 음이 허하고 양이 성하면 광증이라고 한다. 말똥구리는 정신분열증인 전증과 광증을 모두 치료한다.

어혈을 풀어주기 때문에 얼굴빛이 검고 아랫배에서 통증이 시작하여 명치끝까지 치밀어 오르는 경우와 관절이 뻣뻣해지고 변형이 되는 경우에 사용한다. 관절염에는 도마뱀과 같이 사용하여 관절의 결절을 풀어준다.

대소변을 원활하게 하고 어혈을 제거하여 치루와 방광염·적리·악창에 효과가 있다. 혈압을 낮추고 피를 맑게하는 기능이 있어서 동맥경화·심장병·고혈압 등을 예방한다.

주의 사항 : 임신부는 먹지 않는다. 먹으면 유산이 된다.

법 제 : 5월 5일에 잡아 쪄서 보관한다. 약에 넣을 때, 날개와 다리를 버리고 볶아서 사용한다.

매 미

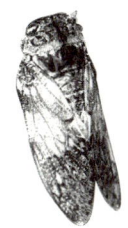

한약명 : 책선(蚱蟬)
생 태 : 유지매미는 알이 부화되어 애벌레가 되어 땅속에서 5년 동안 나무뿌리의 즙을 먹고 자란다. 6년째에 접어들면 애벌레는 땅 표면 가까이 굴을 파고 밖으로 나올 준비를 한다. 땅위로 나온 애벌레는 적당한 나무를 찾아 기어올라가서 허물을 벗는데, 보통 오후 7시에서부터 9시 사이에 가장 많다.
채 집 : 6~7월에 채집한다. 잡아서 물에 찐 후, 말려 사용한다.
성 미 : 성질이 차고 맛이 짜며 달다. 무독하다.
약 효 : 풍과 열을 제거하는 작용이 있어서 감기 독감으로 열이 나고 목구멍이 아픈 경우에 사용한다. 기침을 많이 하여 목소리가 잘 안나올 때, 어린아이가 감기로 열이 많이 나서 경기를 할 때, 어린아이가 무섭고 놀래서 하는 경기, 그리고 정신이상에 사용한다.
 부인의 젖이 잘 안 나올 때 이용하며, 어린아이가 간질 발작으로 말을 못할 때 효과를 볼 수 있다.
사용법 : 탕으로 할 때는 1~3개를 사용한다. 혹 환이나 산으로 이용한다.

매미의 껍질

한약명 : 선태(蟬蛻)

성 미 : 맛이 달고 짜다. 성질이 차다.
약 효 : 많은 양의 키틴질로 젤라틴이 들어 있는데, 진정작용이 있어서 밤중에 자다 깨서 우는 아이에 효과가 있다. 뚜렷한 해열작용으로 급성 염증성 질환, 산후열에 효과를 나타낸다.

소염작용도 발견되어 후두염 · 편도선염 · 결막염 · 두드러기 · 홍역에 이용된다.

주로 이빈이후과 질환과 피부병에 특효가 있는데 최근 항암작용이 발견되었다. 매미의 껍질은 암세포의 성장을 억제하지만 정상 세포에 대해서는 영향하지 않는다.

주의 사항 : 임신부는 조심하여 사용해야 한다.

메뚜기
(Locustidae)

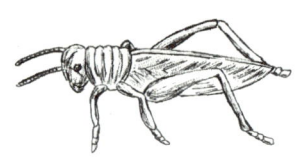

한약명 : 책맹(蚱蜢)
기 원 : 곤충강 메뚜기목 메뚜기과
생태 : 메뚜기는 식물의 잎을 먹는다. 흙 속에서 사는 종에서는 식물의 뿌리나, 조류(藻類)를 먹거나 흙과 함께 다른 미생물을 섭취한다. 대부분의 메뚜기는 잡식성이고 살아있는 식물 외에 마른 식물이나 동물성도 먹는다.
성 미 : 성질은 따뜻하고 맛은 약간 달면서도 매운 맛이 있다.
성 분 : 마른 벼메뚜기의 주요 성분은 수분 23.6%, 단백질 64.2%, 지

질 2.4%, 회분 3.5%, 칼슘 25mg, 인 585mgmg, 철 42.0mg, 비타민 A 920IU/100g, B1 0.25mg, B2 5.6mg, C 20mg 이다.

약 효 : 단백질이 64.2%로 단백질이 많고 지질이 적어 고급 영양식인데, 특히 비타민A 효력이 있는 카로틴과 비타민 B2, 그리고 철분이 풍부해서 성장기 어린이나 기억력이 떨어지는 노인, 수험생에게 좋다.

 위를 따뜻하게 하므로 양기를 북돋워주고 식욕이 증진되며 소화능력이 향상된다. 그외 어린이의 급성 및 만성 경풍을 치료하고, 백일 기침에 사용한다.

사용법 : 건강식품으로 많이 먹어도 된다. 보통 반찬이나 영양식품으로 사용할 때는 볶아서 먹는다.

법 제 : 살아 있는 채로 하루 정도 주머니 등에 넣어서 변을 보게 한 후, 냄비에 넣고 뚜껑을 닫은 다음 가열하여 볶는다. 이 때 약간의 설탕이나 소금, 또는 약간의 간장 등을 넣는다. 먹을 때는 날개와 발목을 떼고 먹는다.

맞는 체질 : 소음인.

물방개

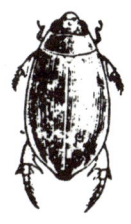

한약명 : 용슬(龍虱) / **이명** : 기름도치
기 원 : 딱정벌레목 물방개과
성 미 : 맛이 달고 성질이 평이하다.
약 효 : 자양 강장하는 효과가 있어서 소아의 유뇨를 치료한다. 신장의

기능을 보강하여 소변을 자주 보는 것을 치료하는데, 특히 노인이 밤에 소변을 자주 보는 것을 치료한다.

물방개는 먹으면 피를 맑게 하고 혈액순환을 잘되게 하며 기미를 제거한다.

생리를 잘 나오게 하는 작용이 있어서 뱃속의 응혈을 없애고 통증을 멎게 한다. 구내염에도 사용한다.

사용법 : 볶아서 3~6그램을 먹는다.

몰식자

학명 : Cynips gallae-tinctoriae Olivier

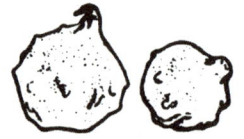

한자명 : 沒食子
기 원 : 몰식자(혹벌)과
성 미 : 맛이 쓰고 따뜻하다.
약 효 : 수렴·고삽하는 작용이 있어서 신음이 부족하여 정액이 저절로 나오는 증상과 설사나 이질이 오랫동안 멎지 않고 피곱이 섞여 나오는 증상, 아랫도리에 땀이 나는 증상 등에 효과가 있다.

폐에도 작용하여 만성기관지염에 효과를 나타내는데, 가래가 많고 기침을 하면서 피가 섞인 가래를 뱉어낼 때 사용한다.

외용으로 칼에 베어 피가 나거나 만성 피부병이 있을 경우에도 이용한다.

주의 사항 : 초기의 설사나 이질에는 사용하지 않는다. 몸이 비대하거

나 붓고 열이 있는 사람, 체기가 있는 사람도 금한다.

바퀴벌레
학명 : Blatta orientalis L.

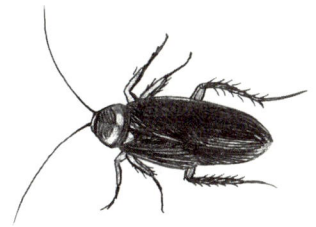

한약명 : 장랑(蟑螂)·비렴 / 이명 : 검은바퀴·동양바퀴
기 원 : 메뚜기목 바퀴과 잔날개바퀴이다.
성 미 : 맛이 짜고 성질이 차다. 독이 있다.
성 분 : 겉껍질에는 스클레로틴이 들어 있다. 그리고 소화효소인 프로테아제·아밀라제·에스테라제·디펩티다제·리케나제·말타제 등이 있다.
약 효 : 어혈을 제거하고 적을 풀어주어 징가·적취에 사용한다.
 열을 내리고 혈액을 잘 돌게 하여 어린아이가 감기에 걸린 경우나 반신불수가 된 경우에 사용한다.
 소아의 만성 영양장애로 인한 감적에는 머리와 다리·날개를 떼어 내고 상식한다. 그외 편도선염·종기와 뱀·벌레에 물렸을 때 사용한다.
 암을 억제하는 작용과 백혈병 환자의 백혈구 증식 억제작용이 확인되었다.
사용법 : 끓는 물 속에 넣어 죽이고 깨끗하게 씻어 말린다. 불에 볶아서 1~3개를 먹는다.

반딧불이
학명 : Luciola vitticollis Kies

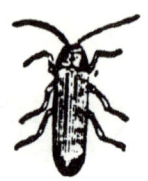

한약명 : 형화(螢火) / **이명** : 개똥벌레
생 태 : 크기가 1.5~2센티, 밤에 빛을 발한다. 썩은 풀에서 생기고 대서(大暑) 전후에 날아 나온다.
성 미 : 맛이 맵고 성질이 약간 따뜻하다.
약 효 : 눈을 밝게 한다. 따라서 힘든 일을 하여 간의 기능이 손상되어 눈이 어두울 때 반디불 27개와 잉어쓸개 2개를 쓸개 안에 반딧불을 넣고 100일간 응달에서 말린다. 갈아서 가루내어 조금씩 눈에 점안한다.
 정신이 잘 통하게 한다.
법 제 : 7월 7일에 채집하여 술에 담가서 죽으면 말려 쓴다

불개미
학명 : Formica ruba Linne

한약명 : 홍의(虹蟻) / **이명** : 흑마의 (黑螞蟻)
기 원 : 벌목개미과 불개미
생 태 : 개미의 내용
채 집 : 불개미굴 위에 종이고깔을 씌운 다음 종이고깔에 기어오르는

불개미를 뜨겁게 데운 철판에 떨어뜨려 죽인다. 또한 병이나 항아리에 곤충·사탕을 넣어 불개미굴 위에 올려놓고 그 위에 들어간 것을 잡는다.

성 분 : 불개미는 키닌질·단백질·개미산 등이 들어 있다. 불개미독의 기본성분은 개미산이다.

성 미 : 맛이 짜고 성질이 평이하며 독이 있다.

약 효 : 관절염, 신경통, 요통, 폐결핵, 뱀에 물린 경우, 정독, 붓고 아픈 경우, 반신불수, 점막의 염증, 상처가 아물지 않는 경우, 산후증 등에 사용한다.

사용법 : 햇볕에 말려 가루를 내고 한번에 1~3그램씩 먹거나 술에 타서 먹는다.

응 용 : 개미의 내용

고혈압·동맥경화
소회향·족두리풀 뿌리, 불개미·단삼·용뇌를 섞어서 가루 내어 먹는다.

불나방
학명 : Arctia caja L.

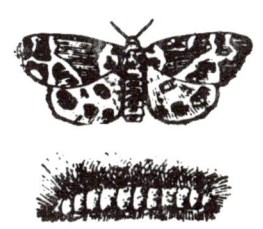

약 효 : 치질이나 종기, 임파선 결핵으로 구멍이 뚫어져 고름이 흐르며 관이 형성되었을 때 분말로 만들어 불어 넣는다.

뽕나무 좀
학명 : Xyleborus atratus Eichhoff

한약명 : 갈(蝎) / 이명 : 모(蝥)
생 태 : 청주에서 난다. 모양이 탄탄하고 작은 것이 좋다. 사람을 쏠 때 독이 가장 세다.
성 미 : 성질이 평이하고 맛이 달고 맵다. 독이 있다.
약 효 : 풍을 제거하는 효과가 있다. 따라서 중풍으로 입과 눈이 삐뚤어지는 구안와사, 한쪽 손발이 저리고 아픈 경우, 말을 어둔하게 하는 경우, 그리고 팔 다리가 당겨서 잘 쓰지 못하는 경우에 사용한다. 소아의 경간을 치료한다.
법 제 : 뱃속의 흙을 버리고 볶아서 사용한다.

사마귀
학명 : Paratenodera sinensis Saussure

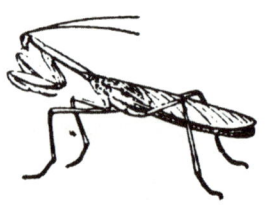

한약명 : 당랑(螳螂) / 이명 : 식우(蝕肬)
기 원 : 메뚜기목 사마귀과에 속하는 곤충
생 태 : 여름과 가을 사이에 잡는다. 사마귀는 교미 중에 수컷을 머리로부터 다 씹어 먹어 버린다. 수놈은 머리를 완전히 먹어 버려도 몸둥이는 끝까지 암놈의 엉덩이에 달라붙어 교미를 끝내게 된다.

성 미 : 성질이 따뜻하며 맛이 달고 짜다.
약 효 : 심장의 기능을 강화하고 간장을 완화시켜서 어린아이가 놀라서 경련을 일으키는 것을 다스린다. 목구멍이 붓고 아플 때 효험을 볼 수 있다. 치질에 사용한다. 예전에는 살아있는 사마귀가 사마귀를 뜯어먹게 했다.
용 법 : 사마귀 전체를 말리거나 불에 태워 분말을 만들어서 복용해도 좋다.

사마귀의 알집

한약명 : 상표초(桑螵蛸)
기 원 : 사마귀가 뽕나무에 낳아 놓은 알집을 건조한 것.
약 효 : 성신경을 자극하는 작용이 있어서 발기부전, 정력 부족에 사용한다. 소변을 축소시켜서 오줌을 자주보거나 소변에이 탁한 경우에 효과가 있다. 성질이 따뜻하여 신장기능을 강화시킨다. 따라서 요통·유정·어지럼증에 사용하는데 이는 단백질이 많고 불소·철·칼슘등이 들어있기 때문이다.

새우
(prawn, shrimp, lobster)

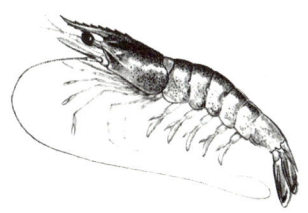

이 명 : 파행족중 대형인 것을 lobster, 유영족을 prawn, 소형새우를 shrimp라고 한다.
기 원 : 절지동물 갑각강 십각목.

성 미 : 성질은 따뜻하고 달며 짜다. 간장·신장·비장에 작용한다. 글리신과 베타인 같은 독특한 단맛을 지녀 특유의 풍미가 뛰어나다. 겨울철이 제철이나 요즘은 양식 새우가 많아 계절의 구분이 없다.

성 분 : 지방은 1% 전후로 적다. 콜레스테롤은 어육보다 많아서 100g당 100~200mg 이다. 새우의 주요 성분은 양질의 단백질과 칼슘을 비롯한 미네랄, 비타민이 풍부한 우수 식품으로 필수 아미노산을 고루 가지고 있다. 특히 맛이 좋은 것일수록 아미노산 함량이 높다.

마른 새우에는 단백질이 60%나 들어 있다. 칼슘의 흡수를 좋게 하려면 비타민D를 함께 섭취해야 한다. 비타민D가 장에서 칼슘 흡수를 촉진시키기 때문이다. 그런데 새우에는 체내에서 비타민 D로 바뀌는 에르고스테린이 들어 있어 새우의 칼슘은 체내 흡수율이 좋은 편이다.

약 효 : 온 몸의 혈액순환을 돕고 떨어진 기력을 회복시켜서 양기를 북돋워주는 스태미너 식품으로 유명하다. 특히 신장의 양기를 강하게 하므로 남자의 발기부전에 좋다.

성질이 평이하면서 서늘한 쪽에 가까워 정신 노동을 많이 하고 스트레스가 심한 사람들이 먹으면 뇌수를 충족시키는 효능이 있다.

본초강목에는 치질을 치료하지만 오래 먹으면 중풍이 생길 수 있다고 적고 있다.

식욕을 증진시키고 담을 제거하는 작용이 있어서 중풍으로 신체 한쪽을 사용하지 못할 경우와 뼈마디가 뻣뻣하고 쑤시며 아플 때 사용한다.

새우 껍질에 있는 키틴은 아미노산으로 이루어진 다당류다. 이는 콜레스테롤의 흡수를 방지하는 역할을 한다. 그리고 새우에는 상당량의 콜레스테롤이 들어 있지만 혈액 속의 콜레스테롤 농도를 떨어뜨리는 고도의 불포화 지방산과 타우린이 함께 들어 있어 동맥 경화·고혈압·심장병 등의 환자들에게 좋은 식품이다.

병적인 탈모 증상에도 효과가 있어서, 예전에는 새우껍질을 햇볕에 말려 갈아서 설탕과 혼합하여 붙이곤 했다.

조혈기능이 강하여 손발에 경련이 일어날 때와 몸이 허할 때, 양기가 부족할 때, 신경 쇠약에 시달릴 때 중요한 음식 보약으로 사용돼 왔다.
조 리 : 새우의 머리는 흔히 먹지 않고 버리는데 영양학적 가치가 매우 우수하다. 따라서 새우 요리를 할 때는 머리까지 몽땅 먹을 수 있게 요리를 하는 지혜가 필요하다.
  돼지고기를 먹을 때 새우젓을 곁들여서 먹으면 뒷맛이 개운하고 소화가 잘 된다. 이는 비위를 보하고 담을 삭이기 때문이다.
  새우 요리에 구연산이 풍부한 레몬을 곁들이면 산성식품인 새우와 알칼리성 식품인 레몬이 어우러져 영양의 균형을 이룰 뿐 아니라 상큼한 입맛을 돋워준다.
맞는 체질 : 태양인 · 소양인

흙새우

학명 : Macrobrachium nipponense (de Hann)

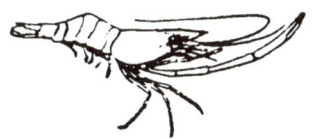

한약명 : 하(蝦) / 이명 : 청하
기 원 : 장비하과의 동물로 청하와 같이 담수에 사는 새우
성 미 : 맛이 달고 성질이 따뜻하다.
약 효 : 신장을 강하게 하여 양기를 굳게 한다. 따라서 발기부전에 사용한다. 젖을 잘 나오게 하므로 산후에 젖이 잘 나오지 않을 경우에는 설탕물에 넣어 끓여먹는다. 그 외 단독 · 종기 · 치질에 효과가 있다. 소아의 적백 유종에 갈아서 붙인다.

소금쟁이 (Pond skater)
학명 : Hydrotrechus remigator Hor.

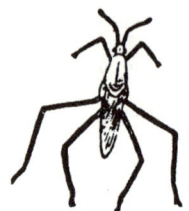

기 원 : 노린재목 소금쟁이과
한약명 : 수승(水黽) / 이명 : 수마(水馬) · 파자(婆子)
생 태 : 물위에 살며 뛰기도 한다. 작은 곤충을 먹고 살며 수초에 알을 낳는다.
성 미 : 독이 있다.
약 효 : 모든 치질을 고친다. 동의보감에 수마산이란 처방이 있다. 여름 삼복 중에 다리가 길고 높아서 날쌔게 뛰어 다니는 소금쟁이 30마리를 잡아 종이 한 장에 10마리씩 싸서 그늘진 곳에 매달아 말려서 가루를 내어 빈 속에 따뜻한 술로 먹는다. 30일간 계속해서 먹으면 10일 만에 효과를 본다. 오래 되고 피고름이 나는 증상에는 20~30회 복용으로 치료가 된다.

승 호
학명 : Menemerus confus Bos 5370

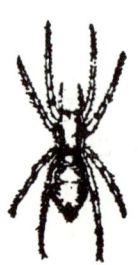

한자명 : 蠅虎

기 원 : 거미목 깡충거미과. 형태는 지주와 비슷한 데 파리를 잘 잡아서 승호라고 한다.

약 효 : 피를 맑게 하고 혈액순환을 잘 시켜서 넘어지거나 맞아서 생긴 타박상에 승호 몇 개를 갈아서 좋은 술에 먹는다.

쐐기 고치

학명 : Cnidocampa flavescens (Walker)

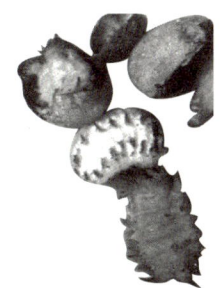

한약명 : 작옹(雀甕)

형 태 : 약이 참새 알과 같이 생겼다고 해서 작옹이라고 한 것이다. 유충은 길이가 15밀리이고, 누에와 같으면서 짧고 황갈색이다. 등에 오색의 점무늬가 있다. 사람을 쏘면 독이 있고 입으로 하얀 즙을 토하고 모아서 옹기 같은 것을 만들어 번데기를 그 속에 기른다. 나뭇가지에 붙어 있고 모양이 참새 알과 같다. 자주색과 백색의 무늬가 있고 그 속에 번데기가 들어있다

채 집 : 8월경에 채집한다.

성 미 : 성질이 평이하고 맛이 달다. 독이 없다.

약 효 : 소아가 놀라서 발생하는 경기와 간질을 다스리는 데 특효가 있다. 그 외 편도선염과 침을 흘리는 경우에 사용한다.

법 제 : 쪄서 사용한다.

양 충 (洋蟲)

학명 : Martiannus dermestoide Chevr.

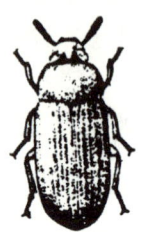

성 미 : 성질이 따뜻하다.
약 효 : 혈액순환을 원활하게 하면서 어혈을 제거한다. 따라서 중풍으로 팔다리를 제대로 쓰지 못하는 경우, 넘어지거나 맞아서 멍든 경우에 효과를 나타낸다.
 성질이 따뜻하여 비위 기능을 활성화하고 기의 순환을 순조롭게 한다. 자주 음식을 토하는 증상과 가슴과 배가 같이 아픈 증상에 사용한다.
 또한, 지나친 업무와 과도한 스트레스로 몸이 쇠약해져서 하는 기침을 치료한다.
용 법 : 날 것을 삼키거나 갈아서 먹는다.

여 치

학명 : Mecopoda elongata L.

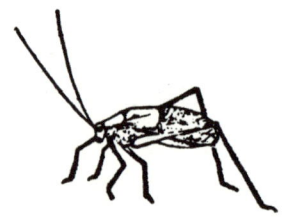

한약명 : 규고고(叫姑姑) / **이명** : 철써기 · 넓적다리 여치
기 원 : 메뚜기목 여치과
약 효 : 어린아이의 근육이 뻣뻣해지면서 가늘어지거나 늘어지는 증상이 간헐적으로 계속되는 계종(瘛瘲)에 사용한다.
사용법 : 여름과 가을에 잡아 술에 담가서 죽인 후에 약한 불로 말려서 사용한다.

잠자리
학명 : Aeschna melanictera Selys.

한약명 : 청정(蜻蜓) / **이명** : 별잠자리 · 청령(蜻蛉)
기 원 : 잠자리목 왕잠자리과 왕잠자리
성 미 : 성질이 약간 차고 무독하다.
약 효 : 신장을 따뜻하게 하고 양기를 강하게 하기 때문에 신장기능이 약하여 발생하는 남자의 발기부전 · 유정을 치료한다.
소아의 경기를 진정시킨다.
사용법 : 5~6월에 잡아서 날개와 다리는 버리고 볶아서 사용한다. 1회에 2~4개를 내복한다.

전 갈

학명 : Buthus martensi Karsch

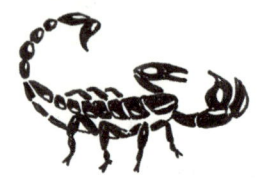

한자명 : 全蝎
성 미 : 맛이 짜고 맵다. 성질이 평이하고 독이 있다. 간장에 작용한다.
성 분 : 전갈독 부토톡신의 화학적 성분은 뱀독 속에 있는 신경독과 비슷하지만 유황 함량이 더 많다.
약 효 : 경련을 멈추게 한다. 따라서 경풍과 경간에 효과를 나타낸다. 경간(驚癇)은 열이 나면서 얼굴이 뻘겋게 되고 잠을 편안하게 자지 못하고 잘 놀라면서 눈을 치켜뜨는 증상이 있다. 심하면 목이 뻣뻣해지면서 손발에 경련이 일어난다.
 전갈의 독은 풍을 제거하고 막힌 경락을 잘 뚫어주기 때문에 고혈압증, 중풍과 그로 인한 반신불수, 눈과 입이 삐뚤어지는 구안와사, 말을 못하는 경우, 그리고 팔다리가 위축되어 가늘어지는 경우에 많이 사용한다.
 전갈에는 피를 녹이는 인자가 있어서 혈액이 맑아지고 혈액량이 증가하므로 팔다리가 저리고 쑤시는 풍습성 관절염이나 좌골신경통·두통에 좋다. 임파선결핵·결핵성 골관절염·유행성 이하선염에 사용한다. 여성의 대하와 자궁 탈수에도 효과가 있다.
 전갈은 독을 푸는 효과가 있는데, 전갈의 독은 호흡 중추를 억제하는 작용과 용혈 작용이 있지만 보통 100℃에서 30분이 되면 파괴된다. 뱀에 물렸을 때 전갈 두 마리와 지네 한 마리를 갈아서 술에 타서 마신다.

주의 사항 : 혈액이 부족하여 생기는 저린 증상이나 허약해서 발생하는 유중풍이나 소아 경련에는 쓰지 않는다. 본초구진에서 달팽이를 피한다고 한다.
사용법 : 전갈은 3~6그램 사용하고 꼬리는 0.12~0.2그램을 쓴다. 봄에서 가을 사이에 잡아서 물에 담가 흙을 토하게 한 다음 끓는 물에 죽여서 햇볕이나 건조실에서 말린다. 또는 소금에 절여 말리기도 한다.
맞는 체질 : 태음인

좀

학명 : Lepisma saccharina L.

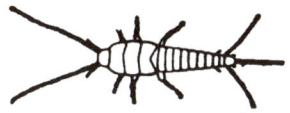

한약명 : 어의(魚衣) / **이명** : 벽어(壁魚) · 양반디좀 · 서양좀
기 원 : 좀목 좀과. 옷 속이나 책 속에 잠복하여 오랫동안 움직이지 않으며, 모양이 물고기와 비슷하여 어의(衣魚)라고 한다.
생 태 : 좀의 종류는 자유생활을 하고 민첩하며 신속하게 달릴 수 있지만 뛰지는 못한다. 어떤 좀은 성충이 최대 4년간 살 수 있으므로 잠재적인 번식력은 크다. 좀과는 세계 공통적이고 가장 흔한 가주해충이다. 천적은 주로 거미이다.
성 미 : 맛이 짜다. 성질이 따뜻하고 무독하다.
약 효 : 어린아이가 갑자기 놀라서 목이 뻣뻣해지고 얼굴이 창백해지며 입술이 오그라들고 눈을 치켜 뜨며 거품을 물고 배를 아파하는 중풍증에 사용한다. 이뇨작용이 있어서 소변이 잘 안나오거나 소변 볼 때 피가

나오거나 아픈 경우에 사용한다.
 부인의 아랫배가 화끈화끈 달아오르면서 아프고 요도에서 흰 점액이 나오는 것을 치료한다. 눈을 밝게 하고 눈의 눈살을 제거한다.
주의 사항 : 임신한 사람은 먹지 않는다.
사용법 : 끓여 먹거나 가루를 내어 먹는다.

쥐며느리
학명 : Armadillidium vulgare (Latreille)

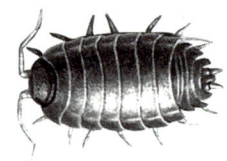

한약명 : 서부(鼠婦) / **이명** : 지슬(地蝨)
기 원 : 서부과 평갑충인 서부와 구마육과 곤산충이다.
생 태 : 항상 쥐 등위에 붙어서 鼠負라고 한다. 크기는 10㎜, 표면은 회색이며 광택이 난다. 썩은 나무, 나뭇잎, 습한 옹기 밑에 있다.
성 미 : 맛이 시다. 성질이 약간 따뜻하다. 혹 차다고 함. 무독(유독)하다.
약 효 : 기운이 없어 소변이 잘 나오지 않는 경우에 사용한다. 어혈을 제거하는 작용이 있어서 부인의 생리가 끊어진 경우, 하복부에 피가 응어리진 경우에 효과가 있다. 소아의 경풍으로 팔을 떨고 입을 오무리는 경우, 이빨이 아픈 경우에도 사용한다.
주의사항 : 임신부가 먹으면 태아를 떨어 뜨리기 쉽다.
사용법 : 4~5월에 잡고, 잡은 쥐며느리를 끓는 물에 넣어 죽여서 햇볕에 말리거나 볶아서 사용한다.

곤산충 (滾山蟲)
학명 : Glomeris nipponica Kishida

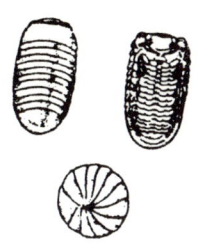

이 명 : 쥐며느리
성 미 : 맛이 맵고 짜다. 성질이 따뜻하다.
약 효 : 이것은 어혈을 제거하고 혈액순환을 활발히 하고 부종을 가라앉히는 작용을 한다. 따라서 뼈가 부러졌을 때 이것을 분말로 먹으면 출혈부위의 어혈이 제거되어 통증이 멎고 뼈도 빨리 붙는다.
자궁탈수나 탈항에 이것의 가루를 기름에 개어 환부에 붙인다.

지 네

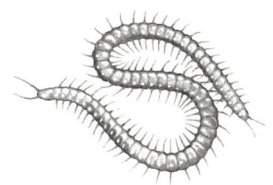

한약명 : 오공 / 이명 : 천용(天龍)
기 원 : 지네강 왕지네목 왕지네과 왕지네
생 태 : 등이 빛나고 흑갈색이며 발이 붉고 배 밑이 누렇다. 머리가 금

색이며 발이 많다. 머리와 다리가 붉은 것이 좋다.
 달팽이(蛞蝓)가 지네의 몸에 닿으면 곧 죽는다. 그러므로 달팽이가 지네의 독을 다스린다. 충북 괴산이 유명하다.
성 미 : 맛이 맵고 성질이 따뜻하며 독이 있다.
성 분 : 왕지네에는 히스타민, 용혈성 단백질, 개미산, 콜레스테롤, 티로진 · 로이신 · 지방, 유황함유 단백질 · 히드록시리진 · 히스티딘 · 아르기닌 · 오르니틴 · 글리신 · 알라닌 · 발린 · 페닐알라닌 · 세린 · 타우린 · 글루타민산이 들어 있다.
약 효 : 신경의 활성을 활발하게 하고 경련을 멎게 하여 중풍 · 구안와사 · 소아의 경풍 · 파상풍에 사용한다. 경락의 막힌 것을 뚫어주고 통증을 제거하는 효능이 있어, 신경통 · 관절염 · 류마치스관절염에 사용한다.
 결핵에 사용하면 식욕이 증가하고 얼굴색이 좋아지며 체중이 증가하는 것을 볼 수 있다. 백일해에 사용하면 90% 이상의 효과를 나타낸다.
 어혈을 풀어주는 작용이 있어서 뱃속의 응어리와 종기를 치료하고, 그 외 매우 심한 두통 · 단독 · 치루 · 임파선결핵 · 뱀에 물린 상처, 피부병에 사용한다.
요통이 있는 경우 술에 지네가루를 타서 먹는다. 또는 지네를 닭의 배속에 넣고 닭을 푹 고아서 먹는다.
 최근에는 종양을 치료하는 약으로도 사용된다. 지네와 거머리로 만든 주사액에 흰생쥐의 간암세포에 대하여 암 억제율이 26%나 된다.
주의 사항 : 피가 부족하여 경련을 하는 경우와 임산부는 복용하지 말아야 한다.
법 제 : 7월에 채집하여 막대기에 동여매어 끓는 물에 담가 죽인 다음 햇볕에 말린다. 머리와 다리를 제거하고 생강즙으로 굽는다.

지 담

학명 : Meloe coarctatus Motsch

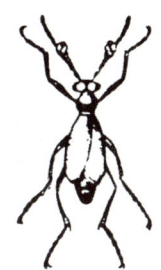

한자명 : 地膽
기 원 : 딱정벌레목 가뢰과 지담
형 태 : 반모는 노란색 무늬가 있고, 갈상정장은 검은색에 머리가 붉다. 지담은 머리가 검고 꼬리가 붉다.
성 미 : 맛이 맵고 차며 독이 있다.
약 효 : 독을 공격하며 어혈을 없애준다. 외용으로 사용하여 낫지 않는 상처나 종기와 비후성 비염으로 점막이 부어오른 군살을 치료한다.
 내복으로는 임파절에 멍울이 생긴 것을 풀어준다. 몸이 약한 어린이에게 흔히 볼 수 있는 것으로 처음에는 한 두개의 콩알만한 멍울이 생기는데 아프지도 열도 나지 않는다.
 가뢰과는 모두 피를 맑게 하고 덩어리를 풀어주는 작용으로 여성의 뱃속에 생긴 자궁근종 같은 병을 치료하는데 사용된다.
주의 사항 : 독이 강하므로 체력이 약한 사람이나 임신부는 피해야한다. 감초는 해독하는 성질이 있으므로 감초와 같이 쓰면 지담의 작용이 약해진다.

참게 (Horseshoe crab)
학명 : Tachypleus tridentatus Leach

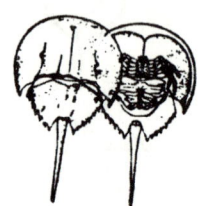

이 명 : 투구게.
기 원 : 절지동물문 검미목이다. 고대 삼엽충과 흡사하게 생겼는데, 민물 참게와 동음 이의어이다.
성 미 : 맛이 맵고 짜며 성질이 평이하고 약간의 독이 있다.
약 효 : 치질을 치료하고 살충하는 작용이 있다. 많이 먹으면 기침을 하고 버짐과 부스럼이 생긴다. 이것의 꼬리를 태워서 사용하면 치질로 인한 출혈과 대하 및 자궁 출혈을 멎게 한다.
응 용 : 식량과 비료로 이용되어 왔으며 껍질이 연한 게 종류와 갯지렁이를 먹이로 삼는다.

청가뢰
학명 : Latta Carayanae Pallas

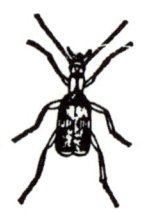

한약명 : 청낭자(靑娘子) / **이명** : 원청(芫靑)
기 원 : 딱정벌레목 가뢰과
성 미 : 맛이 맵고 성질이 따뜻하다. 독이 있다.
약 효 : 반묘와 같이 어혈을 제거하는 효과가 있다. 따라서 기혈이 제대로 순환되지 못해서 고환이나 음낭이 커지거나 아프며 아랫배가 당기는 산증을 치료한다.
 담이 딱딱하게 굳은 것을 풀어주므로 임파선염으로 인한 결절을 해소한다.
 개에 물려서 생긴 상처와 독을 풀어준다. 그 외 귀가 잘 들리지 않거나 각막이 흐려지는 증상을 치료한다.
주의 사항 : 강한 독이 있으므로 복용할 때 신중해야 하며 체력이 약한 사람이나 임신부는 먹지 않아야 한다.

폭탄먼지벌레

학명 : Pheropsophus jessoensis Mor.

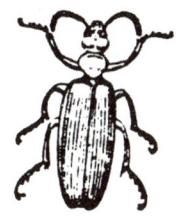

한약명 : 행야(行夜) / **이명** : 방구퉁이
기 원 : 딱정벌레목 딱정벌레과 곤충
생 태 : 돌밑이나 썩은 나무에서 살고 주로 밤에 돌아다닌다. 이것을 자극하면 항문에서 노란색 악취가 풍기는 기체를 방출한다.
성 미 : 맛이 맵고 성질이 따뜻하며 약간의 독이 있다.
약 효 : 배가 아픈 증상과 오한과 열이 나는 증상을 치료한다

풀미리

학명 : Phryganea japonica Ml.

한약명 : 석잠(石蠶) / 이명 : 사슬
성 미 : 맛이 짜고 성질이 차다.
약 효 : 이뇨 작용이 있어서 방광염이나 방광결석으로 소변이 잘 나오지 않거나 돌이 섞여 나와 통증이 있을 때 사용한다. 성질이 차기 때문에 열이 있는 증상에 쓴다.
주의 사항 : 태아를 떨어뜨리므로 임신부는 먹지 않는다.
맞는 체질 : 소양인

하늘소

한약명 : 천우(天牛) / 이명 : 상(蠰)
기 원 : 딱정벌레목 하늘소과
성 미 : 맛이 달고 따뜻하며 약간의 독이 있다.
약 효 : 학질로 오한 발열이 있을 경우와 소아가 급경풍으로 자주 놀라고 의식이 혼미해지며 팔다리가 경련을 일으키는 경우에 사용한다. 딱딱하게 뿌리가 생긴 종기에 하늘소 가루를 꿀에 개어 붙이면 풀어진다.
법 제 : 하늘소를 약한 불에 타지 않도록 말린 다음 가루를 만든다.

하늘소의 유충
학명 : Anoplophora chinensis(Forster)

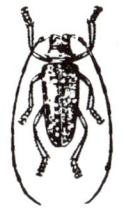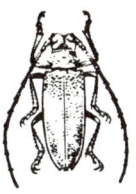

한약명 : 상두충(桑蠹蟲) / **이명** : 추제(蝤蠐)
기 원 : 천우과 하늘소의 유충
성 미 : 맛이 달고 성질이 따뜻하며 독이 있다.
약 효 : 피를 잘 돌게 하고 어혈을 제거하는 효과가 있어서 정신적 육체적 피로로 인하여 말하기조차 피곤한 사람의 어혈을 치료한다. 또한 피가 울체되어 생리가 끊어진 경우와 자궁출혈 대하증에도 사용한다. 허리와 등이 뻐근하게 아픈 증상에 사용한다. 소아 경풍과 산후의 설사와 이질 풍진 등에 쓴다.
주의 사항 : 임신부는 먹지 않는다.

홍랑자
학명 : Huechys sanguinea De Geer.

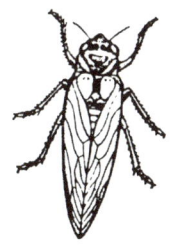

한약명 : 홍랑자(紅娘子) / **이명** : 저계(樗雞) · 沙鷄.

기 원 : 매미과 곤충
형 태 : 매미와 같이 생겼는데 크기가 작다. 머리와 날개가 모두 붉고 머리와 다리는 검다. 날개가 두 겹으로 되어 있으며 밖의 한 쌍은 회색이고 밑의 한 쌍은 심홍색과 오색이 구비되어 있다. 배는 크다.
생 태 : 6월 후에 나와서 날개를 떨면 색색하는 소리가 나며 가죽나무 위에 서식한다. 아침 이슬이 마르기 전에 잡는다.
홍랑자는 독액을 분비하여 그것이 피부에 닿으면 수포가 발생한다.
성 미 : 맛이 쓰고 맵다. 성질이 평이하고 약간의 독이 있다. 간에 작용한다.
약 효 : 남자의 발기부전을 치료한다. 성 신경을 자극하여 음란해지고, 몸이 가벼워진다. 뿐만 아니라 정을 돋구고 음을 강하게 하여 자식을 낳게 한다.
내장의 근육을 강화시켜서 소화관의 기능이 활발해지며, 가슴과 배가 아픈 증상이 해소된다.
어혈을 제거하는 작용이 있어서 어혈로 인하여 생리가 끊어진 경우와 광견병에 걸린 개에게 물렸을 경우에 사용한다.
요통과 버짐이나 임파선이 결핵으로 멍울이 생겼을 경우에 사용하면 효과를 볼 수 있다.
법 제 : 7월에 채집하여 말려 쓰거나 약간 볶아서 사용한다.
주의 사항 : 독이 있으므로 몸이 약하거나 임신한 경우에는 사용하면 안된다.

흙바퀴

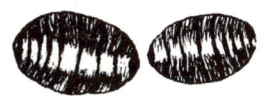

한약명 : 자충(䗪蟲) / 이명 : 지별충

생 태 : 모래흙이나, 집 담장 아래 습한 땅에서 산다. 크기는 비교적 커서 3~4센티 정도이고 몸 표면은 어두운 검은 색이며 광택이 없다. 날개가 없다.

성 미 : 맛이 짜고 성질이 차다. 독이 있다.

약 효 : 혈액순환을 원활하게 하고 피를 깨끗하게 한다. 핏덩어리가 뭉쳐서 발생한 덩어리인 징가적취를 풀어준다. 피가 뭉쳐서 생리가 끊어진 경우와 산후에 어혈로 인하여 복통이 있는 경우, 넘어지거나 맞아서 생긴 타박상에 좋은 효과가 있다. 뼈가 부러진 것을 잘 붙게 한다. 어혈을 제거하면서도 약성이 독하지 않아 허약한 사람도 사용할 수 있다.

 혀가 뻣뻣하고 부은 증상과 소아가 배가 아파서 밤에 우는 경우에 사용한다.

 풍습으로 허리나 근육 및 뼈가 아픈 통증과, 뇌진탕으로 인한 후유증, 임파결핵, 만성섬유성폐결핵 등에 사용한다. 부종에도 활용된다.

주의 사항 : 임신부는 먹지 않는다.

사용법 : 여름·가을철에 잡고 끓는 물에 넣어 죽이고 햇볕에 말려 사용한다.

식도암

거머리, 전갈, 지네, 도마뱀, 백강잠, 말벌집, 해조 등을 곱게 갈아서 하루에 세 번 5그램씩 홍삼을 끓인 물에 먹는다. 식도암의 발전을 억제 또는 증세를 완화시킬 수 있으며 생명을 연장할 수 있다.

제2장
극피 강장 동물

불가사리

학명 : Patiria pectinifera (Muller et Troschel)

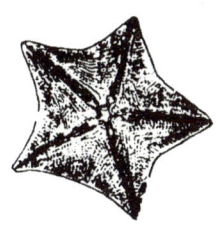

한약명 : 해연
기 원 : 해연과 불가사리의 전체.
형 태 : 몸체는 편평하다. 오각형의 별모양이다.
생 태 : 해안 얕은 바다의 모래 바닥, 깨진 조개 껍질과 암초바닥에서 생활한다. 육식성이며 연체동물 극피동물과 유충 등을 포식한다. 번식계절은 6~7월이다. 남해 서해에 분포한다.
채 집 : 여름 가을철 물고기를 잡을 때 포획한다. 썰물시에 있을 수 있고 해조가 번생하는 곳에서 줍는다. 내장을 제거하고 햇볕에 말린다.

성 미 : 맛은 짜고 성질은 따스하며 독이 없다.
효 과 : 신장의 음을 보충하고 양기를 세게 하여 발기부전을 치료한다. 날씨가 흐리거나 비가 올 때면 허리와 다리가 쑤시고 아픈 증상이 있을 때 불가사리 2개를 끓여서 먹고 땀을 내면 풀어진다.
사용법 : 내복: 1~3개를 끓여 먹는다. 또는 가루내어 2~4그램을 복용한다.

발기 부전

① 불가사리와 작은 해마를 각각 등분한다. 함께 곱게 갈아 분말을 만든다. 매 회 6그램을 복용하고 하루 두 번 먹는다.
② 솥에다 불가사리를 600그램 넣고 끓여서 수시로 한 컵씩 먹으면 정력이 강해진다.

성게 (Sea urchin)

학명 : Strongylocentrotus nudus

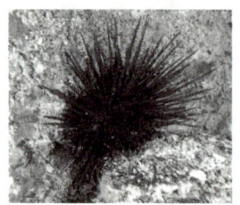

한약명 : 해담(海膽) / 이명 : 섬게, 海肚齊.
기 원 : 극피동물(棘皮動物)
생 태 : 수심 30m 이하의 암초에 살며, 해조 외에 작은 무척추 동물을 폭넓게 먹고 성장한다. 여름에 채집한다.
산 지 : 제주도 및 삼면의 얕은 해안에서 산다. 경북 영일군 구만리에서 많이 잡힌다. 이곳에서는 잠수하여 잡아 올리는데 색깔이 샛노랗고 단맛이 많아 일본에 많이 수출한다.

성 미 : 맛은 짜며 성질이 서늘하다. 보통 알이라고 부르는 진한 보라색이나 적갈색 생식소는 담백하고 달며 향기도 아주 좋다.

성 분 : 에너지 155kcal, 수분 71.5%, 단백질 15.8g, 지방 8.5%, 당질 2.0g, 회분 2.2%, 칼슘 20mg, 인 196mg, 철분 4.0mg, 나트륨 190mg, 칼륨 490mg, 비타민 A 390R.E, 비타민 B_1 0.03mg, 비타민 B_2 0.40mg, 니아신 2.5mg, 등이다. 주성분은 단백질과 지방질이며 비타민 A · B_1 · B_2와 철이 풍부하다.

약 효 : "바다의 호르몬"이라 하며 먹는 부분이 생식소이고 비타민 A가 상당히 많이 함유되어 있어 강장제로 인기가 좋다. 성게의 특징은 체내에서 빨리 흡수되어 기운이 없을 때 먹으면 좋다. 심장에 통증이 있을 때도 사용한다.

딱딱한 것을 풀어주고 담을 삭히는 작용이 있어서 목과 어깨부위에 생긴 임파선 결핵과 가래가 많아 가슴과 옆구리가 결리고 아픈 경우를 치료한다.

효소 성분을 많이 함유하고 있는데, 이 효소가 알코올 해독작용이 강력해 술안주로 많이 먹는다.

주의 사항 : 몸이 차고 설사를 자주 하는 사람은 많이 먹으면 안 된다. 깐 성게를 구입할 때는 알이 풀어지지 않고 윤기가 나는 것으로 고른다. 성게는 날로 간장을 찍어 먹어야 맛을 제대로 느낄 수 있다.

사용법 : 탕에 넣어 먹을 때에는 4~8그램을 넣는다.

용 도 : 생식 외에 염장성게로 이용된다. 전복의 껍질 위에 놓고 군 '성게구이'가 삼륙의 명산품이다.

맞는 체질 : 소양인 · 태양인

해 분

학명 : Notarchus leachii freeri (Griffin)

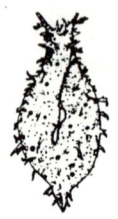

한약명 : 海粉 / 이명 : 홍해분
기 원 : 해토과(海兎科) 군소 동물의 알집
성 미 : 맛이 달고 짜며 성질이 차다.
약 효 : 폐에 진액이 부족하여 마른기침을 하며 가슴이 아프고 목안과 코 안이 마르고 숨이 찬 증상에 사용한다.
 기관지염으로 생긴 가래와 끈적끈적해서 잘 뱉어지지 않는 가래를 삭혀준다. 목이나 어깨에 생기는 임파선 결핵이나 만성 임파선염을 치료한다.
주의 사항 : 성질이 차고 활성이 있어서 비위가 약하여 설사를 자주 하는 사람은 먹지 않는다.

해 삼 (Seacucumber)

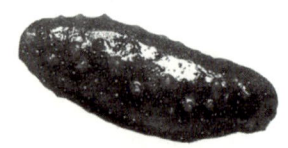

기 원 : 극피동물문 해삼강에 속하는 동물

이 명 : 인체를 보익하는 효과가 인삼과 맞먹는다고 해서 '바다삼·바다의 인삼'이라고 불렀다. 낮에는 바위틈에 숨어 있다가 밤이면 활동하므로 쥐의 생리와 흡사하다고 해서, 해서(海鼠)라 불리며 혹은 오이와 비슷하다 해서 서양에서는 바다 오이라고도 부른다.

형 태 : 해삼은 극피동물로 몸은 원통형이며 껍질에 석회질이 많다. 전방에는 10~20개의 촉수로 둘러쌓인 입이 있고, 후방에 항문이 있다. 해삼은 암수딴몸이며, 수온이 섭씨 16도 이상이 되면 바다 속 깊은 곳의 진흙 속으로 굴을 파고 들어가 여름잠(하면)을 자기 때문에 봄에 영양을 많이 비축해 둔다. 초겨울이 제철이고 산란기는 늦은 봄에서 여름철이다. 동해안에서 많이 나고 서해나 남해의 얕은 바다에서도 산다.

성 미 : 해삼은 성질이 따뜻하고 짠맛을 갖고 있다.

성 분 : 생것의 해삼은 에너지 25kcal, 수분 91.8%, 단백질 3.7g, 지방 0.4g, 회분 2.8g, 칼슘 119mg, 인 27mg, 철분 2.1mg, 비타민B_1 0.01mg, 비타민B_2 0.03mg, 니아신 1.2mg 등이 주성분이다. 수분이 90%이고, 단백질은 2%에 불과하다.

약 효 : 본초강목에 해삼은 신장을 튼튼히 하고 정을 보충하는 작용이 있다고 한다. 이는 신장 기능을 강화시키고 남성의 양기를 돋우는 정력강장제를 의미한다. 해삼의 혈액 속에 칼슘이온이 많이 함유되어 있어서 지구력과 정력이 좋아지고 신경이 편안해지기 때문에 특히 신경쇠약과 발기부전에 효과가 있다. 또한 식욕을 돋우고 신진대사를 왕성하게 하며 혈압을 내리기도 한다. 또한 소변을 자주 보고 잠자리에서 몽정을 하는 경우에도 효과가 있다.

해삼은 칼슘과 철분이 풍부하여 조혈기능이 강한데, 특히 해삼을 말려서 사용하면 철이 25배(53mg), 인은 2.5배(72mg)나 늘어난다. 칼슘은 다른 생물보다 11배 이상(1384mg)이나 많으므로, 치아와 골격의 형성을 도우며 근육의 정상적인 수축과 혈액 응고에 절대적으로 도움이 된다. 그래서 성장기의 어린이나 임신부에게 권할 만한 식품이다. 해삼의 콘드로이틴 성분은 안태시키고 피부 노화를 방지한다. 그래서 임신부의 보약을 조제할 때는 인삼 대신 해삼을 쓴다. 예를 들면 방약합편에 가미팔진탕이다.

 해삼은 인체를 맑고 윤택하게 해주고 비장과 신장의 기능을 보강해 준다. 그래서 열이 있는 환자의 몸을 편하게 해 주고 숙취를 깨게 한다.

 해삼은 대부분 콜라겐 섬유로 이루어진 결합조직이기 때문에 소화흡수가 어렵다. 해삼의 살에는 단백질이 적지만, 비만한 사람이 뜨거운 물에 살아있는 해삼을 넣고 익혀서 말려 먹으면 기력이 돋워지면서 살을 뺄 수 있다.

주의 사항 : 비위가 약하여 소화가 잘 되지 않고 설사나 이질을 자주하는 사람은 먹는 것을 피해야한다. 담이 자주 결리는 사람, 감기가 걸린 사람 등도 많이 먹으면 안 된다.

맞는 체질 : 소양인 · 태양인

요통 · 유정

해삼 1kg, 당귀 · 파극 · 우슬 · 파고지 · 산수유 · 자라 등딱지 · 녹각교 · 구기자 각각 100그램, 양의 콩팥 10쌍, 두충 · 토사자 각각 200그램, 호두살 100개, 돼지 척수 10줄을 가루내어 녹각을 끓여 곤 물과 섞어 녹두 크기 만한 환약을 만들어 하루 세 번 70개씩 따뜻한 술에 먹는다.

해삼의 장

 한자명은 해삼장이다. 위와 십이지장 궤양을 치료하는데 해삼장을 불에 말리고 갈아서 0.4~0.8그램씩 하루 세 번 먹는다.

해파리 (Jelly fish)

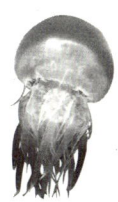

한약명 : 해철 / 이 명 : 맑은 바닷물에 떠 있는 모양이 달과 같아 한자로 해월(海月)또는 수모(水母)라고 한다.

기 원 : 해파리는 해파리과에 속하는 강장(腔腸)동물

이 명 : 맑은 바닷물에 떠 있는 모양이 달과 같아 한자로 해월(海月) 또는 수모(水母)라고 한다.

형 태 : 모양이 갓과 비슷하게 생겼으며, 갓 밑에는 많은 촉수가 있고, 뒷면 한가운데에 늘어진 자루 끝에 입이 있어 갓같이 생긴 부분의 중앙에 있는 위와 통해 있다. 갓은 반구상(半球狀)으로 직경이 50cm가량 된다. 몸빛은 담청흑색이며, 촉수는 유백색이다. 염분 함량이 적은 바다에 많으며 갓부분이 식용된다. 즉 갓을 석회와 명반에 담가 표백하여 피를 빼면 반투명한 황백색으로 된다. 이것을 소금에 절여 저장하기도 하며, 말렸다가 불려서 사용한다.

성 미 : 맛이 짜고 성질이 평이하다. 혹 따뜻하다. 간과 신장에 작용한다.

성 분 : 생것은 에너지 6kcal, 수분 98%, 단백질 1.3g, 지방 0g, 당질 0.1g, 회분 1.7g, 칼슘 2mg, 인 8mg, 철 0mg 비타민 0mg 등으로 구성되어 있다.

 몸을 구성하는 성분은 대부분 한천질인데 두껍고 단단하며 감각기가 여덟 개 있다. 해파리는 지방이 거의 없으며 100g에서 34kcal밖에는 나

오지 않는 저칼로리 식품이다.
약 효 : 해파리는 성질이 평이하여 몸 속의 열을 내리는 작용이 있어서 기관지염과 단독을 치료한다. 가래가 많아 목구멍에서 가래가 끓는 소리가 나며 숨이 찬 경우에 먹으면 담이 삭고 기침이 멎는다.

 소화를 촉진시키고 대장의 연동운동을 활발하게 하여 대변이 마르고 굳은 것을 풀어준다.

 해파리를 먹으면 기운이 나고 부인들의 허약한 신체와 대하증을 개선해준다.

 결핵에 사용하고 태아를 안정시키며 숙취에 좋다.

 해파리에는 미네랄 중에서도 요오드 함량이 상당히 많아 대사를 촉진시키고 혈압을 안정시키는 작용이 있다. 칼로리는 매우 적어서 비만하면서 고혈압과 당뇨병이 있는 사람에게 더욱 좋다.

주의 사항 : 비위가 허약한 사람은 먹지 않는 것이 좋다. 영양 물질이 없기 때문에 혈압이 낮고 수척한 사람이 많이 먹으면 안 된다.
조 리 : 해파리로 요리를 하기 전에는 핏물과 오물을 잘 씻어야 한다.
맞는 체질 : 소양인 · 태음인

해파리의 우산부위

한약명 : 해철피
성 미 : 맛이 짜고 깔깔하며, 성질이 따뜻하다. 간에 작용한다.
약 효 : 배 안에 생긴 딱딱한 덩어리를 삭히는 작용이 있다. 머리가 간혹 아픈 것이 오래도록 낫지 않는 증상과 여성의 대하 · 슬개골이 아픈 증상에 사용한다.

제3장
민물 고기

가물치 (Snakehead)
학명 : Ophicephalus argus

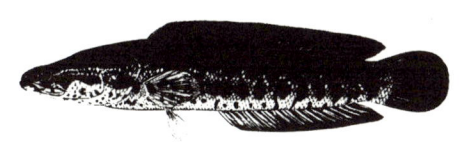

한약명 : 례어(鱧魚) / 이명 : 동어(鮦魚), 가물치가 검어서 오례(烏鱧)라고도 한다. 「향약집성방」에는 가물치가 산모나 여성에 좋은 물고기라 하여 가모치라고 적고 있다.
기 원 : 농어목 가물치과의 물고기
생 태 : 전체가 회흑색이고 몸 측면에는 불규칙한 흑색반점이 무수히 많다. 보기에도 튼튼하고 용맹스럽게 생겼는데, 실제 성질이 사나워 매우 공격적이다. 식성이 좋아 다른 고기의 새끼들을 마구 잡아먹는다. 이

물고기의 특징은 아가미 구멍 상부에 2개의 점막으로 된 상새기관이라는 특수한 공기 호흡기관이 있어 입으로 흡수한 공기를 호흡한다.

하천·연못·늪에서 생활하며 수초가 비교적 많고 혼탁한 흙탕물 아래 서식하기를 좋아한다. 수온의 변화·더러운 물·산소 결핍 등에 대한 내성이 강하다. 산란기는 5~8월이다. 겨울철에는 칩거상태에 있다.

성 미 : 가물치의 맛은 달고 성질은 차다. 폐와 비위에 작용한다.

성 분 : 에너지 86kcal, 수분 79.6%, 단백질 18.2g, 지방 0.8g, 당질 0.3g, 회분 1.1g, 칼슘 71mg, 인 193mg, 철분 1.1mg, 나트륨 86mg, 칼륨 401mg, 비타민 A(레티놀) 10μg, 비타민 B_1 0.08mg, 비타민 B_2 0.12mg, 니아신 7.7mg, 비타민C 1mg 등이다.

약 효 : 가물치는 보혈 식품으로 질 좋은 단백질이 많이 들어 있고 소화도 잘 된다. 특히 칼슘이 다른 생선보다 월등히 많아 산후에 빈혈이 있고 기운이 없는 산모가 몸조리를 하기 위하여 가물치를 푹 고아서 그 즙을 짜서 먹으면 좋다. 그러면 부족한 젖도 잘 나온다.

가물치는 뚜렷한 이수작용이 있어서 모든 부종에 사용할 수 있다. 예를 들면 산후부종이나 각기병, 만성 신장염에 사용하면 얼굴·눈꺼풀·다리 등의 부종을 없앨 수 있다. 본초도경에는 임신 중에 부종이 있을 때 효험이 있다하니 임신중독증 초기에 손발의 부종에 사용한다. 가물치는 비경에 작용하여 비위를 도와주므로 소화력이 약하여 수분이 많이 정체한 경우에 사용하면 상당한 효과를 볼 수 있다. 본초강목에 가물치와 동과 그리고 파의 흰 뿌리를 넣고 곰탕을 끓여 먹으면, 신농본초경소에는 백출·복령·귤피·생강피을 넣고 끓여먹으면 붓기를 내린다고 한다. 또한 간경변·신장염으로 전신부종·복수·소변불리가 있을 때도 역시 응용해 볼 일이다.

가물치는 성질이 차다. 방광에 염증이 있어서 소변을 자주 보고 통증이 있으면서 방광이 묵직한 증상이 있을 때 가물치를 먹으면 열이 제거되면서 소변이 잘 나온다. 성병이나 요도염에 효과를 볼 수 있으리라 기대된다.

다리에 힘이 없어 빨리 걷지 못하는 사람이 가물치회를 먹으면 다리에 힘이 생기는 것으로 알려졌다. 모든 피부병과 급·만성 간염 등에 효과가 있다.

자궁에 염증이 있어서 노랗고 끈끈한 냉이 많아지고 역한 냄새가 나는 대하증과 아랫배가 아프고 생리에 이상이 생겼을 때도 푹 고아 먹으면 효과가 있다고 본초재신은 적고 있다.

동의학대사전에는 가물치가 개선을 치료한다 하였는데, 개선은 옴(Scabies)이다.

신농본초경에 치질을 다스린다 하였고 동의보감은 구체적으로 가물치 창자를 구워서 항문 속에 넣으면 충이 나온다고 적고 있다.

다른 생선과는 달리 인보다 칼슘 함량이 월등히 많고 비타민 B_1, B_2가 고루 함유되어 있어 성장기 어린이나 태아의 두뇌 발육에도 좋은 식품이다.

주의 사항 : 날 회를 먹는 것은 주의를 요하며, 가물치의 성질은 차서 몸이 뜨거우며 열이 있고, 기운이 많은 사람에게는 좋다. 하지만 냉한 체질이나 기력이 극히 약한 경우에는 이익보다 손해가 있을 수 있다.

가물치는 모든 기를 하강시키므로 많이 먹지 않는 것이 좋겠다. 본초에서는 피부가 궤양되어 있을 때 많이 먹으면 상처가 백색으로 된다하고 신농본초경소에서는 흑색이 된다하니 종기가 있을 때는 삼가는 것이 좋겠다.

맞는 체질 : 소양인·태양인

부 종

아무리 복잡한 검사를 하여도 신장이나 심장·간장 및 내분비계의 질환이 발견되지 않으면서 붓는 경우에 다음과 같이 먹으면 효과를 볼 수 있다.

만드는 법 :
① 달궈진 가마솥에 기름을 누르고 해삼을 시킨 살아 있는 큰 가물치를

넣고 지진다.
② 가물치가 잠잠하면 밤·대추·마늘·수삼·생강·파의 흰뿌리·목통·백복·백출을 넣고 처음에는 센 불로 끓이다가 끓어오르면 약한 불로 푹 곤다.
③ 건더기는 제거하고 다시 끓여서 국물을 마신다.

강준치

학명: Erythroculter erythropterus basilewsky

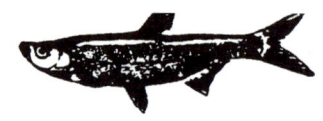

한약명 : 백어(白魚) / **이명** : 단물준치·우레기
기 원 : 잉어과의 물고기
성 분 : 에너지 90kcal, 수분 78.8%, 단백질 18.7g, 지방 1.1g, 당질 0.2g, 회분 1.2g, 칼슘 38mg, 인 230mg, 철분 1.1mg, 비타민 A(레티놀) 9㎍, 비타민 B_1 0.09mg, 비타민 B_2 0.16mg, 니아신 2.6mg, 비타민 C 1mg 등이다.
약 효 : 소화기능을 강화시켜서 음식을 잘 먹게 한다. 그래서 비위가 약하여 식욕이 없고 몸이 수척한 사람이 먹으면 살이 찐다.
 강준치는 혈액순환을 이롭게 하는데, 이는 간에 혈액을 보충하는 역할로 강준치를 먹으면 눈이 밝아진다. 종기와 개선이 있을 때는 마늘과 같이 먹는다.
주의 사항 : 많이 먹으면 명치와 배가 아플 수 있다. 피부가 헌 사람이 먹으면 피부병이 심해지고 농이 생길 수 있다.

금강바리
학명 : Aristichthys nobilis

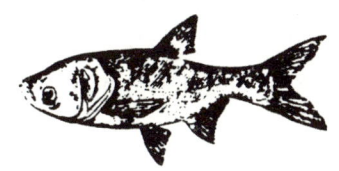

한약명 : 용어(鱅魚) / 이 명 : 화련어
기 원 : 잉어과 물고기
성 미 : 맛이 달고 성질이 따뜻하다.
약 효 : 위에 작용하여 속을 따뜻하게 하고 뇌수를 충만케 하면서 눈앞이 아찔하고 머리가 핑핑 돌아가는 듯한 증상을 없앤다. 노인들이 가슴에 담이 많아 가래 끓는 소리가 나고 숨쉬기가 곤란한 경우에 사용한다.
주의 사항 : 많이 먹으면 몸에 풍과 열이 생겨서 피부가 가려워진다.

금붕어
학명 : Carassius auratus (L.)

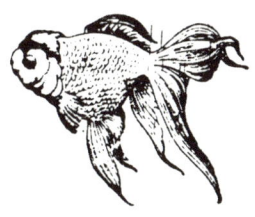

기 원 : 잉어과 민물고기

한약명 : 금어(金魚)
성 미 : 맛이 쓰고 약간 짜다. 약간의 독이 있다.
약 효 : 열을 내려주고 기침을 멈추는 작용이 있어서 폐렴이나 늑막염·백일해에 사용한다.
 음식조절을 잘못했거나 간의 기운이 뭉쳐서 소화기능이 떨어지면 수분이 복부에 몰리게 된다. 배가 점점 커지고 움직이면 배에서 물소리가 나며 늘 물을 먹으려하고 피부가 거칠어지고 온 몸이 붓는 경우에 금붕어를 먹으면 부종이 가라앉는다. 황달과 심장병·신장병에 응용한다.
맞는 체질 : 태양인

납줄개
학명 : Rhodeus suigenensis

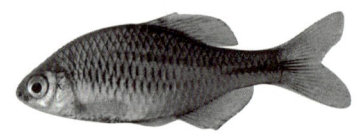

한약명 : 방비어
기 원 : 잉어과 물고기
생 태 : 몸은 옆으로 심하게 납작하고 입가에 수염이 없다. 등은 회록색이고 측면과 복부는 흰색이다. 수초가 우거진 하천이나 호수에 산다. 서해와 남해에 흐르는 각 하천에서 산다.
성 미 : 맛이 달고 성질이 따뜻하다.
약 효 : 납줄개를 익혀서 먹으면 신장의 기운이 강해진다. 따라서 정이 증가하고 골수가 많아져서 몸에 힘이 생기고 머리가 맑아진다. 비위의 기능을 좋게 하여 소화력이 향상된다

맞는 체질 : 소음인

누치 (Skin carp)
학명 : Hemibarbus labeo (Pallas)

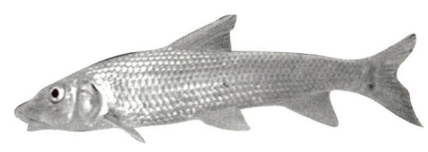

한약명 : 중순어(重脣魚) / 이 명 : 금잉어 · 매재기 · 눈치
기 원 : 잉어과 민물고기
형 태 : 몸은 길고 옆으로 납작하다. 입은 주둥이 밑에 있고 말굽 모양이다. 입 주위에는 한 쌍의 입수염이 있다. 옆줄은 완전하다. 등은 암색이고, 배는 은백색이다. 몸 옆면 중앙부에 눈동자 크기의 암반점이 6~9개 열을 지어 있으나 크면 없어진다.
생 태 : 물이 맑고 깊은 곳에 산다. 모래나 자갈이 깔린 바닥층을 헤엄치면서 그곳에 사는 작은 동물을 포식한다. 산란기는 5월이다. 깊이 10~100cm 되는 모래나 자갈 바닥에 산란한다. 몸길이는 10~15cm 의 것들이 많고, 20~30cm 의 것들도 적지 않으며, 50cm 내외의 개체까지 발견된다. 서해 · 남해로 흐르는 큰 강에 분포한다. 북한과 중국에도 분포한다.
성 미 : 맛이 달고 독이 없다.
성 분 : 가식 부위 100g에 에너지 105kcal, 수분 77.86%, 단백질 17.3g, 지방 3.0g, 당질 0.8g, 회분 1.1g, 칼슘 29mg, 인 217mg, 철분 1.0mg, 비타민 A(레티놀) 14μg, 비타민 B_1 0.16mg, 비타민 B_2 0.08mg, 니아신 3.6mg, 비타민C 2mg 등이다.

약 효 : 십 년간 허리와 등이 아프고 다리와 무릎이 시리고 마비가 되며 걷고 행동하는데 불편한 증상을 치료한다.

눈불개

학명 : Squaliobarbus curriculus (Rich.)

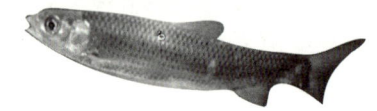

기 원 : 잉어과 물고기
한약명 준어(鱒魚) / **이 명** : 적안준(赤眼鱒) 눈의 홍채의 상반부가 붉어서 홍안자 · 눈불개라고 한다.
생 태 : 몸은 길고 앞부분은 원통형이며, 뒷부분은 옆으로 납작하다. 등은 녹갈색이고, 배는 은백색이다. 유속이 완만한 곳에서 홀로 있기를 좋아한다. 대개 15~30cm이고, 30cm 이상은 드물다. 휴전선 이남에서는 한강과 금강의 하류에서 소수가 살고 있을 뿐이다.
성 미 : 맛이 달고 시며 성질이 뜨겁다.
약 효 : 위를 따뜻하게 덥혀 주고 소화기능을 강화시킨다.
주의 사항 : 많이 먹으면 몸에 풍과 열이 생겨 피부가 가렵고 부스럼이 생긴다.

돌붕어

학명 : Sarcoheilichthye sinensis Bleeker

한약명 : 석즉(石鯽)
기 원 : 잉어과 중고기속의 물고기
성 미 : 맛이 달고 성질이 평하며 독이 없다.
약 효 : 위를 편안히 하고 이뇨작용으로 소변을 잘 나오게 한다. 열독을 풀어준다.
조 리 : 절여서 먹으면 더욱 좋다.

동자개

학명 : Pelteobagrus fulvidraco (Rich.)

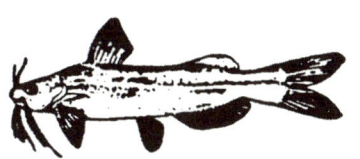

한약명 : 황상어(黃顙魚) / **이 명** : 농갱이 · 재가리 · 빼가리 · 자가사리 · 밀자개
기 원 : 동자개과의 민물고기
생 태 : 몸은 전반부가 위아래로 납작하고, 후반부는 옆으로 납작하다. 입수염은 네쌍, 옆줄은 직선형이다. 꼬리지느러미는 길고, 둘로 갈라진다. 등은 암갈색, 배는 담황색이다.

유속이 완만하고 바닥에 모래나 해감이 깔린 곳에 산다. 수질 오염에 대한 내성이 강하며 식성은 육식성이다. 산란기는 5~6월이다. 월동 전까지는 5cm 내외로 크다. 전장 10~20cm의 개체들은 많으나 25cm 이상은 드물다.

성 미 : 맛이 달고 성질이 평이하다.

성 분 : 가식 부위 100g에 에너지 81kcal, 단백질 15.7g, 지방 1.6g, 비타민 A(레티놀) 5㎍, 비타민 B_1 0.04mg, 비타민 B_2 0.07mg, 니아신 3.2mg, 비타민C 1mg 등이다.

약 효 : 소변을 이롭게 하고 부종을 치료한다. 술을 마신 후에 먹으면 술이 빨리 깬다. 풍을 제거한다. 임파선결핵과 피부가 곪아 터져서 상처가 오래도록 아물지 않을 때 붙인다.

주의 사항 : 풍을 일으키고 피부병이 생길 수 있으므로 환자가 먹는 것은 좋지 않다.

두우쟁이
학명 : Saurogobio dabryi

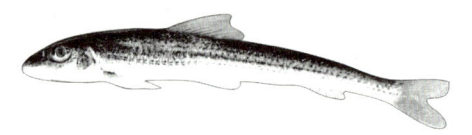

기 원 : 잉어목 잉어과 물고기

형 태 : 몸은 가늘고 길며, 원통형이다. 꼬리자루가 길다. 입은 주둥이 밑에 있고 거의 수평이다. 입수염은 한 쌍, 옆줄은 거의 직선형이다. 등은 청갈색, 배는 은백색이다. 몸 옆면 중앙부에 10~15개의 암반점이 배열되어 있다.

생 태 : 큰 하천의 하류, 바닥에 모래가 깔려 있는 곳에 산다. 부착 조류를 주식으로 하지만 잡식성이다. 산란기는 4월, 수초에 알을 붙인다. 만

1년에 전장 15cm 내외, 2년에 20cm, 3년에 25cm 내외로 성장한다. 전장 15cm 내외의 개체들이 많지만 20~25cm의 개체들도 적지 않다. 5월 중순께 많이 잡힌다.
서 식 : 한강과 금강 하류에 분포한다. 북한과 중국에도 분포한다. 물이 오염되면서 개체수가 크게 줄어 정부가 보호야생동식물로 지정한 물고기다.
성 미 : 고기가 맛있어 예전엔 진상품으로 귀한 대접을 받기도 했다.

드렁허리 (Swamp eel)
학명 : Monopterus albus (Zuiew)

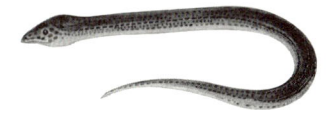

한약명 : 선어(鱔魚) / 이 명 : 뱀이 변했다는 뜻으로 황선(黃鱔), 드렁치·웅어
기 원 : 드렁허리목 드렁허리과 물고기
형 태 : 뱀장어와 같으면서 가늘고 길며, 뱀과 같으면서 비늘이 없고 청색과 황색이 있다. 작은 것은 논이나 농수로, 큰 것은 연못이나 하천의 진흙 바닥에서 서식한다. 식성은 육식성이고 건조에 대한 내성이 강하다. 6~7월이 흙 속에 굴을 뚫고 산란한다.
성 미 : 성질이 매우 따뜻하고 맛이 달며 무독하다.
약 효 : 풍습성 류마티스 관절염으로 팔다리가 무겁고 아픈 것을 치료한다. 비타민 A와 비타민 B복합체가 풍부하여 몸이 피로하고 힘들며 기운이 없는 사람, 수험생, 성장기의 어린이가 먹으면 기력이 향상된다.

부인이 애를 낳고 소변이 시원스럽지 않고 기운의 순환과 혈액의 흐름이 원활하지 않을 때 효과를 본다.
머리뼈는 이질과 당뇨병을 치료하는데, 단오날에 잡아서 태워 사용한다.
껍질은 부인의 젖몽우리가 생겨서 아플 때 태운 재를 1돈 복용한다.
주의 사항 : 허열이 있을 때는 먹지 않는다.

드렁허리의 피

성 미 : 맛이 짜고 성질이 따뜻하다.
약 효 : 풍을 제거하고 혈액순환을 잘 시키므로 구안와사에 사용하는데, 사향을 조금 넣어 환부에 붙인다. 귀가 아픈 것과 코피가 나는 경우에 사용한다. 피가 부족하여 근육에 쥐가 나는 경우에 사용한다. 양기를 강하게 한다.

메기 (Cat fish)
학명 : Silurus asotus (L.)

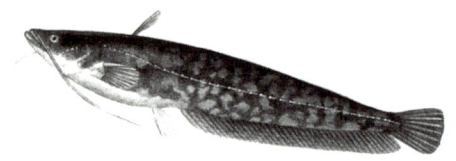

기 원 : 잉어목 메기과의 민물고기
이 명 : 60여 년이나 장수한다는 입이 크고 점액이 많은 메기를 점어(鮎漁)·언어(鰋漁)라 한다. 민물고기 중에서 가장 맛이 좋다는 뜻으로 '조어' 라 하는데, 실제 조선시대에는 대궐과 고관에게 올리는 진상품으로 쓰였다. 큰 메기는 제어(鯷漁)이며, 새끼 메기는 외어(鮠漁)라 한다.
형 태 : 몸길이가 50cm정도이고 큰 것은 1m나 된다. 머리는 넓적하여 입이 몹시 크고 아래턱이 위턱보다 길다. 한 쌍의 수염이 있다. 긴 것은

가슴지느러미에 닿는다. 입이 모나고 등이 검으며 비늘이 없고 침이 많다. 세 가지 종류가 있으니 입과 배가 큰 것은 호라고 하고, 등과 입이 작은 것은 염이라고 하며, 입이 작고 등이 누르고 배가 흰 것은 외라고 하는데, 비늘이 없고 독이 있으니 식품의 좋은 것이 못 된다.

생 태 : 유속이 완만하고 바닥에 해삼이 깔려있는 하천이나 호수에 산다. 수질 오염에 대한 내성이 강하다. 5~7월에 알을 낳고, 수명은 60년 가량이다.

성 미 : 맛이 달고 성질이 따뜻하며 독이 있다.

성 분 : 단백질 15.1g, 지방 5.3g, 회분 1.1g, 칼슘 26㎎과 마그네슘이 함유되어 있다. 특히 다른 물고기에 비해 비타민 B_1의 함량이 많고 지방이 적으면서 질 좋은 단백질로 구성되어 있어 피로회복에 우수한 식품이다.

약 효 : 소변의 배출을 순조롭게 하여 부기를 가라앉히므로 만성 신장염에 사용한다. 질 좋은 단백질과 지방·회분·칼슘·인·철 등을 고루 갖추고 있어 몸이 피곤하거나 식욕이 없을 때 곰국을 끓여 먹으면 좋다. 특히 몸이 약해서 코피를 자주 흘리며, 얼굴이 검고 소변을 자주 보는 어린이나 노인들의 허약한 체질에 좋다.

 몸이 약해서 젖이 잘 나오지 않고, 허리와 무릎이 아픈 임산부의 산후 몸조리에는 사물탕과 함께 끓여 먹으면 효과가 더욱 좋다.

 얼굴과 목 그리고 전신에 좁쌀 만한 하얀 반점이 생긴 경우에 사용한다. 치질로 인하여 대변을 볼 때 피가 나오거나 항문이 아픈 경우에 파와 함께 끓여서 먹는다.

 종류에 따라 쏘는 독침이 달린 것도 있는데 조갈증(당뇨병)이 났을때 이 독침을 달여 먹으면 좋다고 한다. 약으로 먹을 때는 메기의 타액을 황련 가루로 개어 환을 만든 후, 매실을 끓인 물과 함께 1회 5~7알씩 3회 복용한다. 메기탕·메기구이·지짐으로 먹어도 약효를 볼 수 있다.

주의 사항 : 아가미뼈가 없는 것은 먹지 않는 것이 좋다. 소간과 같이 먹으면 중풍을 일으키고 질병이 난다고 하지만, 아직 확인되지 않았다.

꿩고기 · 산돼지 고기와 함께 먹는 것도 좋지 않은 것으로 전해진다.
맞는 체질 : 태음인

미꾸라지 (Loach)
학명 : Misgurnus anguillicaudatus

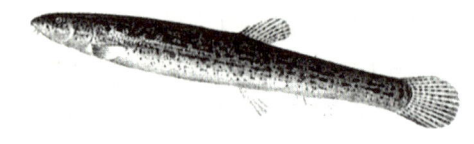

한약명 : 니추(泥鰍) · 추어(鰍魚) · 추어(鰌魚)
기 원 : 기름종개과의 민물고기
생 태 : 미꾸리는 원통형이고 미꾸라지는 납작형이다. 몸길이는 20cm 정도. 입은 작고 주둥이 끝에 달려 있으며 입가에는 5쌍의 수염이 있다. 연못가나 논두렁 및 수로에 많고 진흙 속의 유기물이나 미생물을 먹고 산다. 미꾸리는 장(腸)호흡을 하는데, 이는 아가미 호흡 이외의 공기호흡에 중요한 역할을 한다. 산란기는 4~7월경으로 5~6월에 가장 왕성하다.
성 미 : 미꾸라지의 성질은 따뜻하고 맛이 달다. 가장 맛이 뛰어난 시기는 여름의 산란기를 대비하는 때인 봄에서 여름 사이이다. 그러나 양기를 돋우기 위해서는 겨울철 미꾸라지가 땅속으로 들어가 있을 때 먹는 것이 좋다.
성 분 : 열량 96kcal, 수분 78.6%, 단백질 16.2g, 지방 2.8g, 당질 0.2g, 회분 2.2g, 칼슘 736mg, 인 437mg, 철분 8.0mg, 나트륨 85mg, 칼륨 290mg, 비타민 A (레티놀) 189㎍, 비타민 B_1 0.10mg, 비타민 B_2 0.65mg, 니아신 7.9mg, 비타민C 2mg 등이다.

약 효 : 정력을 북돋위주는 강장식품으로 유명하다. 항간에는 양기부족으로 인한 발기부전에 많이 먹는다. 실제 영양면에서 미꾸라지는 뛰어난 식품으로, 칼로리나 비타민A는 뱀장어가 미꾸라지 보다 많지만, 미꾸라지가 뱀장어보다 칼슘과 인이 3배이고, 철과 칼슘은 4배나 된다. 비타민 B_2도 뱀장어보다 많다

 미꾸라지는 뼈를 먹을 수 있어서 칼슘을 충분히 섭취할 수 있는 게 장점이다. 열량은 낮지만 비타민·단백질·철분·칼슘·비타민B_2가 많이 함유되어 있고 영양가가 아주 높다.

 미꾸라지는 맛이 달고 성질이 따뜻하여 오장을 보호하고 비위를 강하게 하여서 소화능력이 약한 사람이 먹으면 위장기능을 강화시켜주며 기운이 나고 소변을 시원스럽게 본다.

 미꾸라지는 침을 자주 흘리는 아이에게 고아 먹이면 낳는다는 민간요법이 알려져 있다. 상처가 잘 아물지 않을 경우에는 미꾸라지를 태워서 가루를 내어 바른다. 전염성 간염과 당뇨병에 좋은 건강식이 된다. 당뇨병으로 물을 많이 먹을 때 미꾸라지 10마리와 건조된 연꽃잎을 같은 비율로 분말하여 먹는다.

 본초강목에 미꾸라지는 숙취를 풀어준다고 적고 있다.또한 비타민 A를 다량 함유하고 있어 피부를 튼튼하게 한다. 지방은 고급 불포화지방산으로 고혈압·동맥경화·비만증 환자에 좋다.

주의 사항 : 미꾸라지의 미끈거리는 물질에는 세균이 잘 번식하기 때문에 산채로 소금을 뿌려 거품과 해감을 토해내게 한 뒤 미끈거림을 씻어내고 조리해야 한다. 또 미꾸라지에는 비타민 B_1 의 분해 효소가 들어 있어 꼭 끓여 먹어야 한다. 열을 가하면 이 효소가 없어지기 때문이다.

맞는 체질 : 태음인

백 연

학명 : Hypophthalmichthys molitrix

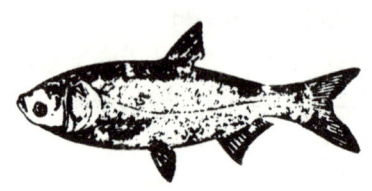

한약명 : 연어(鰱魚)
기 원 : 백연과 민물고기
생 태 : 몸길이는 50~100cm이고, 외형은 긴 계란형으로 몸은 납작하다. 산란기에는 암수 모두 몸 옆에 어두운 불규칙한 지저분한 점이 나타난다. 원산지는 아시아 대륙 동부이며, 한국에는 중국에서 이식되어 서식하게 되었다.
성 미 : 맛이 달고 성질이 따뜻하다.
약 효 : 위를 따뜻하게 하고 기운을 돋우며 피부를 윤택하게 한다.

뱀장어

학명 : Anguilla japonica Temminck et Schlegel

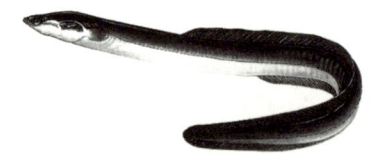

한약명 : 만여어(鰻鱺魚) · 백선(白鱔) / 이명 : 민물장어 · 먹장어 · 참장어

기 원 : 뱀장어목 뱀장어과 민물장어를 가리킨다.

형 태 : 뱀장어는 몸통이 짙은 청록색에 가까운 암갈색이며 배쪽은 은백색으로 제일 클 때가 60cm 정도이다. 몸에 점액이 많아 몹시 미끄럽고 피부는 겉으로 보기에는 비늘이 없는 것 같으나 살갗에 작은 비늘이 묻혀 있다. 온난한 물을 좋아하며, 하천 · 호수 · 논 등 거의 모든 담수 수계에서 발견된다. 식성은 육식성이고 깊은 바다에서 산란하며 어린 뱀장어는 1~2년을 바다에서 살다가 봄철에 강을 거슬러 올라와 자란다. 수정란에서 부화한 토세팔루스는 변태하여 실장어가 된다.

성 미 : 맛이 달고 성질이 평이하며 독이 있다.

약 효 : 몸이 허약하고 수척한 사람이 먹으면 살이 찐다. 허로로 인하여 뼛속이 후끈 달아오르는 증상을 치료한다. 풍습성 류마티스로 인하여 팔다리가 저리고 아픈 경우와 각기에 사용한다. 그 외 풍진 · 소아의 감적 · 여성의 자궁출혈 · 치질로 인한 출혈 · 치루에 사용한다.

본초강목에는 효과가 해만과 같다고 한다.

법 제 : 단백독이 들어 있어서 많이 먹으면 나쁘다고 하지만 열을 가하면 문제가 되지 않는다.

맞는 체질 : 태음인

만성쇠약증

뱀장어 한 관을 물에 깨끗이 씻어서 증기로 찌고 말린다. 마가루와 맥문동을 함께 섞어서 가루를 내어 녹두 크기만한 환약을 만들어 물이나 술에 70개씩 먹는다.

뱅 어
학명 : Neosalanx tankankei taihuensis Chen

한약명 : 수정어(水晶魚)
기 원 : 뱅어과 민물고기
생 태 : 몸은 가늘고 길며, 옆으로 납작하다. 살아 있을 때는 반투명하지만 액침된 표본은 백색이다. 산란기는 4~5월이고, 강의 하류에서 4~5월에 산란한다. 알에서 부화한 새끼고기는 바로 바다로 내려가서 성장한 후, 산란기에 강의 하구에 나타난다. 많이 커야 7~8cm이다.
성 미 : 맛이 달고 성질은 평이하다.
약 효 : 장과 위가 울체된 것을 풀어준다. 폐에 진액을 보충해준다.
주의 사항 : 식물본초에서는 많이 먹으면 습진이 생길 수 있다고 한다.
맞는 체질 : 소음인 · 태음인

버들붕어
학명 : Macropodus opercularis (L.)

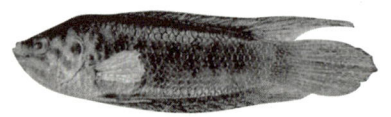

한약명 : 보살어(菩薩魚) / 이명 : 꽃붕어 · 버들치
기 원 : 극락어과 민물고기
생 태 : 몸은 옆으로 심하게 납작하다. 입은 작고 위를 향한다. 등은 암녹색이고, 배는 담갈색이다. 몸 옆면에는 10개 이상의 담홍색 가로 무

늬가 있다.
 성어는 늪·연못·웅덩이 등 물이 괴어 있고, 수초가 우거진 곳에서 산다. 바닥에 사는 수서 곤충을 주식으로 한다. 산소 결핍과 수질오염에 대한 내성이 강하다. 전장 5~7cm의 개체들은 많지만 8cm 이상은 드물다
성 미 : 맛이 달고 담담하다.
약 효 : 종기의 독을 해독한다. 버들붕어는 소염작용이 있다. 눈에 막이 끼는 증상과 종기가 곪았을 때 사용한다.

붕어 (Crucian carp)
학명 : Carassius carassius

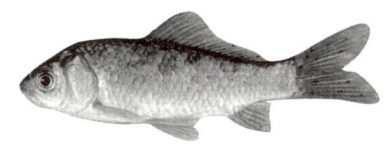

기 원 : 경골어류로 잉어목 잉어과의 민물고기.
이 명 : 일명 鮒魚·鯽魚이다. 산해경에 이르기를 "붕어는 물에서 헤엄쳐 다닐 때 하나는 앞세우고 둘은 뒤세우며 다녀 비첩 또는 첩어라 한다."하였다. 동의보감에서는 '청의어'라 하였고 본초강목에서는 "생선이 다 화(火)에 속하되 오직 '즉어'는 토(土)에 속하여 비위를 고르게 하고 장을 실하게 한다."고 하였다.
삽 화 : 우리 민족은 예로부터 붕어를 즐겨 먹었고 그런 까닭에 붕어의 명산지로 알려진 곳이 많다.「오주연문」이라는 문헌에는 "호서 제천군 의림산 붕어는 비린 냄새가 없어 우리 나라 붕어 가운데 가장 맛이 좋은 붕어이다. 호남 전주부 삼례 덕지의 붕어찜과 관서 평양부의 대동강변

붕어찜이 전국에서 별미이다. 관서 의주부 압록강산 붕어떡은 전국 붕어 요리 가운데 가장 유명한 요리이다. 관동 경흥부 적지산 붕어가 가장 크고 맛이 있는데 특히 신선한 맛을 풍기는 점에서 더욱 유명하다"고 적고 있다.

형 태 : 몸길이는 10~20cm가 많고 40cm 이상은 드물다. 부어(鮒魚)는 모든 물고기 중에 가장 먹을만하고 빛이 검고 몸뚱이가 짧고 배가 크며 등이 높다. 즉어(鯽魚)는 배가 부르고 몸이 좁고 작은 것인데 힘이 조금 모자란다고 한다. 잉어와 달리 붕어는 수염이 없다.

생 태 : 환경변화에 대한 내성이 강하다. 산란기는 4~7월이고 알을 수초에 붙인다. 산란기 때 맛이 좋고 영양도 높다. 수초가 우거진 하천이나 호수·늪지·3급수에서도 산다. 농수로에도 많다.

성 미 : 성질이 따뜻하며 맛이 달고 무독하다.

성 분 : 에너지 98Kcal, 수분 78.9%, 단백질 18.1g, 지방 1.8g, 당질 0.1g, 회분 1.1g, 칼슘 56㎎, 인 193㎎, 철 2.4㎎, 니아신 2.6㎎, 비타민B1 0.31㎎, 비타민B2 0.15㎎, 비타민 C는 1㎎ 등이다. 칼슘은 구운 것에 많고(1903㎎), 철분은 삶은 것에 많다(59.5㎎).

약 효 : 동의보감에 '위장의 기능을 조절하고 오장을 더하며 기운을 아래로 내린다. 채소를 넣어 국을 끓여 먹으면 위가 약하여 음식이 내리지 않는 것을 다스린다.' 하였다. 따라서 소화력이 약하여 먹은 음식이 잘 내리지 않는 사람에게 사용하는데, 특히 손발이 차고 아랫배가 냉하면서 설사를 잘 하는 사람에게 좋다.

이뇨작용이 있어서 배에 물이 차는 복수증, 만성 신장염에도 좋다. 그뿐 아니라 임신 중에 부종이 있거나 산후 부종이 빨리 가시지 않을 때는 여기에 검은콩이나 누런콩, 또는 팥 300그램을 가미하면 부기가 빠진다. 산후에 젖이 잘 돌지 않을 때도 사용한다.

기침에 피가 섞여 나올 때는 기침과 가래를 제거하는 효능이 있는 무와 함께 삶아 먹어도 효과가 있다. 옛부터 폐결핵 치료에 이용되어 왔다. 머리를 태운 가루는 잔기침에 특효가 있다.

붕어는 혈액순환에 좋은데 이는 지방이 적으면서 다량의 불포화 지방산이 고혈압과 동맥경화증에 좋은 작용을 하기 때문이다. 칼슘 철분 함량이 많아 발육기 어린이나 빈혈로 어지러운 증상이 있는 여성에게 매우 좋다.

 당뇨병 환자들에게 특히 좋다. 붕어에 찻잎을 300그램을 가미하여 끓여 먹거나, 내장을 빼내고 비늘을 그냥 둔 채 찻잎을 넣고 창호지에 싸서 구워 매일 먹어도 효과가 있다. 회를 만들어 먹으면 오래된 적·백리를 고친다.

조 리 : 붕어는 뼈가 많아서 압력밥솥에 넣고 고면 뼈가 물렁해지며 뼈도 같이 먹을 수 있다. 여름에는 구더기가 나기 때문에 가을에 말려야 한다. 또는 석쇠에 구워 먹거나 쪄서 뼈째 먹는다. 참붕어는 물밖에 내놓아도 잘 안 죽지만 떡붕어는 금새 죽는다. 소금에 절여서 말리고 쪄먹을 때는 양념을 한다. 겨울 반찬에 좋다.

주의 사항 : 열성식품이기 때문에 평소 열이 많고 땀 많이 흘리는 경우에는 좋지 않다. 기생충 및 비타민B1의 분해효소인 타미나아제가 있으므로 날것으로는 먹지 말고 반드시 끓여 먹도록 한다.

맞는 체질 : 태양인

간기능 저하

한 손으로 붕어 꼬리 쪽을 잡고 비늘을 긁어낸다. 내장을 제거한 붕어 1200그램에 당귀·구기자 각 600그램, 수삼 100그램, 생강, 대추, 호박, 꿀을 넣고 끓여 즙을 내서 한번에 한 컵씩 먹는다. 치질이 있거나 정력이 감퇴된 경우에도 좋다.

산천어

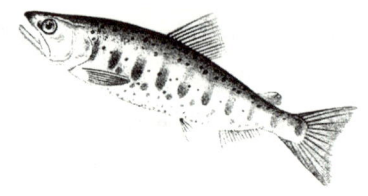

기 원 : 송어가 바다로 내려가지 않고 강에 남아서 성숙한 것이다.
생 태 : 몸색은 송어의 유어(幼魚)와 같다. 4~5월경에는 몸의 옆면이 황금색으로 변하고, 배는 은백색이지만 가을에는 몸 옆면에 10개 내외의 가로 무늬가 나타나서 일생 동안 남는다. 하천의 상류, 물이 맑은 곳에서 산다. 대개 20cm이고 30cm가 넘는 것은 드물다. 동해로 흐르는 일부 하천에 산다.

살 치

학명 : Hemiculter leucisculus (Basil.)

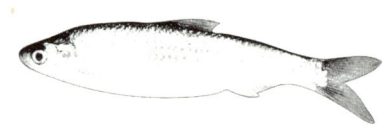

기 원 : 잉어과 조어(鰷魚)이다.
생 태 : 살치는 옆으로 납작하고, 치리에 비하면 약하다. 몸은 은백색이고, 등은 청갈색이다. 유속이 완만한 하천이나 호수에서 산다. 6~7월

에 산란하여 알을 수초에 붙인다. 대개 18~20cm이고 20cm는 드물다.
성 미 : 맛이 달고 성질이 따뜻하다.
약 효 : 위를 따뜻하게 하고 속이 냉하여 설사하는 것을 멎게 한다.

송어 (Trout)
학명 : Oncorhynchus masou

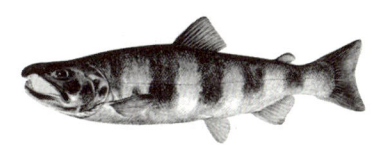

기 원 : 경골어류 청어목 연어과에 속한 시만연어
이 명 : 송어사리·산천어이다. 송어는 한자로 松魚이다. 솔내음이 향긋하게 번지는 맛이 일품이어서 그렇게 부른다. 살이 찌고 빛이 붉고 선명하여 소나무의 마디와 같으므로 송어라고 하며 동북의 강과 바다 가운데 난다.(속방)
형 태 : 몸이 연어에 비하면 굵고, 등은 암청색이며 약간의 검은 점이 흩어져 있다. 배는 은백색이다. 몸 길이는 60cm정도이다. 9~10월에 강에서 알을 깐다. 알에서 깬 어린 물고기는 눈둘레에 검은 반점이 흩어져 있다. 1년여간 강에서 살다가 바다로 나가 3~4년을 살고, 다시 강으로 들어와 알을 낳는다.
성 미 : 맛은 달고 그윽하며 아주 좋다. 독이 없으며 성질은 뜨겁지도 차지도 않다.
성 분 : 에너지 121kcal, 수분 73.8%, 단백질 21g, 지방 3.4%, 당질 0.1g, 회분 1.7%, 칼슘 35mg, 인 263mg, 철분 1.3mg, 나트륨 110mg, 칼륨 400mg, 비타민 A 26R.E, 비타민 B_1 0.46mg, 비타민

B₂ 0.12mg, 니아신 9.8mg, 등이다.
약 효 : 송어는 맛이 매우 좋고 먹으면 살이 찐다. 위를 편하게 하는 작용이 있어서 소화기능이 약하고 식욕이 없는 사람에게 좋다.

송어알

이 명 : 러시아어로 ikra는 생선알이라는 의미이지만, 송어알의 염장품을 말한다.
제 조 : 선도가 좋은 송어의 숙란을 어란 분리기에 넣고 돌려, 알맹이를 분리시킨다. 발색제를 첨가한 포화식염수에 담근 후 물기를 뺀다. 이를 손에 식물유를 묻혀서 섞어 제품으로 한다.
조 리 : 카니페 · 무우즙에 얹어서 먹는다.

쇠케톱치
학명 : Labeo decorus Peters

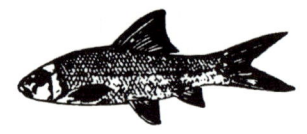

한약명 : 죽어(竹魚) · 야릉(野鯪)
기 원 : 잉어과 민물고기
성 미 : 맛이 달고 성질이 따뜻하다.
약 효 : 위의 기능을 원활히 하는 작용이 있다. 따라서 윗배가 불러 오르면서 더부룩하고 트림이 나며 신물이 오르면서 밥맛이 떨어지는 경우에 사용할 수 있다. 소화기능을 강화시키면서 음식물의 흡수가 좋아지므로 기운이 난다. 몸 속의 수분을 제거하는 역할을 한다.

맞는 체질 : 소음인

수염메기

학명 : Clarias fuscus (Lacepede)

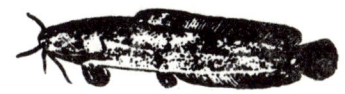

한약명 : 당슬어(塘虱魚)
기 원 : 수염메기과 민물고기
생 태 : 형태가 미꾸라지 같으나 아가미 아래에 두 개의 뼈가 있고 사람을 찌른다.
성 미 : 맛이 달고 성질이 평이하다.
약 효 : 소화 기능을 조절하고 보혈하는 역할이 있어서 얼굴이 창백하며 머리가 어지럽고 가슴이 두근거리는 증상에 사용할 수 있다. 신장에 작용하여 뼈와 근육을 단단히 하여서 허리와 무릎이 시리고 아픈 증상에 사용한다.
맞는 체질 : 태음인

쏘가리 (Mandarin fish)
학명 : Siniperca chuatsi (Basilewsky)

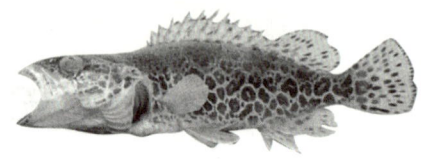

한약명 : 궐어(鱖魚) / 이명 : 금린어(錦鱗魚)
기 원 : 농어과 쏘가리속 민물고기
생 태 : 황쏘가리는 보호동물이다. 쏘가리는 한강·대동강·금강 등 서쪽으로 흐르는 강물에서만 산다 하여 사대의례를 지키는 고기라고 하였다. 또한 겨울에 노부모를 공양하기 위하여 얼음을 깨고 기도하면 감동하여 반드시 나타났다고 한다.
강과 호수와 지택간(池澤間)에 생식한다. 등에 검은 점이 있고, 입이 크다. 맑고 깨끗한 1급수에서 산다. 쏘가리는 민물고기로는 희귀하게 다른 물고기를 잡아먹는 육식 어류이다. 그런데 쓸개 없는 고기는 절대로 먹지 않는다. 쏘가리를 잡으면 쓸개만 모아 응달에서 말려 양심제로 복용한 것도 그 때문이다. 맑은 물과 괴석이 어우러진 깊은 여울에서 주로 살기 때문에 청정·무사·은둔을 상징한다.
성 미 : 성질은 평이하고, 맛은 달며, 독이 없다. 봄철에서 가을철에 걸쳐 특히 맛이 좋다.
성 분 : 에너지 111kcal, 수분 77.6%, 단백질 17.2g, 지질 4.1g, 회분 1.1g, 칼슘 71mg, 인 202mg, 철 2.1mg, 비타민 A 331IU, 비타민 C 1mg 등이다.
약 효 : 기혈을 보충하고 비위를 튼튼히 한다. 따라서 오랫동안 병을 앓

거나 과도한 업무로 몸이 쇠약해지고 기운이 떨어져서 몸이 여윈 사람이 쏘가리를 먹으면 기력이 회복되고 살이 찐다. 체력을 증진시키고 건강한 몸을 유지하기 위해 먹으면 좋다. 뱃속의 기생충을 죽이는 작용을 한다.

쏘가리는 출산 후 보신용으로 먹기도 했으며, 쏘가리 쓸개는 이담 효과가 있어서 소화력이 약한 사람의 소화제로도 사용한다. 설사를 하는 경우, 대변을 보려하면 피가 나오는 경우에 사용한다. 포천 지역에 쏘가리 탕이 유명하다.

주의 사항 : 몸이 차고 비만한 사람은 먹지 않는다.
맞는 체질 : 소음인.

웅 어
학명 : Coilia ectens Jordan et Seale

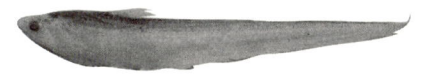

한약명 : 제어(鮆魚)
생 태 : 긴 칼 모양이고, 옆으로 납작하다. 뱃날은 칼날처럼 날카로우며, 꼬리는 가늘고 길다. 싱어와 생김새가 유사하나, 척추골의 수와 아가미 갈퀴가 싱어보다 많다.
성 미 : 맛이 달고 성질이 따뜻하다.
약 효 : 젓갈을 만들어 치루에 붙인다. 기운을 돋워준다.
주의 사항 : 부스럼이 있는 사람은 먹지 않는 것이 좋다.

잉어 (Carp)
학명 : Cyprinus carpio

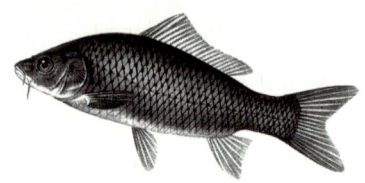

한약명 : 이어(鯉漁)
기 원 : 잉어목 잉어과의 물고기. 이에는 모래무지 · 잉어 · 붕어 · 버들치 · 피라미 · 강준치 등이 있다.
생 태 : 잉어가 물고기의 주가 되는데 형상이 본래 사랑스럽고 식품 중에서 상품이라 한다. 두 쌍의 입수염을 갖고 있다.
 잉어는 번식력이 강하고 아무 것이나 잘 먹으며 폭포를 기어오를 만큼 힘이 좋고, 왕성한 생명력을 가지고 있다.
성 미 : 맛이 달고 성질이 차며 독이 없다.
성 분 : 수분 75.4%, 단백질 17.3, 지방 6, 칼륨 · 철 등의 미네랄과 비타민 B_1 B_2 및, 히스티딘과 글리신과, 아미노산도 많다. 내장은 비타민 B_1을 분해하는 아노이리나아제를 포함한다.
약 효 : 질 좋은 단백질과 불포화 지방산 · 칼슘 · 비타민 B_1이 많이 들어 있으며, 소화 흡수가 잘 되어 회복기 환자나 임신부 그리고 성장기의 어린이들에게 모두 뛰어난 보양식품이다. 남자들의 정력과 산모의 건강을 위해 중국에서는 3천년 이상 애용되어 왔다. 정자를 구성하는 성분 중 아르기닌 · 히스티딘과 라이신이 풍부하게 들어 있다.
 동의보감에 '황달과 소갈과 수종(水腫)과 각만(脚滿)을 다스리고 기를 내리며 냉기와 현벽(痃癖)을 부순다.' 고 적고 있다. 그러므로 신장병에

도 효과가 있다. 갑자기 전신이 붓고 소변의 양이 적어졌을 때 술을 넣고 잉어를 달여 먹으면 간경화의 부종과 복수 증세가 가시고 병세가 호전된다. 임산부가 대사부전으로 야기되는 부종과 산모가 혈액이 부족하여 발생하는 부종을 다스리며, 태동이 있을 때 태아를 안정시킨다. 태동은 임신 중에 아랫배가 아프고 허리가 아프며 약간의 자궁 출혈이 있는 것을 말한다.

잉어는 기의 순환과 혈액순환을 촉진시켜서 몸이 힘들고 피곤할 때 잘 붓는 경우에 이뇨효과를 나타낸다. 이때는 잉어에 술을 넣거나 팥을 넣어 고아 먹는다.

본초강목에는 천식과 기침을 멎게 하고 유즙을 나오게 하며 종기도 사라지게 한다고 적고 있다.

주의 사항 : 내장을 제거하고 복용해야 하며, 비타민B_1의 분해 효소인 아노이리나아제가 있어서 날 것으로 먹어서는 안 된다. 요리할 때 비늘을 벗기지 말고 등위에 있는 양쪽 근육과 검은 피를 버린다. 그 이유는 유독하기 때문이다. 간디스토마 유충이 있으므로 회로 먹지 말아야 한다. 뱃속에 묵은 응어리가 있어 잡히거나 유행성 전염병을 앓고 난 후에는 먹지 못한다.

조리법 : 분만 직후에는 어혈을 제거하는 비늘과 함께 푹 고와 먹는다. 남성의 정력 보강을 위해 먹을 때는 탕을 해서 먹는다.

맞는 체질 : 태음인

임신 중 허약

재료: 잉어 큰 것(1Kg 이상), 인삼, 황기, 당귀, 대추, 생강, 파, 마늘, 국간장, 정종, 식용유, 후추가루

만드는 법

① 잉어는 깨끗이 씻어 물기를 없애고 대추 50개를 넣는다. 가능한 한 비늘은 제거하지 않는 것이 좋다. 비늘은 피를 맑게 하는 작용이 있기 때문이다.

② 냄비에 충분한 물을 붓고 잉어와 인삼 · 황기 · 당귀, · 생강 · 마늘 ·

파를 넣고 푹 곤다.
③ 건더기는 버리고 국물을 한 컵씩 마신다.

어백전계편
어백은 잉어의 지느러미를 말하고 전계는 식용 개구리인 참개구리를 말한다. 잉어지느러미 2개에 내장을 제거한 참개구리 2마리를 함께 끓여 양념한 것이다. 양기부족·조루증·몽정·허증의 요통·부인의 대하증에 좋다.

잉어의 쓸개
성 미 : 성질이 차고 맛이 쓰며 무독하다.
약 효 : 열을 내리고 눈을 밝게 한다. 따라서 녹내장, 눈에서 열이 나고 붉어지며 아픈 증상을 다스린다. 그 외 목구멍이 아프고 막히는 증상과 귀가 어두운 경우에 사용한다.
잉어의 피는 소아의 단종(丹腫)과 부스럼에 바르면 즉효한다. 또한 잉어의 피는 예로부터 결핵의 특효약으로 이용되었다.
주의 사항 : 잉어 피를 받아서 바로 마시면 간디스토마에 걸릴 수도 있으므로 주의하여야 한다.

은모살치
학명 : Megalobrama terminalis (Lich.)

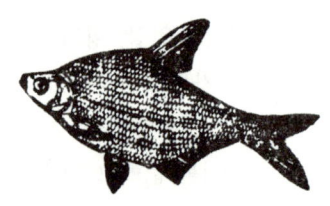

한약명: 방어(魴魚)

기 원 : 잉어과 민물고기
성 미 : 맛이 달고 성질이 따뜻하다.
약 효 : 위기를 조절하여 소화기능이 좋아져서 음식을 소화시키고 음식을 먹게 한다. 폐의 기능을 이롭게 하여 오장의 기능을 순조롭게 한다. 방어는 구내염, 거친 피부 등을 풀어 준다.
주의 사항 : 설사가 있는 경우에는 안 좋다
맞는 체질 : 소음인

자가사리

학명 : Elopichthys bambusa (Rich.)

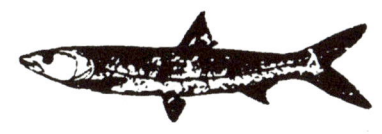

한약명 : 감어(鱤魚) / 이명 : 퉁가리 · 쏠장개
기 원 : 잉어과 민물고기
형 태 : 제형은 퉁가리나 퉁사리와 유사하나, 아래턱이 위턱보다 짧고 가슴 지느러미 가시의 안쪽 톱니는 4~6개이다. 가슴지느러미는 꼬리 지느러미와 연결된다. 몸은 적황갈색, 등은 진하고, 배는 연하다. 지느러미는 기부가 암색이고, 바깥은 황백색이다.
생 태 : 물이 맑고 바닥에 자갈이 깔린 여울에서, 돌에서 돌로 옮겨가며 숨고, 주로 밤에 활동을 한다. 수서 곤충을 주식으로 한다. 산란기는 5~6월이다. 산란이 끝난 후에도 암컷은 그 자리를 지킨다. 전장 10cm 내외의 개체들은 많으나 14cm 이상은 발견되지 않는다. 금강 이남에 분포하는 한국 특산종이다.

성 미 : 맛이 달고 성질이 평이하다.
약 효 : 이것을 먹으면 구토가 멎는다. 속을 덥게 하고 소화능력을 강하게 한다.

철갑상어
학명 : Acipenser sinensis ciray

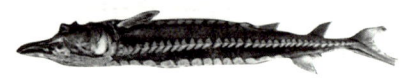

한약명 : 심어(鱘魚) / 이명 : 전어(鱣魚 : 제물포), 가시상어(봉암도), 줄상어(전남), 갈상어(평북), 심어(경기지방)
기 원 : 철갑상어과 물고기
생 태 : 몸은 길고 횡단면은 대체로 삼각형이며, 피부는 매끄럽고 광택이 있다. 머리는 크고 주둥이는 길며 눈은 작고 아가미 갈퀴는 막대기 모양, 비늘은 골판이다.
 머리·등은 회청색 내지 회갈색, 배는 회백색, 지느러미는 회색이다. 회유성 어류, 산란기에 큰 강에 나타난다. 만 10년이 되어야 성숙해서 산란을 하게 된다. 전장이 3m에 달하는 대형종이다.
 우리 나라의 남서부 연해, 중국 남부 연해에 살면서 양쯔강에서 번식한다.
성 미 : 맛이 달고 성질이 평이하다.
약 효 : 기운을 돋우고 인체의 허한 곳을 보해준다. 혈액순환을 원활히 해 주고 소변의 이상을 치료한다. 오장을 이롭게 하는데 특히 위의 기능을 도와주어 사람이 살찌게 한다.

청어 (靑魚)

학명 : Mylopharyngodon piceus (Rich.)

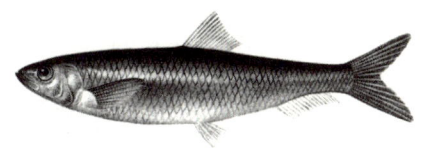

기 원 : 잉어과 민물고기
성 미 : 맛이 달고 성질이 평이하다.
약 효 : 맛이 달아서 청어를 먹으면 기력이 향상된다. 청어는 이수작용이 있다. 따라서 수분대사가 잘 되지 않아 몸과 팔다리가 무겁고 부으며 피부감각이 둔해지고 뼈마디가 아픈데, 날이 궂으면 더욱 심해지는 각기 · 습비에 효과를 나타낸다. 간에 필요한 영양을 공급하여 눈을 밝게 한다.
사용법 : 젓을 담가서 먹는다.

청어 머리뼈
갑자기 가슴이 아픈 증상과 부종을 내린다.

청어 쓸개
성 미 : 맛이 쓰고 성질이 차다.
약 효 : 눈을 밝게 하는 작용이 있어서 눈이 벌겋게 붓고 아픈 증상과 눈동자가 속으로 가려지는 증상, 목구멍이 붓고 아픈 증상에 사용한다.

칠성가물치

학명 : Channa asiaticus (L.)

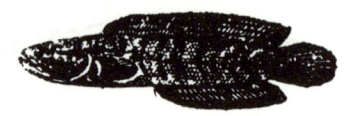

한약명 : 장공어(長公魚), 月鱧(월례) / 이명 : 칠성어
기 원 : 농어목 가물치과 물고기
성 미 : 맛이 달고 성질이 평이하다.
약 효 : 근육과 뼈를 튼튼히 하는 작용이 있어서 팔다리가 무력할 때 먹으면 힘이 생긴다. 인체에 혈액과 체액·정이 부족하면 몸이 수척해지고 식은땀이 나며 미열이 난다. 이 때 장공어를 먹으면 효험을 본다.

칠성장어

학명 : Lampetra japonica

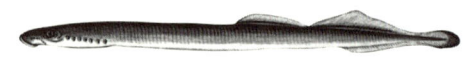

한자명 : 팔목만(八目鰻) / 이명 : 칠새만(七鰓鰻)
기 원 : 칠성장어과

형 태 : 뱀장어형. 입은 빨판으로, 턱이 없다. 콧구멍은 하나, 아가미 구멍은 7쌍이다. 등쪽은 담청색을 띤 흑색, 배는 담백색이다.

생 태 : 바다에서 성장하여 5~6월에 강으로 올라와서 여름에 산란한다. 알을 낳는 곳은 모래나 자갈이 깔린 강바닥이다. 수정란에서 부화한 앰모시이테스(Ammocoetes) 유생은 강바닥의 진흙 속에 살면서 유기물을 걸러서 먹는다. 유생기간은 4년, 크기는 전장 150~2000mm, 다음해 5~6월에 바다로 내려가서 2년간 산다.

 전장이 40~50cm 이다. 주로 동부 각 하천에 분포한다. 일본 사할린에도 분포한다.

약 효 : 일반 물고기보다 비타민 A가 3배 많기 때문에 야맹증과 각막건조증에 먹으면 효과를 볼 수 있다. 길림중초약에는 강장 기능이 있어서 구안와사에 칠성장어를 찧어서 붙이라고 한다.

피라미

학명 : Zacco platypus

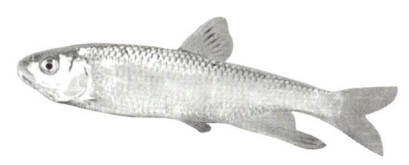

한약명 : 한자는 석필어(石鮅魚)이다. / 이명 : 적니네, 잘피리, 천어, 피리

기 원 : 잉어과 민물고기

형 태 : 몸은 옆으로 납작하고 날씬하다. 입수염은 없고 눈은 갈겨니보다 작다. 몸은 은백색이고 등은 청갈색이다. 하천의 중하류에서 우점종으로 존재하는 경우가 많다. 수질 오염에 대한 내성이 강하다. 보통

8~12cm이고 17cm는 드물다.
성 미 : 맛이 달고 성질이 평이하나 약간의 독이 있다.
약 효 : 피부병을 치료하는데 대개 옴이나 버짐에 좋다.

제4장
바닷물 고기

가오리 (Ray)

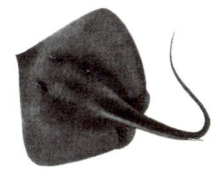

한약명 : 해요어(海鷂魚)·적홍(赤釭)
기 원 : 연골어강 홍어목 가오리과의 바닷물고기. 종류는 나비가오리·노랑가오리·참가오리가 있다.
형 태 : 가오리는 마름모꼴로 납작하게 생겼고 긴 꼬리가 달렸다. 반면에 홍어는 꼬리가 짧고 입이 뾰족하다. 가오리는 겉보기에 살이 두툼해 부드러울 것 같으나 아주 질기다.
성 미 : 맛이 달고 짜다. 성질이 차고 독이 없다.
성 분 : 나비가오리는 에너지 80kcal 수분 78.75%, 단백질 17.3g, 지방 0.7g, 회분 3.3g, 칼슘 882mg, 인 533mg, 철분 1.2mg, 비타민 B_1

0.04mg, 비타민 B$_2$ 0.09mg, 니아신 4.1mg 등이다.
약 효 : 성질이 차면서 이뇨작용이 있기 때문에 몸에 열이 많으면서 소변 색이 혼탁한 남자, 소변을 볼 때마다 음경이 아프거나 기름 같은 것이 많이 나오는 사람이 먹으면 효과를 볼 수 있다.
조리법 : 가오리는 채를 썰어 회로 먹거나 토막내어 녹말을 묻히고 제쳐 어채로 만든다. 꾸덕꾸덕 말려서 굽거나 찐다. 장국이나 고추장물에 넣어서 가오리국을 끓이기도 한다.
맞는 체질 : 소양인

오줌소태
신선한 가오리 한 마리와 목통 30그램 · 황기 45그램 · 인삼 6그램 · 생강 대추를 넣고 처음에는 센불로 끓이다가 끓어오르면 약한 불로 1시간 끓여서 건더기는 짜서 버리고 국물을 하루에 세 번 나누어 먹는다.

가자미 (Flatfish)

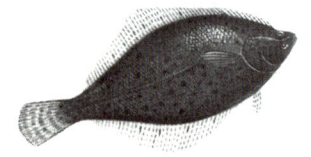

한약명 : 비목어(比目魚) 접어(鰈魚)
기 원 : 경골어강 가자미목 가자미과의 물고기를 총칭
생 태 : 몸길이는 15~30cm로 크기가 매우 다양하다. 몸체는 넙치처럼 편평하고 양쪽 눈이 머리 한쪽에 있다. 부화 직후에는 두 눈이 다른 어류와 같이 머리의 좌우 양측에 각각 1개씩 나타나지만, 성장함에 따라 가자미류는 우측으로, 넙치류는 좌측으로 모인다. 가자미는 성장하면서 점차 눈이 머리 위를 돌아 반대쪽으로 옮아간다. 이때 몸체의 색은 투명

도가 선명해지고 눈이 없는 쪽은 흰색으로 된다. 형상이 댓잎과 같고 한 변에 두 눈이 있으며 움직이면 양쪽을 서로 맞추어서 다닌다. 야행성으로 밤에 나와 먹이를 잡아먹는다. 하얀 부위를 아래로 해서 활동하며 근해의 모래가 있는 물밑에 서식한다.

성 미 : 맛은 달며, 성질은 평이하고 독이 없다. 참가자미는 고소하고 매우 맛이 좋다.

성 분 : 에너지 129kcal, 수분 72.3%, 단백질 22.1g, 지방 3.7%, 당질 0.3g, 회분 1.6%, 칼슘 40mg, 인 196mg, 철분 0.7mg, 나트륨 230mg, 칼륨 377mg, 비타민 A(레티놀) 8㎍, 비타민 B_1 0.18mg, 비타민 B_2 0.26mg, 니아신 4.3mg, 비타민C 2mg 등이다.

약 효 : 가자미는 대표적인 흰살 생선이다. 지방이 적고 맛이 담백하면서 좋아서 노인이나 아이 그리고 환자들이 먹기에 좋다. 더구나 소화·흡수력이 뛰어나 비위가 약하고 허약한 사람이 먹으면 살이 찌고 기운도 나게 한다. 그러나 많이 먹으면 기가 상충하여 인체의 상부로 기와 혈이 모여서 머리가 맑지 않고 어지러울 수가 있다.

　가자미의 지방질은 고등어나 꽁치에 비해 3.7%밖에 되지 않아 다이어트 식품으로도 뛰어나며 피부미용에 좋다.

주의사항 : 가자미 알을 어린이가 먹으면 기침을 하거나 습진이 생길 수 있다.

맞는 체질 : 소음인

가자미 튀김

① 가자미를 싱싱한 것으로 골라 비늘을 말끔히 긁고 내장을 빼서 소금을 알맞게 뿌려서 시원한 곳에 둔다.
② 수분이 빠지면 채반에 널거나 철사에 꿰어 바람이 잘 통하는 곳에 매달아 말린다.
③ 알맞게 마른 가자미를 기름을 두른 후라이팬에 넣고 튀긴다.

갈치 (Hairtail)

학명 : Trichiurus haumela (Forskal)

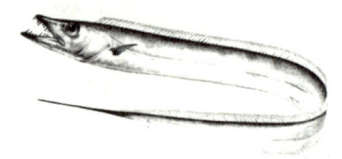

기 원 : 농어목 갈치과의 바닷물고기이다.

이 명 : 한자로는 허리에 차는 띠와 같다고 '대어(帶魚)' 라고 한다. 칼처럼 생겼다고 해서 '도어(刀魚)' 라고도 하며 '갈치' 라는 이름이 붙었다.

생 태 : 몸길이는 1m 정도인데, 몸은 날씬하고 길쭉하고 측편으로 되어 있다. 다른 물고기와는 달리 배지느러미와 꼬리지느러미가 없고, 등지느러미가 머리에서 꼬리까지 길게 붙어 있으며 비늘이 없는 것이 특징이다. 신선한 갈치의 표면은 은빛으로 고루 반짝인다.

 비교적 원해성 물고기로 8~9월경에 산란기가 되면 얕은 곳으로 이동한다. 주둥이가 크고 이빨이 발달한 꽤 사나운 물고기인데 실제로 같은 종의 꼬리를 잘라먹는 습성이 있다. 동틀 무렵이나 어슴푸레할 때 바다 표면에 떠올라 머리를 위로 하며 헤엄치기를 좋아하며, 산란은 주로 여름에 하는데 산란기 이전, 6월에서 8월경이 제철이다.

 한국에서 경남 기장 연안이 갈치의 산지로 유명하다.

성 미 : 맛은 달고 성질은 따뜻하다. 갈치는 살이 희고 부드러우며 감칠맛이 있는데, 너무 큰 것보다는 중간 크기로 새벽과 아침녘에 잡힌 것이 맛이 있고, 4~5월에 난소가 숙성되어 지질이 많은 것이 맛이 더욱 좋다.

성 분 : 에너지 149kcal, 수분 72.7%, 단백질 18.5%, 지방 7.5%, 당질 0.1%, 회분 1.2%, 칼슘 46mg, 인 191mg, 철분 1.0mg, 나트륨 100mg, 칼륨 260mg, 비타민 A(레티놀) 20㎍, 비타민 B_1 0.13mg, 비타민 B_2 0.11mg, 니아신 2.3mg, 비타민C 1mg 등으로 구성되어 있다. 지방은 지느러미가 달린 쪽에 더 많다. 콜레스테롤은 83mg 들어 있다.

약 효 : 사람이 건강을 유지하기 위해서는 필수 아미노산·무기질·비타민 등이 반드시 필요한데 갈치는 이러한 영양소를 골고루 갖추고 있어, 오장의 기운을 돋우어 준다. 특히 위장을 따뜻하게 하여 소화력을 촉진하고 식욕을 증진시킨다. 다른 생선과 마찬가지로 칼슘에 비해 인산의 함량이 많은 신선한 식품이므로 채소를 곁들여 먹는 것이 좋다. 갈치는 단백질이 많고 지방이 적당히 들어 있어 영양의 흡수력이 증가하여 갈치를 먹으면 기운이 난다. 갈치에 들어 있는 EHA와 DHA가 혈전 생성을 막아주고 머리가 좋아지게 한다. 또한 얼굴이 고와지고 피부도 윤택해진다.

주의 사항 : 많이 먹으면 옴이 생기고 풍이 생기므로 부스럼이나 습진 등 피부병이 있는 사람은 먹지 않는 것이 좋다. 성질이 내려가게만 하기 때문에 치질이 있는 사람은 먹지 않는 것이 좋다. 신선도가 떨어지면 비린내가 많이 나고 살이 물러 쉽게 상한다.

응 용 : 갈치의 몸을 덮고 있는 은백색의 구아닌은 색조 화장품의 펄과 인조 진주의 원료로 활용된다.

요 리 : 제주도에서는 갈치국을 끓여 먹고 전라도에서는 갈치회가 유명하다.

맞는 체질 : 소음인

갈치 조림

① 비늘이 벗겨지지 않는 싱싱한 갈치의 지느러미와 내장을 제거하고 토막을 낸다.
② 냄비바닥에 갈치를 놓고 무와 갖은 양념을 하여 불에 조린다. 특히 마늘과 생강을 듬뿍 넣으면 소화력이 좋아지고 정력이 증강된다.

거북손

학명 : Mitella mitella (L.)

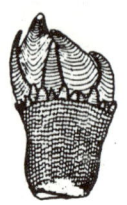

기 원 : 거북손과 거북손
생 태 : 암컷과 수컷이 한 몸이다. 모양이 거북이 다리와 같이 생겼다.
성 미 : 맛이 달고 짜며 성질이 평이하다.
약 효 : 본초강목에는 이뇨작용이 있어서 소변을 잘 나오게 한다고 적고 있다. 차가운 기운이나 수분이 옆구리 아랫부분에 활중같은 것이 치미는 것을 치료한다. 오랫동안 음식을 소화시키지 못해 배에 덩어리가 생긴 것을 풀어준다. 병치레나 고생을 많이 한 몸이 허약한 사람이 막걸리와 같이 끓여서 먹으면 특효를 본다.

고등어 (mackerel)

학명 : Scomber japonicus

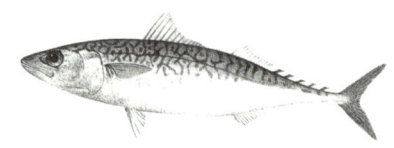

기 원 : 농어목 고등어과의 바닷물고기
한약명 : 한자로 벽문어(碧紋魚)라고 한다.
이명 : 고저어, 고망어, 고도어, 고도리라고도 한다. 옛날부터 고등어를 잡으면 배에서 바로 절였기 때문에 뱃자반이라 하며 두 마리를 묶어 한 손이라고 한다.
생 태 : 큰 것은 50cm 정도 되는 물고기로, 등은 청록색에 청흑색의 점 무늬가 있으며 배쪽은 은백색이다. 고등어는 우리 나라 연근해 어업의 5대 주요 어종 중 하나로서, 세계 공통적인 생선이다. 우리 나라에는 2~3월경에 제주도 남부 성산포 근해로 떼지어 왔다가 차츰 북상한다. 그 중 한 떼는 동해로, 다른 한 떼는 서해로 북상했다가 9월~다음해 1월경부터 다시 남으로 내려간다. 동해로 가는 떼가 많아지면 서해로 가는 떼가 적어지는 주기가 있는데 그 주기는 대략 40년이다. 9~10월에 기름의 함량이 15% 전후까지 증가하여 맛이 좋아진다.
성 분 : 에너지 183kcal, 수분은 68.1%이고, 단백질은 20.2g, 지질 10.4g, 칼슘 26㎎, 인 232㎎, 비타민A(레티놀) 23㎍, 비타민B_1 0.18㎎, 비타민B_2 0.46㎎, 나이아신 8.2㎎ 등이 함유되어 있다. 고등어는 단백질 함량이 풍부하고 맛을 지배하는 성분인 비단백태 질소화합물의 함량이 많아 독특한 맛을 가졌다. 특히 핵산계 정미성분이 약 550㎎%로 높은 편이다.
약 효 : 고등어는 영양가가 높은 식품이면서 값이 저렴하여 서민에게 친근한 생선이기 때문에 '바다의 보리'라고 불린다.
 그 동안 흔해서 가치만큼 대접받지 못했으나 최근 들어 고등어 같은 등 푸른 생선이 머리에 좋다고 해서 건강식품으로 인기를 끌고 있다.
 고등어에는 오메가-3 지방산인 EPA과 DHA 등의 함량이 아주 높다. 이 오메가-3 지방산은 유방암·췌장암·그리고 대장암 등에 효과가 있는 것으로 알려져 있다. EPA는 고등어·정어리·참치·꽁치 등의 수산식품에만 존재하는 특수한 지방산으로, 동맥 경화나 고혈압, 그리고 혈전증 등과 같은 성인병을 예방하고 치료하는 효과가 있다. DHA가 들어 있는 고등어 · 꽁치 · 방어 · 참치와 같은 등푸른 생선은 어린아이와 수험생에게 특히 좋다. 왜냐하면 신경조직과 뇌 세포를 활성화하고 체력을 증진시켜 주기 때문이다. 그 밖에도 DHA 계열의 불포화 지방산은 유방암 · 폐암 · 췌장암의 예방에도 효과가 있다고 보고되었다. 고등어에 풍부하게 들어있는 셀레늄은 불포화지방산의 산화를 방지하는 효과가 비타민E 보다 2000배나 된다. 셀레늄의 효과로는 암의 예방 및 치료 효과, 심장 질환의 예방 및 경감 효과, 간장병의 예방 효과, 성적 기능의 증강 효과 등이 있다고 알려져 있다.

　물을 많이 먹는데도 변비가 심한 사람과 소변색이 진하고 소변을 자주 보는 사람에게도 효과적이다. 편두통 예방과 치료에 대단히 효과적이라고 신시내티 의대에서 발표한 바 있다. 그러나 신선도가 떨어지면 히스타민 작용으로 알레르기를 일으킬 수 있으므로 주의해야 한다.

주의 사항 : 고등어 육질부의 붉은 혈액 부분에 있는 아미노산의 일종인 히스티딘이 많이 있다. 고등어가 죽으면 효소의 작용에 의해서 쉽게 분해되어 히스타민(histamine)으로 변화한다. 이 히스타민은 두드러기 · 복통 · 설사의 원인이 되며 특히 알레르기성 체질인 사람에게 알레르기를 일으키는 원인이 되니 주의해야 한다. 특히 산란기인 여름에는 내장에서 유독 성분이 만들어지기 때문에 회로 먹어서는 안된다. 고혈압 환자나 당뇨병 · 심장병 · 신장병 등에는 고등어자반을 먹지 않도록 해야 한다.

아가미 속이 어두운 갈색이고 배를 누르면 항문에서 내장 상한 물이 나오면 신선도가 떨어진 것이다.

맞는 체질 : 태음인

꽁 치 (Pacific saury)
학명 : Cololabis saira

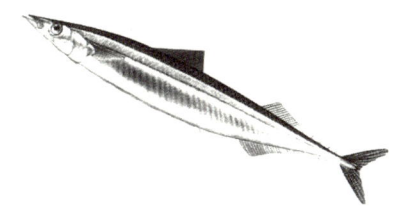

기 원 : 동갈치목 꽁치과의 바닷물고기
생 태 : 한류성 어류로 태평양 연안에서는 10-12월, 한국에서는 5~8월경에 산란한다. 동물성 플랑크톤을 먹으며 낮에 먹이를 취한다.
서 식 : 난류와 한류가 교차하는 지역에 널리 분포한다.
성 미 : 성질이 차고 맛은 담담하다.
성 분 : 지방 함유량이 여름에는 10% 정도, 10월을 전후해서는 20% 정도로 달라지는 특이한 물고기로서, 다른 어떤 생선보다 지방 함유량이 높다. 하지만 불포화지방산이 많이 포함되어 있고, 단백질의 함유량도 20% 정도 되며, 핵산을 다량 함유하고 있는 영양의 보고이다.
약 효 : 꽁치의 붉은 살에는 비타민B_1·B_2가 많이 들어 있는데, 이 성분은 혈액을 만들기 때문에 여성의 빈혈증에 아주 좋은 식품이다. 또 성선(性腺)을 자극하고 갑상선의 기능을 좋게 하기 때문에 스트레스를 많이 받고 생활의 리듬이 깨져 있는 사람에게 좋다.
 특히 남자들의 양기부족이나 피로회복에 효과가 크다. 뿐만 아니라 꽁치에 있는 핵산과 불포화지방산 EPA는 노화와 고지혈증·심장병을 예방한다. 꽁치 통조림은 뼈까지 먹을 수 있어서 골다공증이 있는 사람이나 발육기의 어린이와 허약체질에 아주 좋다. 그러나 통풍처럼 요산의 대사 이상으로 관절이 붓고 쑤시는 병에는 꽁치를 먹지 않는 것이 좋다.

주의 사항 : 꽁치는 사람에 따라 먹으면 설사를 하거나 두드러기가 날 수 있으므로 파·버섯·무·채소 등의 식품과 곁들여 먹는 것이 좋다. 특히 알레르기성 체질이나 평소 설사가 잦은 경우에는 조심해야 한다.
맞는 체질 : 소양인·태양인

날 치

학명 : Cypselurus agoo (Temm. et Schl.)

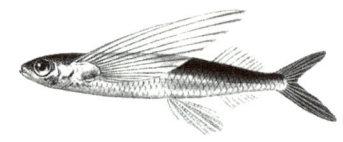

한약명 : 비어(飛魚) / 이 명 : 날치고기
기 원 : 날치과의 연요어(燕鰩魚)
성 미 : 맛이 달고 시다. 독이 없다.
성 분 : 가식부 100그램에 비타민 D가 국제 단위 90, 비타민 E가 2.4mg이 들어 있다.
약 효 : 아이를 낳을 때 날치를 태워서 4그램을 먹으면 아이를 쉽게 낳는다. 정신분열증으로 미쳐 날뛸 때 먹는다고 한다.

농어 (Sea-bass)
학명 : Lateolabrax janonicus

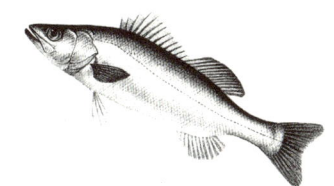

한약명 : 로어(鱸魚)
기 원 : 농어목 농어과의 물고기
생 태 : 큰 것은 1m가 넘기도 하지만 보통 30~40cm정도이다. 조기와 비슷하게 생겼고 등쪽은 회청색이고 배쪽은 은백색이다. 몸의 양측과 등지느러미에는 작은 흑색 반점들이 있는데 커 가면서 점차 색이 연해진다.
 강과 바다에 사는 농어는 10~4월이 산란기인데 민물과 바닷물이 합쳐지는 강 하구에서 알을 낳고 그 알에서 깬 어린 고기가 강을 거슬러 올라가 봄과 여름을 보내고 가을이 깊어지면 다시 바다로 간다. 큰 농어는 겨울에도 강으로 가지 않고 깊은 바다에 있으며 봄에서 여름에는 낮은 곳으로 이동한다. 우리 나라에서는 거의가 황해에서만 잡으며 양식도 한다.
성 미 : 성질은 따뜻하다. 맛이 달다. 횟감으로 많이 즐기는 최고급 생선인데, 맛이 좋아 항공기 기내식에 많이 사용된다. 전형적인 흰살 생선으로 여름철에는 맛이 좋고, 겨울에서 봄철에는 맛이 없다.
성 분 : 에너지 96kcal 수분 78.5%, 단백질 18.2g, 지방 1.9g, 당질 0.2g, 회분 1.21%, 칼슘 58mg, 인 196mg, 철분 1.5mg, 나트륨 108mg, 칼륨 390mg, 비타민 A 36R.E. 레티놀 36㎍, 비타민 B₁

0.18mg, 비타민 B₂ 0.13mg, 니아신 3.1mg, 비타민C 1mg 등이다.

약 효 : 농어는 하나도 버릴 것이 없는 생선으로, 농어의 비늘만 떼고 내장째 넣어 탕을 끓여서 몸이 허약한 아이들이나 산모들이 보신용으로 먹는다. 비위를 튼튼히 하여 밥을 잘 먹게 하고 간과 콩팥을 강하게 한다. 따라서 몸이 붓는 것을 치료하고 풍으로 인하여 팔다리가 저리고 아픈 것에 효과를 나타낸다.

임산부가 하혈을 하거나 하복부가 아플 때 태를 안정시키는 데도 효과가 있다.

원인을 알 수 없는 피부병에 농어 즙을 내어 바르면 낫는 경우도 있다.

몸이 허약해서 귀가 멍멍하고 앞이 캄캄하면서 어지러운 증상이 있으면 농어를 살짝 삶아내서 참기름에 찍어먹는다.

농어에는 다른 어류와는 달리 지방의 함량이 아주 많으며, 단백질도 많아 열량도 높다. 그 밖에 비타민 A와 비타민 B군 칼슘 · 인 · 철 등이 골고루 들어 있어 좋은 영양 식품이다.

주의 사항 : 농어 간을 먹으면 얼굴 피부가 벗겨지므로 먹지 않는 것이 좋다. 농어회가 좋지만 여름철에 선도가 떨어진 것이나 장염 비브리오균에 오염된 것을 먹으면 심한 설사를 수반하는 식중독을 일으키기 쉽다. 이 균은 콜레라와 비슷한 증상을 일으키며, 다른 균보다 번식이 빨라 10~12분이면 배로 늘어난다. 특히 바닷물에 잘 번식하는 세균이다. 강한 산성식품이므로 야채와 함께 먹어 중화시켜야 한다.

조 리 : 농어는 큰 것일수록 지질의 함량이 많고 맛이 좋아 횟감으로 이용한다. 통째로 구이 · 소금구이 · 생선탕으로 사용한다. 이 밖에도 토막내어 녹말을 묻혀서 끓는 물에 데친 농어채도 있다.

맞는 체질 : 체질과 관계 없이 먹는다.

대구 (Cod)
학명 : Gadus macrocephalus

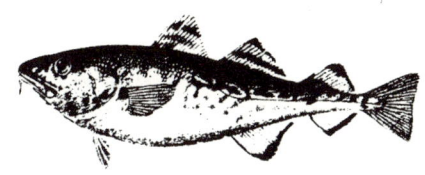

기 원 : 대구목 대구과의 바닷물고기
이 명 : 대구는 입이 커서 대구(大口)라하는 이름이 붙었고 머리가 커서 대두어라고도 한다.
생 태 : 대구는 입도 크고 머리도 크다. 몸 빛깔은 옅은 회갈색이고 배쪽은 희며, 아래턱에 잘 발달한 수염이 하나 있다. 대구는 탐식성이다. 식성이 좋아 무엇이든지 잘 먹는다. 어류·갑각류·유충류를 먹으며 때로는 자갈이나 자기 새끼를 잡아먹는 수도 있다. 만 5년이면 60~90cm 정도의 성숙한 대구가 된다. 동해와 서해에 분포하는 한대성의 심해어로 겨울철 산란기인 12월부터 다음해 2월까지에는 연안 내만으로 이동하여 경남 진해만에서 산란한다.
성 미 : 성질이 평이하고, 맛은 짜며, 독이 없다. 지방 함량이 다른 생선보다 적어 맛이 담백하다. 대구는 지방이 적어서 비린 생선을 좋아하지 않는 이도 잘 먹는 생선이다. 머리가 커서 살이 꽤 붙어 있어서 먹을 만하고 뼈와 같이 끓이면 국물이 아주 시원하고 깔끔하다.
성 분 : 가식 부분 100g 당 에너지 80kcal, 수분 80.3%, 단백질 17.5g, 지방 0.5g, 칼슘 64mg, 인 197mg, 철 0.6mg, 나트륨 119mg, 칼륨 420mg, 비타민A 23R.E., B_1 0.12mg, B_2 0.16mg, 니아신 2.4mg이다. 특히 지방이 적어서 아주 담백한 맛을 순다.

약 효 : 먹으면 기운이 나는데 내장과 기름의 맛이 더욱 좋다고 한다. 대구는 간과 알젓에서 지방유를 짜낸다. 이 지방유를 간유 또는 어유(魚油) · 어유(魚乳)라고 한다. 불포화도가 높은 이 지방유는 맑고 노란데, 강장 · 영양불량 · 야맹증 · 구루병 · 병후 회복 · 발육기의 소아 · 임신 · 소화성 질환 등에 효과적이다. 비타민 A와 D가 풍부하기 때문이다. 1일 섭취량은 5그램 정도가 좋다.

 맛도 담백하고 이수 작용으로 산모의 젖을 잘 나오게 하여 입맛이 없는 산모가 먹기에 좋다. 정약용 선생은 묵은 마른 대구를 씻지 않고 끓여서 그 물을 마시면 회충이 죽어서 나온다고 발표하였는데, 약이 귀하고 향약을 강조하던 시대에 회충으로 배가 아플 경우에 큰 대구 한 마리를 씻지 않고 달여 먹게 함으로써 구충제를 대신했다.

 여성의 대하증에 마른 대구의 대가리를 삶아 먹는다. 젖몸살로 젖이 부은 임산부에게는 대구껍질을 물에 담갔다가 붙이면 잘 듣는다.

조 리 : 명태나 마찬가지로 버리는 부분 없이 음식에 활용하는데, 아가미와 창자는 창란젓을 만들고, 눈알은 영양가 높고 맛도 좋아 고급 요리에 이용된다. 술에 취한 다음날 내장을 버리지 말고 무우를 넣고 소금으로 간을 하여 담백하고 맑게 끓인 대구 백숙이 좋고, 겨울철에는 얼큰한 대구매운탕으로 몸을 따뜻하게 한다.

맞는 체질 : 누구나 무난히 먹을 수 있다.

도미 (Bream)
학명 : Chysophrys major

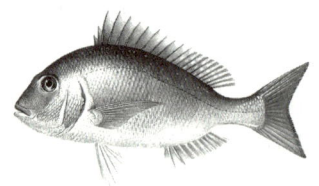

기 원 : 농어목 돌돔과 바닷물고기. 돌돔 · 참돔이 있다.
이 명 : 도미를 '돔'이라고 한다. 도미가 붕어와 흡사하게 생겼기 때문에 즉(鯽)이라고 한다. 동분어(銅盆漁)라고도 한다. 제주도에는 감성돔이 많이 잡힌다. 도미과의 어류는 세계에 약 100종이 된다. '도미는 대위이며, 잉어는 소위이다' 하는 말이 있다. 바다고기의 왕자가 도미고, 민물고기의 대표가 잉어라는 말이다. 도미는 참돔을 말한다.
생 태 : 새우나 갯지렁이 등 저생동물을 먹는데, 새우로 도미를 잡는 것은 도미가 새우를 즐기기 때문이다. 튼튼한 구치로 단단한 껍질의 조개류나 갑각류를 먹는 종도 많다. 무리를 지어서 회유하는 성질이 있다.
 늦가을부터 이른봄까지 겨울잠을 자다가 얼음이 녹고 물이 따뜻해지면 깨어나 알을 낳는다. 알을 낳기 위해 새우 · 문어 · 낙지 · 섭조개 · 해모충 · 성게 등을 닥치는대로 잡아먹기 때문에 삼사월에 잡히는 도미가 살도 많고 지방질이 올라 가장 맛이 좋다. 연안의 암초벽 주변에 산다. 우리 나라 · 대만 · 중국에 분포하고 오키나와 주변에는 서식하지 않는다. 수심 20~200m의 대륙붕에서 산다. 큰 것은 1m 정도까지 자란다.
성 미 : 성질이 차고 맛이 달다. 도미가 가장 맛좋은 계절은 산란기인 봄철이다. 맛은 참돔이 제일이다.
성 분 : 에너지 109kcal, 수분 75%, 단백질 21.6g, 지방 1.8g, 당질 0.1g, 회분 1.5%, 칼슘 66mg, 인 256mg, 철분 0.9mg, 나트륨 75mg, 칼륨 380mg, 비타민 A 9R.E, 레티놀 9μg, 비타민 B_1 0.26mg, 비타민 B_2 0.15mg, 니아신 4.8mg, 비타민 C 1mg, 등이다.
약 효 : 기력을 충실하게 해주는 식품이다. 칼슘이 66mg이다. 칼슘은 양이온으로서 체액을 약알칼리성으로 만들기 때문에 세포의 노쇠를 방지하며, 그 외에 혈액응고 작용, 중추신경 진정, 장운동의 정상화, 심근수축의 강화, 백혈구의 식균작용 강화 등의 역할을 한다. 성인 남자의 경우 1일 700mg 여자는 600mg이 필요하며, 칼슘이 많은 식품으로는 멸치 · 새우젓갈 · 우유 · 해조류의 건제품 등을 꼽을 수 있으나, 도미 역시 칼슘이 많기 때문에 권장할 만하다. 도미의 눈에는 비타민 B_1이 풍부

해서 예로부터 강정식으로 여겨져 왔으며, 껍질에는 비타민 B2가 많으므로 성장기 어린이에게 좋다. 칼슘 함량이 많아서 성장기 어린이는 물론 임신부나 수유부에게 좋고 단백질이 많고 지방이 적으므로 비만자, 심장환자나 혹은 회복기 환자에게 더 없이 좋은 식품이다. 특히 산모로서 젖 분비가 적어 고민 중이라면 도미를 삶아 소금만 약간 친 맑은 국을 수시로 복용하면 효과가 있다. 100g 중 지방질이 1.8% 정도로 낮아 비만인 사람이나 췌장질환을 갖고 있는 사람, 담석증이 있는 사람에게도 좋다.

주의 사항 : 습진이나 종기가 잘 생기는 체질은 피하도록 하고, 도미에는 아니사키스 모양의 선충이 기생하는 수가 있으므로 회로 먹을 때는 주의해야 한다.

맞는 체질 : 소양인 · 태양인

조 리 : 도미는 예부터 귀한 손님을 대접할 때나 사돈집에 보내는 선물용 음식으로 많이 썼는데, 이 때는 도미의 모양을 그대로 살려서 구이나 찜을 한다. 살이 희고 단단하며 담백해서 어떻게 조리하든 맛이 좋으며, 싱싱한 것으로 회를 뜨면 쫄깃쫄깃하여 광어회와 더불어 별미로 꼽는다.

돌고래

한약명 : 해돈어(海豚魚) / **이명** : 해희(海狶)
성 미 : 맛이 짜고 독이 없다.
성 분 : 고기는 체중의 38%를 차지하고, 수분 73%, 단백질 23.5%, 지방 1.5%, 회분 1.8%이다. 피하지방에는 고급 알코올이 2~3% 있다.
약 효 : 장학(瘴瘧)을 치료한다. 장학은 학질의 하나이다. 발작할 때 가슴이 답답하고 정신이 혼미하여 발광하면서 헛소리를 치거나 목이 쉬어 말을 하지 못한다. 이 때 돌고래의 고기를 포로 만들어 먹는다. 피하 지방은 살충효과가 있어 악창과 옴 · 버짐 · 치루에 비벼준다.

망둥어 (Goby)

학명 : Acanthogobius flavimanus

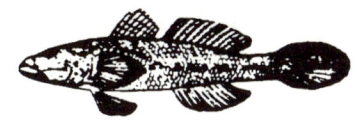

기 원 : 농어목 망둥어과

이 명 : 한자는 하호어(鰕虎魚)·자하호어(刺鰕虎魚)이다. 문절이·범치·문절망둑로 불린다.

생 태 : 몸은 길고, 원통형이지만 후반부는 약간 옆으로 납작하다. 뺨과 후두부에는 비늘이 있다. 입은 크고, 혀끝은 갈라지지 않는다. 배 빨판은 크다. 몸은 담황갈색, 등은 짙고 배는 연하다. 몸 옆면 중앙부에는 5개의 암갈색 반점열이 있다. 부화 직후부터 전장 1.2cm가 되기까지는 부유생활을 하면서 플랑크톤을 주식으로 한다. 전장 1.5~2.0cm 에서는 바닥에 붙고, 일부는 강으로 올라간다. 잡식성이고, 산란기는 3~5월이다. 전장 10~20cm의 개체들이 많지만 25cm에 달하는 것도 있다. 주로 동남부 각 하천에 분포한다. 북한·중국·일본·연해주에도 분포한다.

성 미 : 맛이 달고 짜다. 성질이 평이하다.

성 분 : 가식 부위 100g에 에너지 75kcal, 단백질 15.9g, 지방 0.7g, 당질 0.3g, 회분 1.4g, 칼슘 21mg, 인 217mg, 철분 0.4mg, 나트륨 124mg, 칼륨 296mg, 비타민 A(레티놀) 19㎍, 비타민 B_1 0.10mg, 비타민 B_2 0.06mg, 니아신 2.2mg, 비타민C 1mg 등이다.

약 효 : 속을 따뜻하게 덥혀서 소화력을 향상시키며 기운을 돋아준다.

망둥어는 비교적 콜레스테롤이 많지만 심근경색에 효과가 있는 EPA가 많이 들어 있는 편이다. 따라서 혈액을 맑게 해주므로 성능력을 강화시키고 뼈와 근육을 튼튼하게 한다. 이수작용으로 여러 가지의 소변 장애를 치료할 수 있다.

멸치 (Anchovy)
학명 : Engraulis japonicus

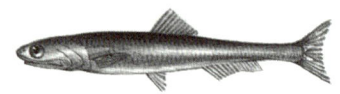

기 원 : 청어목 멸치과의 바닷물고기.
생 태 : 회유성 물고기로 프랑크톤이 주식물이다. 4~6월에 수심 200m 이내의 대륙붕 해역에서 알을 낳는다. 갓 부화한 새끼 멸치의 몸길이는 2.1~2.6mm정도이고, 다 자라면 13cm에 달한다. 세계적으로 널리 분포하며 우리 나라에서는 통영과 추자도 연안에 특히 많고 서해는 평안북도까지, 동해는 통천 근처 바다까지 산다.
성 미 : 성질이 따뜻하다. 멸치가 봄에 알을 배었을 때 맛이 좋다.
성 분 : 칼로리 114kcal, 수분 74.8%, 단백질 17.7%, 지질 4.1%, 당질 0.2%, 회분 3.2%, 칼슘 509mg, 인 421mg, 철 2.%, 비타민A (레시틴) 38g, 비타민 B_1 0.04mg, 비타민 B_2 0.26mg, 니아신 8.8mg, 비타민C 1mg 이며, 어떤 물고기보다 칼슘이 가장 많아 성장기 소아나 임산부에게 좋고, 단백질 함량도 많은 편이다. 인도 풍부하다. 멸치는 영양학적으로 아주 우수한 식품으로 단백질이 20%정도이고, 지방이 6% 그밖에 비타민 A와 무기질, 그 중에서도 칼슘이 특히 많이 들어 있다.

멸치의 단백질은 글리신·알리닌·폴린 등의 유리아미노산과 이노신산 등의 핵산계 성분으로 구성되어 있어 멸치의 주된 맛을 이룬다. 특히 이노신산은 감칠맛과 시원한 맛을 낸다.

약 효 : 필요한 칼슘과 각종 무기질이 풍부하다. 노화의 주요 현상 중 하나인 주름살과 골다공증과 같은 병에는 멸치만큼 좋은 것이 없다. 칼슘의 섭취는 어릴 때 먹는 것이 효과적이다. 골다공증에는 인체에서 흡수되기 쉬운 형태의 칼슘을 많이 먹어야 한다.

멸치젓에 연잎(荷葉)을 넣었다가 그것을 백박풍(白駁風)의 환부에 바르면 훌륭한 치료제가 된다. 백박풍이란 온 몸에 흰 얼룩이 생기는 난치의 고질병이다.

체내 칼슘이 부족하면 정서가 불안하고 신경질이 난다. 그러므로 칼슘이 풍부한 멸치를 먹으면 영양적으로나 정서적으로 많은 도움이 된다. 마른 멸치는 핵산 관련 물질을 50%나 함유하고 있다. 멸치의 지방을 구성하는 지방산 중에는 성인병 예방과 두뇌 발달에 좋다고 알려진 DHA와 EPA등의 다가불포화지방산이 많이 함유되어 있다. 이러한 오메가-3 지방산은 유방·췌장, 그리고 섭호선 암 등에 효과가 있는 것으로 알려져 있다. 최근 대장암 세포의 성장을 방해한다는 발표가 있었다.

인이란 뼈·무기질·모든 조직의 주요 요소이며, 모든 대사과정 속에 어떤 형태로든지 관여되어지는 것이다. 가급적 성장기 소아에게는 많은 양의 인을 공급할 필요가 있다.

조 리 : 감칠맛이 있어 국물을 낼 때 많이 이용되는데, 멸치를 우려내 국물만 먹고 멸치를 버리는 것은 바람직하지 못하다. 멸치는 통째로 먹는 것이 가장 좋다.

멸치젓을 담그려면 생멸치를 씻어서 건져 물기가 완전히 빠지면 항아리에 멸치와 소금을 골고루 뿌리면서 넣고 맨 위에 소금을 넉넉히 뿌려서 서늘한 곳에 둔다. 소금은 멸치 무게의 약20%를 미리 달아 놓고 넣어야 염도가 적당하다. 젓갈은 반찬으로도 좋고, 김치를 담글 때 양념으로 사용되기도 한다.

주의 사항 : 신장결석이나 담결석이 있는 사람은 너무 많이 먹지 않는 것이 좋다. 멸치는 물 밖으로 나오자마자 죽어 버리기 때문에 쉽게 부패한다. 그래서 산지에서 바로 쪄서 말린 상태로 유통되는데 시중에 있는 생멸치는 산지에서 일단 냉동시킨 것이어서 선도가 떨어진다. 멸치젓을 살 때는 삭아서 멸치 살빛이 밝은 붉은색이 나고 젓국은 깨끗한 회색이 나면서 맑은 것을 고른다. 멸치 살이 검거나 젓국이 탁하며 퀴퀴한 냄새가 나는 것은 삼간다.
맞는 체질 : 소음인.

명태 (明太 ; Alaska pollack)
학명 : Theragra chalcogramma

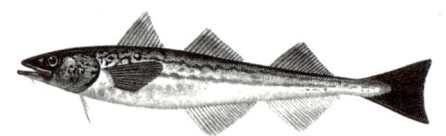

기 원 : 대구목 대구과의 바닷물고기
이 명 : 물고기의 수컷의 뱃속에 있는 정액을 분비하는 흰 덩어리를 이리라고 하는데, 명태의 경우 고지라고 한다. 또 암컷의 한 쌍으로 된 알주머니를 자래라고 한다. 뱃속에 알이나 이리가 없어서 홀쭉한 생선을 홀태라고 하는데, 통이 좁은 바지를 뜻하는 홀태바지가 여기서 유래된 것이다. 홀태의 상대말, 즉 알이나 이리로 배가 부른 생선은 암컷의 경우 알배기, 수컷이면 이리박이라 부른다.
삽 화 : '조선이 개국한 지 250년쯤 뒤의 얘기로 함경도 관찰사가 초도순시차 명천군을 방문하였다. 마침 배가 고팠던 그는 상에 오른 명태 요리를 맛있게 먹었다. 먹은 고기 이름을 물으니 그때까지 이름이 없었다.

즉석에서 그는 명천군의 '명' 자와 어부인 태씨의 성을 따서 '명태'로 지었다. 함경도 삼수갑산에 사는 사람들은 눈이 어두운 사람이 많은데 겨울 동안 연안 어촌에 나와 한 달여 동안 명태를 먹으면 눈이 맑아진다 하여 명태라 했다는 설도 있다.

생 태 : 대구와 비슷하나 더 홀쭉하고 길다. 놀라운 다산성을 과시하는데 한 마리가 보통 25만개의 알을 낳는다. 알을 깔 때는 전혀 먹지 않으며 주로 자정부터 새벽까지 부화한다. 열흘이 지나면 알에서 나와 반년쯤 지나면 10cm가량 자라는데 이때까지는 산란지 주위를 맴돌다가 수온이 오르면 깊은 바다로 향한다.

성 분 : 생명태의 성분은 에너지 80kcal 수분 80.3%, 단백질 17.5g, 지방 0.7%, 회분 1.5%, 칼슘 109mg, 인 202mg, 철분 1.5mg, 나트륨 132mg, 칼륨 293mg, 비타민 A 17R.E, 레티놀 17㎍, 비타민 B_1 0.04mg, 비타민 B_2 0.13mg, 니아신 2.3mg, 명태는 다른 생선보다 지방 함량이 적고 아미노산을 많이 함유하고 있다. 또한 단백질과 칼슘·인·비타민A 등도 알맞게 있으며 메티오닌과 니아신 등의 아미노산도 함유한다. 또 세포발육에 필요한 리신과 뇌 영양소인 트립토판이 있다.

약 효 : 명태는 고단백 식품으로 당뇨병이 있거나 간장 질환이 있는 사람의 식이요법에 활용된다. 또한 북어국은 간을 보호해 주며 해독하는 작용이 있기 때문에 해장국으로 많이 먹는데, 이는 알코올 성분을 분해하는 작용을 하는 메치오닌·타우린 등의 성분이 많이 들어 있기 때문이다.

 몸이 피곤하거나 감기 몸살이 났을 경우에 고춧가루를 넣은 뜨거운 명태국을 먹으면 땀이 나고, 몸이 가벼워지면서 회복이 빠르다. 명태에는 간유 성분과 비타민 A 및 젤라틴이 많아서 안질로 인해 눈이 침침하고 잘 안 보일 때 명태국을 먹으면 치료된다. 피부가 고와진다고도 한다. 소변이 잘 나오지 않거나 대변에 피가 날 때는 명태를 매일 3마리씩 3일 동안 먹으면 효과가 있다. 명태는 대구처럼 고기살이 하얀 색이며 열을 가하면 풀어지기 쉬운 특성이 있다.

맞는 체질 : 소음인

벚꽃뱅어
학명 : Hemisalanx prognathus Rogan

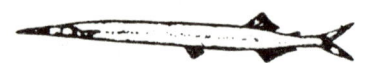

한약명 : 은어(銀魚) / 이명 : 白魚 · 녹치 · 뱅 · 굉매리
기 원 : 뱅어과
성 미 : 맛이 달고 성질이 평이하다.
약 효 : 허한 것을 보하여 허로에 사용한다. 위를 강하게 한다. 폐의 기능을 강화하여 기침을 멎게 한다. 이수작용이 있다.

병 어
학명 : Stromateoides argenteus (Euphrasen)

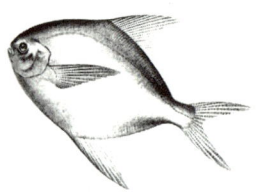

한약명 : 창어(鯧魚) · 은창(銀鯧)
성 미 : 맛이 달고 성질이 따뜻하다.

성 분 : 에너지 122kcal 수분 75.9%, 단백질 17.8g, 지방 5.0%, 회분 1.3%, 칼슘 33mg, 인 189mg, 철분 1.3mg, 나트륨 158mg, 칼륨 360mg, 비타민 A 63R.E, 레티놀 63㎍, 비타민 B₁ 0.32mg, 비타민 B₂ 0.09mg, 니아신 3.2mg, 명태는 다른 생선보다 지방 함량이 적고 아미노산을 많이 함유하고 있다. 또한 단백질과 칼슘·인·비타민A 등도 알맞게 있으며, 메티오닌과 니아신 등의 아미노산도 함유한다. 또 세포발육에 필요한 리신과 뇌 영양소인 트립토판이 있다.

약 효 : 비타민 A가 많이 함유되어 있어서 성장이 어린아이와 면역체계가 약한 병후 회복기 환자에 좋다. 풍부한 단백질로 기력을 향상시키고 살찌게 한다. 소화기능을 강화시킨다. 빈혈에 먹으면 좋다.

주의 사항 : 많이 먹으면 옴이 생기고 풍이 동한다.

조 리 : 주로 조림으로 많이 먹는 생선이다.

맞는 체질 : 소음인

복어 (Puffer, globe fish)

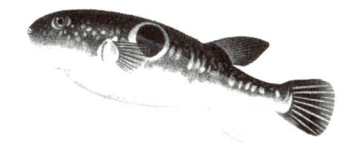

기 원 : 복어목 참복과의 바닷물고기

이 명 : 규어·흡두어·호이어·복 또는 복쟁이라고도 하고, 큰 강에서 잡히는 살찐 고기이므로 하돈, 강에서 잡히는 것은 강돈, 성을 잘 내는 고기라 하여 진어, 배가 부풀어 있어 기포어 또는 폐어, 공처럼 둥글어 구어, 기름진 복어의 등 무늬가 곱다 하여 대모어라고도 하고, 이북에서는 복아지라 한다.

삽 화 : 중국의 유명한 시인 소동파는 역사상 복어 요리를 가장 즐긴 인물로 꼽히고 있는데, 그는 많은 시인들을 불러 복어 요리를 먹으면서 '복어 맛은 사람이 한 번 죽는 것과 맞먹는 맛'이라고 극찬을 했다. 이집트에서는 복어 껍질로 만든 주머니를 들고 다니면 돈을 많이 번다고 해서 장사꾼들 중에서는 복어 껍질로 만든 지갑을 갖고 다니는 사람이 많다고 한다.

생 태 : 강과 호수에 난다. 복이 놀라거나 적의 습격을 당했을 때 입으로 물이나 공기를 들이마셔 배를 풍선 모양으로 부풀린다. 이때 마시는 물의 양이 몸무게의 4배에 이르는 것도 있다. 몸이 둥글어 속도는 느리다. 이빨로 물어뜯는 습성이 있다.

성 미 : 성질이 따뜻하고 맛이 달며 독이 있다. 독성이 강한 복일수록 맛이 좋다. 참복어가 가장 맛있다.

성 분 : 100g 당 에너지 89kcal, 수분 78.9.%, 단백질 18.8g, 지질 1.0g, 탄수화물 0.1%, 칼슘 57㎎, 인 200㎎, 철 1.0㎎, 나트륨 152㎎, 칼륨 340㎎, 비타민 B_1 0.06㎎, 비타민 B_2 0.13㎎, 니아신 4.1㎎ 등이다. 고단백질에 저지방이므로 담백하고 스태미너 증진에 좋으며, 간이나 당뇨병에도 좋다.

복어독

복어독은 테트로도톡신(tetrodotoxin)이다. 이 성분은 독성이 청산가리의 13배이며, 0.1mg이면 체중 50kg의 성인 한 사람의 치사량이 된다. 치명률은 40~60%이다. 그러나 복어 혈액에는 독이 없다. 난생어로 봄의 산란기가 가장 독성이 강하며, 복어 식중독에 걸리면 식후 단시간 중에 중독증상을 일으키며 늦어도 수 시간 내에 발병한다. 치료법은 위를 세척하는 외에 대증요법을 할 뿐이다. 열을 가해도 없어지지 않고, 중독이 되면 동물의 중추와 말초 신경에 작용하여 지각 이상·운동 장애·호흡 장애·혈류 장애가 일어나 6~7시간만에 죽는다.

약 효 : 동의보감에 허를 보하고, 습을 제거하며, 허리와 다리를 조리하

고 치질을 치료한다고 적고 있다. 이는 수분대사를 원활히 하여 선천적으로 허약한 체질을 강화시켜주고, 허리와 다리 근육을 튼튼하게 한다는 표현이다.

 육질에는 글루타민산·이노신산·타우린 등이 맛의 조화를 이루며, 알코올 해독 작용과 스트레스를 해소한다. 복어의 독성분 중 마비성분을 이용해 관절염·류머티즘·파상풍 등의 진통제·신경안정제를 만들기도 한다. 최근 일본에서는 신경 안면 근육통의 특효약으로 개발되기도 했다.

주의 사항 : 각기병이 있는 사람은 먹지 않는다. 복어는 독이 있어 맛이 매우 좋다. 복어의 독은 난소와 간장에 강한 독이 많고 배에는 소량의 독이 있으며, 피부·정소·혈액·살에는 매우 적다. 복어는 맹독이 있어 법으로 아무나 취급하지 못하며 반드시 복어 전문의 특수 조리사 자격증이 있는 사람만이 조리할 수 있다.

조 리 : 우리 나라에서는 숙취에 좋다 하여 보통 해장국으로 먹거나 매운탕으로 즐겨 먹고 회를 뜨거나 말려서 구워 먹기도 한다. 복어탕을 끓일 때 미나리를 곁들이면 맛도 좋아지고 해독 작용도 한다.

법 제 : 미나리와 같이 달여 먹으면 독이 없다고 한다. 껍질은 콜라겐이 쉽게 젤라틴화하는 것을 이용하여 약간 삶은 다음 냉각시켜 안주로 이용한다.

복어의 간유

곪아터진 임파선결핵과 만성 피부궤양에 복어 간유를 바른다.

상어 (Shark)
학명 : Mustelus manazo Bleeker

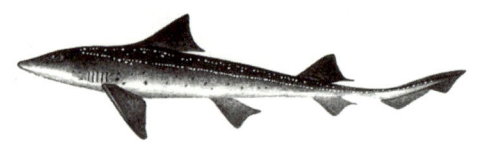

기 원 : 연골어강 악상어목에 속하는 물고기
이 명 : 한자로 교어(鮫魚)·사어(沙魚)라고 한다. 종류는 별상어·곱상어·가래상어·까치상어·돔발상어·두툽상어·모조리상어·악상어·은상어 등이 있다.
생 태 : 봄에서 여름에 걸쳐 교미하고 임신기간은 1년 정도이나 곱상어는 1년 반을 넘기기도 한다.
성 미 : 성질은 평이하고 맛은 달고 짜며 독이 없다.
성 분 : 일반적으로 지질이 적어서 수% 이하, 곱상어는 10% 정도의 지질을 함유한다. 체내의 삼투압을 외계보다 높게 유지하기 위해 신장으로 요소를 배출하지 않고, 혈액 속에 많은 양을 함유한다. 이 요소는 상어가 죽을 때 단시간 내에 박테리아에 의해 암모니아로 분해되어, 어획 후 상어고기에서 악취가 난다.
약 효 : 오장육부를 튼튼히 하는 식품으로 과도한 업무와 스트레스를 많이 받는 사람, 쉽게 피로를 느끼는 사람에게 좋다. 상어는 종기를 제거하며 어혈을 풀어준다. 별상어는 상당히 맛있어서 생선회용이다. 지느러미는 말려서 중화요리에 사용한다. 품질은 꼬리지느러미·등지느러미·가슴지느러미순으로 좋다. 주로 수프에 넣는다.
　상어류 뼈는 경골어에 비해 인산칼슘이 적고 콜라겐이나 콘드로이친

황산이 많아서 식용이나 약용으로 이용할 수 있다.
주의 사항 : 성질이 평이하다고 하지만 오히려 서늘한 쪽에 가까워서 몸이 찬 사람이나 두드러기가 자주 나는 사람은 많이 먹어서는 안 된다.
맞는 체질 : 모든 체질에 좋다.

상어지느러미 (鮫魚翅)

성 미 : 맛이 달고 짜며 성질이 활하다.
약 효 : 기운을 돋우고 소화를 잘 시켜서 식욕을 증진시키며, 허로에 사용한다. 따라서 몸이 약한 사람이나 산후 및 병후에 건강회복을 위해 먹으면 좋다. 어류를 먹고 적체가 생긴 것을 풀어준다. 허리의 힘을 길러 준다.

상어의 간유

이 명 : 스쿠알렌
생 태 : 철갑상어는 평균 50살 수명으로, 어류 중에는 가장 오래 산다. 상어는 부레가 없다. 몸은 가늘고 긴데 큰 것은 길이가 5~8m나 된다. 상어는 체중의 25%가 내장이며, 내장의 90%가 간으로 되어 있다. 그리고 간의 75%가 물보다 가벼운 간유로 되어 있어 부력을 얻는다.
성 미 : 성질은 평이하고 맛은 없다. 상어의 간유는 냄새가 없고 흡수력이 몹시 강하다.
성 분 : 뿔상어과에 속하는 뿔상어·돔발상어·기름상어와 푸른 상어의 간에서 짜내는 기름에는 스쿠알렌이 있다. 이것은 이중결합 6개를 가진 불포화탄화수소 화합물이다. 스쿠알렌은 상어간을 3번 증류 정제하여 만든다.

 스쿠알렌의 지질 함량은 76.1%, 단백질은 23.1%로 응고점이 낮고, 산화되지 않으며, 섭씨 영하 20도에서 1시간 동안 놓아두면 맑아지고, 섭씨 영하 75도에서는 밀랍 모양으로 된다.

 상어의 간에는 수분 44.62%, 단백질 8.44%, 무기물질 0.49%가 들어 있으며, 중성지방은 인지질·스테로이드·납·탄수화물·고급알코올·지용성 비타민 등으로 조성되어 있다. 비중 0.9 이상의 것에는 비타민 A가 농후하게 포함된다.

약 효 : 상어를 쪄서 만든 가공 식품을 먹는 사람은 병에 걸리지 아니하고 오래 산다고 한다. 스쿠알렌은 몸 안에 산소를 충분히 공급함으로써 물질대사를 가져와 입맛을 돋우고 피로를 풀어준다. 스쿠알렌은 침투성이 강하고 살균작용과 정화작용이 크다. 이는 스쿠알렌의 불포화탄화수소가 강력한 환원 작용으로, 체내에서 산소를 발생시켜 인체 환경을 개선시키며 면역세포를 부활시키는 역할을 한다. 스쿠알렌은 세포와 피부의 발육을 촉진하기 때문에 위궤양·간암을 비롯한 암의 보조식품으로 이용한다. 그 외에 무좀·화상·외상·동상 등에는 기름을 환부에 바른다.

주의 사항 : 몸이 냉하거나 설사를 하는 사람은 먹지 않는다.

맞는 체질 : 태음인·소양인

숭어 (Mullet)

학명 : Mugil cephalus L.

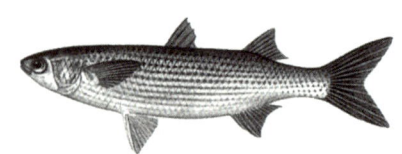

기 원 : 경골어류 농어목 숭어과 바닷물고기

이 명 : 한자는 치어(鯔魚)이다. 성육 연령에 따라 호칭이 바뀌는 출세어이다. 숭어를 수어(水魚) 수어(秀漁)라고 도 하며 모치·글거지·애정어·무근정어·애사슬·무근사슬이라고도한다. 50cm 내외의 것을 덜미, 65cm 이상의 것을 나무래기라고 하며, 인천 송도에서 잡히는 큰 숭어는 쪽다리라고 한다. 숭어새끼를 동아라고 한다. 겨울철에는 기름

기인 눈꺼풀이 발달하여 백안(白眼)이라고 부르고, 그 눈꺼풀 덮히는 것이 새의 모양 같다 하여 조두어(鳥頭魚)라고 한다.

생 태 : 몸은 원통형이지만 뒤로 갈수록 옆으로 납작하다. 대개 30~50cm이지만 80cm 내외의 개체도 있다. 등은 암갈색이고 배는 은백색이다.

 10월에서 2월의 추운 겨울에 제 맛이 나는데 특히 얼음을 깨뜨리고 잡은 것은 '동수어'라 하며 맛이 유별나다고 한다. 신선한 것은 회로도 먹지만 진흙 내가 나기도 한다. 왜냐하면 숭어는 진흙 속에 있는 유기물·규조류·남조류를 먹기 때문이다. 진흙을 먹으니 숭어의 위장이 튼튼하고 아가미에 개흙이 많이 박혀있다. 발정기가 되면 물표면 위를 기듯 날듯 뛰어 올라서 어부들은 숭어가 눈이 멀었다고 말들을 한다. 물개들이 숭어를 즐기고 치어가 25cm될 때 바다로 나간다.

 숭어는 전라도 영산강 어귀에 있는 몽탄강의 숭어를 제일로 치지만 요즘은 양식한다. 서해안에도 많이 난다.

성 미 : 맛이 달고 성질이 평이하며 독이 없다. 숭어의 알로 만든 알젓은 30% 이상의 지방을 함유하며, 아세틸알코올을 많이 포함하기 때문에 끈끈하며 독특한 맛이 있다. 숭어의 살은 쫀득쫀득하다.

성 분 : 에너지 105kcal, 수분 75.3%, 단백질 22g, 지방 1.2%, 당질 0.1g, 회분 1.4%, 칼슘 83mg, 인 234mg, 철분 2.1mg, 나트륨 80mg, 칼륨 330mg, 비타민 A 9R.E, 비타민 B₁ 0.10mg, 비타민 B₂ 0.14mg, 니아신 3.7mg 등이다.

약 효 : 위의 기능을 강화시켜서 소화능력을 높이고 식욕이 생기게 한다. 오장을 다스리며 숭어를 많이 먹으면 사람이 살이 찌고 건강해진다. 또한 숭어는 근육과 뼈를 튼튼하게 하고 기력을 증진시켜 준다. 성장기의 어린이나 산모·노인이 먹으면 좋다. 방약합편에는 숭어가 진흙을 먹기 때문에 소화기능을 강화시켜주고 금기할 것이 없다고 한다.

장어 (Eel)

학명 : Muraenesox cinereus (Forskal)

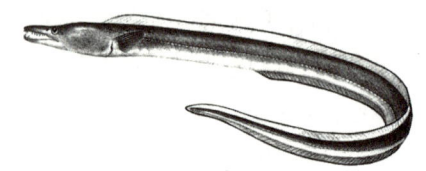

한약명 : 해만(海鰻) / 이명 : 백선 · 뱀장어 · 장치 · 갯장어
종 류 : 보통 바다장어를 해만이라 하고, 갯장어 · 먹장어(꼼장어 : hagfish) · 붕장어가 있다. 붕장어는 먹붕장어과에 딸린 바닷물고기로 흔히 아나고라고 한다. 가을에서 겨울에 걸쳐 산란하며 야행성이어서 낚시로 잡을 때는 밤낚시로 잡는다. 겨울에는 바닷속 100m 정도로 옮겨 살고 여름이 제철이다. 살색은 흰색이고 비타민 A가 특히 많다. 뱀장어나 붕장어는 혈액 중에 약한 단백 독을 지니고 있어 회로 먹으면 안 되는데 우리 나라에서는 먹고 있다. 등을 갈라 한 장으로 펴서 굽거나 탕을 끓인다. 갯장어는 갯장어과에 딸린 바닷물고기로 몸길이가 2m에 이르며, 한자로 해만이라 한다. 등은 회갈색, 배는 은갈색이 난다. 낮에는 바위틈이나 진흙 속에 숨어살며, 밤에 나와 물고기를 잡아먹는다. 비타민 A가 특히 많으며, 흰살은 연하고 지방이 많다.
형 태 : 일본으로 주로 수출하여 자연산 장어를 구하기 어렵다. 자연산 장어와 양식 장어는 빛깔이 비슷해 생김새로 구분한다. 양식 장어는 몸통에 비해 대가리가 적고 살이 단단한 반면, 자연산 장어는 아가미 부분이 대가리보다 더 커서 조금 불거져 있고 살은 적지만 훨씬 쫄깃쫄깃하다.
성 미 : 맛이 달고 평하다. 독이 있다.
성 분 : 구운 뱀장어는 에너지 242kcal, 수분 59.3%, 단백질 23.7g, 지

방 15g, 회분 1.8g, 칼슘 26g, 인 277㎎, 비타민 A(레티놀) 1135㎎, 비타민B₁ 0.18㎎, 비타민B₂ 0.05㎎, 니아신 4.5㎎ 등이다. 비타민A는 특히 많이 들어 있는데 동물의 간의 약 2~4배 된다.

약 효 : 우리 나라는 스태미너 식품으로 가치를 인정받아, 입맛을 잃기 쉬운 여름철에 장어를 많이 먹는다. 비타민 A가 쇠고기보다 100배 가량 더 들어 있어서 비타민 A가 부족하기 쉬운 여름철에 먹으면 좋다. 또한 비타민 A가 암을 예방하는 효과가 있다는 보고도 있다.

뱀장어는 단백질과 지방, 이온화된 칼슘이 많아 정력 강화의 장양(壯陽) 식품이다. 남성의 성욕 감퇴와 발기부전에 많이 먹는다.

장어의 비타민 E는 불포화지방산의 산화작용을 억제하여 노화와 피부가 거칠어지는 것을 막아준다. 피부가 벌겋게 붓고 아프며 곪아터져도 오랫동안 잘 낫지 않을 때 뱀장어를 먹는다.

풍습을 제거하는 작용이 있어서 날씨가 흐리면 팔다리가 무겁고 아프며 저린 증상, 신경통·요각통·류머티스에 응용된다. 부인들의 모든 대하와 음부소양증을 치료한다. 오장육부를 보하기 때문에 모든 풍병, 부인의 자궁출혈, 치질로 배변시 피가 뻗치는 증상을 낫게 한다. 특히 결핵 치료에 효과가 있다. 몸의 정기와 기혈이 손상되어 기운이 없고 식은땀이 나며 뼈가 후끈거리면서 허열이 나는 사람에게 뱀장어가 좋다. 또한 식욕증진·간 기능 강화·말초혈관 강화 작용이 있으며 눈도 밝게 한다. 단백질 함량이 높고 칼로리도 높으면서 지방은 불포화지방산이므로 고혈압 등의 성인병 예방과 허약 체질의 원기 회복에 많이 먹는다.

주의 사항 : 장어는 가능한 한 익혀 먹는 것이 좋으며 몸이 찬 사람은 주의해야 한다. 비위가 약하여 설사를 잘하는 사람은 먹으면 좋지않다. 임신부도 마찬가지이다. 장어 피는 이크티오톡신이라는 독이 있는데, 이것은 사람 눈에 들어가 결막염을 일으키고 상처에 묻으면 피부염을 일으킨다. 장어를 먹고 복숭아를 먹으면 설사를 일으킬 수 있다.

사용법 : 양식 장어는 정어리·고등어 등을 먹는데, 이 생선들의 지질이 장어에 축적되어 맛이 약간 느끼하다. 단백독이 들어 있어서 많이 먹으

면 나쁘다고 하지만 열을 가하면 문제가 되지 않는다.
맞는 체질 : 태음인

조기 (Yellow croaker)

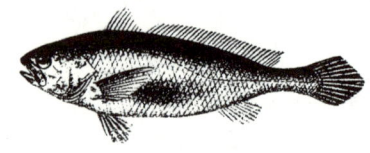

기 원 : 경골어강으로 민어과 조기속의 바닷물고기
한약명 : 조기를 석수어(石首魚)라고 하는데, 그것은 머릿속에 은황색으로 빛나는 2개의 돌이 박혀 있기 때문이다. 우리가 흔히 조기라 부르는 어종은 참조기(Pseudosciaena manchnrica : 농어목 민어과)로 황조기로도 불린다. 석수어는 보구치(Nibea argentatus : 농어목 민어과)의 이명으로 흔히 조기·흰조기·석어·석수어로 불린다. 황강달이(Collichthy frasilis 농어목 민어과)는 황세기·황석수어·조기 등으로 불린다. 조기라 불리는 이 세 어종의 구분이 현재 수산시장에서는 매우 모호한데 그 까닭은 참조기의 치어가 조금 자라면 황강달이와 매우 유사하기 때문이다.
형 태 : 참조기는 몸통이 통통하고 머리가 반원 모양이며 몸빛은 회색을 띤 황금색이고 무엇보다 입술이 붉고 아가미 안쪽이 까맣다. 큰 것이 30cm 정도여서 셋 중에서 가장 작은 편이다. 수조기는 아가미 뚜껑이 붉고 위턱이 아래턱보다 길어서 아래턱을 약간 덮는다. 비늘은 다소 붉은 색을 띠며 옆줄 위쪽에 검은색 띠가 있다. 다 자란 것이 40cm 정도이다. 부세는 참조기보다 훨씬 커서 50cm 정도이다. 머리 모양이 삼각형이며 아가미 뚜껑이 까맣고 비늘이 촘촘히 나 있어서 매끄럽다. 참조

기처럼 배쪽이 황금색을 띤다.

생 태 : 곡우(4월 20일)를 전후하여 칠산어장에서 잡은 알배기 참조기를 해풍에 말린 굴비는 최상품으로 꼽는다. 매년 이 때면 영광·법성·포항은 굴비를 찾는 이로 성시를 이룬다. 남쪽에서 월동한 조기 떼는 2월경에 북상하여 추자도 근해를 지나 3월경에 흑산도 연해에 도달하고 4월에 영광 근해에서 산란한다.

성 미 : 맛은 달며, 성질은 평이하고 독이 없다. 조기는 노란색이 도는 참조기가 가장 맛이 좋다.

성 분 : 생 것 100g당 에너지 93kcal, 수분은 78.7%이고, 단백질은 18.3g, 지질 1.7g, 칼슘 36㎎, 인 176㎎, 비타민A 8IU, 비타민B$_1$0.05㎎, 비타민B$_2$0.21㎎, 니아신 4.4㎎등이 함유되어 있다.

약 효 : 탄수화물 대사를 돕는 비타민 B$_1$과 B$_2$의 함량이 많아 발육기의 어린이나 소화가 잘 안되는 노인의 원기를 회복시켜 준다. 이는 조기의 따뜻한 성질이 소화 흡수를 촉진시키고 위장의 기능을 도와 입맛을 더욱 당기게 하기 때문이다. 몸이 냉해서 설사를 잘 하는 사람에게 사용한다. 조기는 기력을 향상시켜서 마음을 안정시키고 정신을 맑게 한다. 조기 기름에 인체의 세포 발육을 촉진시키는 우수한 단백질이 들어 있어 어린이 발육과 노인들의 원기 회복에 좋다. 눈을 밝게 하는 작용을 한다. 조기 머리를 태워 가루로 만들어 식사 후에 매일 먹으면 축농증을 치료한다. 조기 뱃속에 들어 있는 공기주머니는 점성이 있는 고분자 단백질로 소화가 잘 안되지만 남성의 정력을 증진시키는 작용이 있다.

주의 사항 : 조기를 먹으면 몸에서 풍기가 생기고 담이 생긴다. 따라서 근육이 씰룩거리는 사람, 몸에 열이 많아 종기가 잘 생기는 사람, 얼굴이 벌건 사람은 많이 먹지 않는 것이 좋다. 많이 먹으면 부스럼이 생길 수도 있다

사용법 : 조기를 소금에 절여 말린 것을 굴비라고 하는데 산란기에 특히 맛있다. 소금으로 간을 하고 적당히 말려서 굴비로 만들어 먹기도 하고, 튀겨 먹기도 하며, 국을 끓이기도 하며, 젓을 담그기도 한다.

맞는 체질 : 소음인

조기국
재 료 : 쇠고기 (장국용) 100g, 조기(중) 2마리, 물 8컵, 청정 적량, 쑥 갓 40g, 다진 마늘·생강즙 (가) 소금·참기름·후춧가루·무

만드는 법
① 장국용 쇠고기는 납작납작하게 썰어서 (가)로 양념하여 물을 붓고 맑은 장국을 끓여서 맑은 장으로 간을 맞춘다.
② 조기는 머리를 잘라내고 비늘과 내장을 제거한다. 굳이 토막을 낼 필요는 없다.
③ 끓는 소고기국에 조기와 다진 마늘·생강즙·무를 넣고 조기가 익을 즈음에 쑥갓을 넣어 먹는다.

조기 귀돌

한약명 : 어뇌석(魚腦石)
기 원 : 석수어과의 대황어(Pseudosciaena)나 소황어의 머리 중에 있는 이석(耳石)이다.
성 미 : 맛이 짜고 성질이 평이하다.
성 분 : 귀돌에는 주로 탄산칼슘이 들어 있으며, 다른 유기물질은 약 0.2~10%, 피부린이 들어 있다.
약 효 : 이수작용이 있어서 소변이 잘 나오지 않는 경우와 돌이나 모래가 나오는 방광결석에 유효하다.
 소염작용이 있어서 중이염·비염·축농증에 사용한다. 콜레스테롤이 높은 경우에 사용한다.

준치 (Slander shad)
학명 : Ilisha elongata

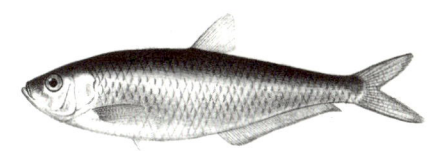

한약명 : 륵어(勒魚,鰳魚) / 이명: 시어 · 준어 · 진어
기 원 : 청어목 청어과의 바닷물고기.
삽 화 : 예로부터 새가 물에 빠져 조개가 된다는 말이 있는데 준치도 새가 변하여 준치가 되었다는 전설이 있으며, 준치 대가리 뼈를 모아 맞추면 새의 모양이 된다고 한다. 준치를 먹은 다음에 대가리 뼈를 모아 새의 형상을 만들고 앵두를 주둥이에 물려 처마 끝에 매다는 풍습이 몇십년 전까지 전해 내려오기도 했다
생 태 : 큰 것은 50cm 정도가 되며, 몸은 납작하여 밴댕이와 비슷하나 몸집이 크다. 몸의 등 쪽은 암청색이고 배 쪽은 은백색이다. 준치는 유난히 가시가 많다. 특히 꽁지 부위에 많이 있다.
성 미 : 맛이 달고 성질은 평이하며 독이 없다. 지질 함량이 가을과 겨울 사이에 15~16%에 이르므로 이때가 맛도 좋다.
성 분 : 에너지 129kcal, 수분 73.7%, 단백질 20.1%, 지질 4.7%, 회분 1.5%, 비타민A 14IU/100g, B_1 0.35mg, B_2 0.16mg, 니아신 7.9mg이다. 영양면에서도 단백질 함량이 생선 중에서 가장 많은데, 쇠고기나 닭고기보다도 많다. 또 아미노산이 많이 들어 있고, 비타민 A · D · E도 상당히 들어 있다. 비타민B_1 · B_2등 수용성 비타민도 많고 열량도 높은 편이어서 영양상 우수한 식품으로 손꼽힌다.

약 효 : 소화를 잘 시키고 식욕이 증가하며 속을 따뜻하게 해 줄 뿐만 아니라 허약한 것을 보하는 작용이 있어서 소화기능이 나쁘고 몸이 쇠약해진 산후나 어린이, 병후회복에 사용하면 좋다. 비타민B$_1$·B$_2$ 등이 많아 피로를 빨리 회복시키고 인체의 면역 능력을 향상시킨다. 비타민 A·D·E도 상당히 들어 있어 성장 발육과 노화를 방지하는 효능이 있다. 또한 많은 아미노산과 불포화지방산이 들어 있고, 열량이 높으므로 영양학적으로 좋은 식품이다.

주의 사항 : 많이 먹으면 풍이 동하거나 취기가 더욱 심해진다. 싱싱할 때는 맛이 좋지만 물에서 나오면 즉시 죽어버려서 가장 쉽게 부패하는 생선이므로 식중독에 주의해야 한다.

조리법 : 규합총서에서는 유난히 많은 준치 가시를 없애는 법에 대해 설명하였다. "준치를 토막 내어 그 조각을 도마 위에 세우고 허리를 꺾어 베나 모시 수건으로 두 끝을 누르면 가는 뼈가 수건 밖으로 삐져 나올 것이니 낱낱이 뽑으면 된다"고 하였다.

맞는 체질 : 누구나 무난하다.

참치 (Tuna)
학명 : Thunnus thynnus

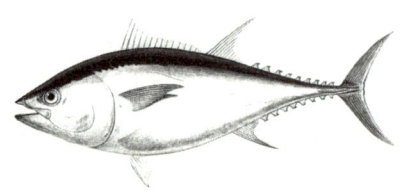

한약명 : 금창어(金槍魚) · 유(鮪) / 이명 : 다랑어 · 참다랑이
기 원 : 농어목 고등어과 바닷물고기
성 미 : 성질이 평이하면서 약간 따뜻하고 맛이 달다.

성 분 : 가식 부분 100g에 에너지 132kcal, 수분 69.5%, 단백질 27.5g, 지질 1.8g, 당질 0.13g, 회분1.4g, 비타민A 8IU/100g, 비타민 B₁ 0.13mg, 비타민B₂ 0.10mg, 비타민C 2mg, 비타민D 20IU/100g등 이다. 지방이 적고 비타민 무기질이 풍부하다. 단백질은 27.5%나 되어 생선 중에서 으뜸이 된다. 그러나 횟감은 고기 속에 기름기가 많이 들어 있는 것을 사용한다. 참다랑어의 붉은 살은 지방이 35%에 이른다.

약 효 : 오장육부의 기운을 보충하는 효능이 있다. 몸이 허약한 사람에게는 피를 생기게 하고, 기의 순환을 촉진시킨다. 참치에는 불포화지방산으로 EPA가 들어 있다. 이것이 인체에 들어가면 프로스타글란딘으로 변화되며, 혈액 응고를 억제하는 작용을 한다. 이러한 혈전 예방효과로 참치를 먹으면 뇌혈전·심근경색·동맥경화 등이 예방된다. 역학조사에 의하면 생선·고래·물개 등을 생식하는 에스키모인들은 성인병이 거의 없다고 한다.

 참치는 많은 DHA성분, 우수한 단백질, 비타민, 그리고 칼슘·철분·마그네슘 등의 무기질이 많아 어린이의 균형있는 성장을 돕고 두뇌 발육에 도움을 준다. 또한 혈액 중의 중성지방을 저하시키며, 양질의 콜레스테롤을 증가시키는 작용도 있다. 당질이 거의 없고 지방이 적어 비만증이나 고혈압 또는 당뇨병 환자의 영양식으로 활용되고 있다. 참치의 단백질과 지방이 분해되는 과정에 냄새가 난다. 이것을 제거하고 맛을 증가시키기 위하여 소금을 가하고 냉동 보관한다. 참치 고유의 감칠맛은 이노신산이 많기 때문이다. 가다랑어에 많이 들어 있는 이노신산 히스티딘염이 바로 핵산 조미료의 효시이다.

맞는 체질 : 태음인

학꽁치 (Half beak)
학명 : Hemiramphus sajori)

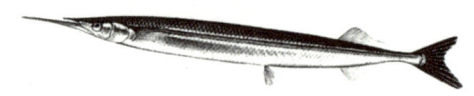

한약명 : 감어(鱤魚) / 이명 : 공미리 · 가물치 · 곰능이 · 청당어
기 원 : 학꽁치과 바닷물고기
생 태 : 몸은 가늘고 길며, 체고가 낮다. 아래턱이 부리가 되어 침처럼 길게 돌출한다. 등은 청록색, 배는 은백색이다. 아래턱 끝 부분의 밑은 주황색이다. 주로 내만의 표층에 살면서 가끔 기수 구역에 침입한다. 그러나 담수 구역에는 올라오지 않는다. 동물성 플랑크톤을 주식으로 한다. 산란기는 4~7월이고, 전장이 4cm 가 되면 성어와 거의 같은 모습을 갖추게 된다. 전장 20~30cm 의 개체는 많으나 때로는 40cm 이상 되는 것도 있다.
서 식 : 전국 연해에 분포한다. 북한 · 중국 · 일본 사할린에도 분포한다.
성 미 : 맛이 달고 성질이 평이하다.
약 효 : 가식 부위 100g에 단백질이 24.9g, 지질이 6.0g 들어 있어 인체에 영양을 공급하고 체액을 보충한다. 해독작용이 있어서 종기를 궤양시켜 독을 제거한다. 끓여서 먹거나 날로 먹는다.

해구신

한자명 : 올눌제(膃肭臍)
기 원 : 물개나 바다표범의 수컷 음경과 고환을 말린 것이다.
형 태 : 해구신이란 물개 수컷의 음경과 고환을 절취하여 바람이 잘 통하는 신선한 곳에서 말린 것이다.
생 태 : 물개는 보통 한 마리의 수컷이 5~10마리의 암컷을 거느린다. 물개 수컷은 하루에 7~8회씩 2~3개월 동안씩이나 먹이를 일체 먹지 아니하고 계속 교미만을 한다. 그래서 물개의 수컷은 정력이 뛰어난 것으로 믿고 그 생식기와 고환을 약으로 이용했다.
성 미 : 성질이 매우 뜨겁고 맛이 짜다. 혹 달다.
성 분 : 단백질 6.39%, 지방 5.66%, 당분 10.89%이다. 물개의 고기에서 생리적 활성물질인 펩티드를 분리했는데, 혈관확장 작용과 혈압강하 작용이 나타났다. 이 성분을 칼로펩티드라고 한다. 그 밖에 12종의 닌히드린 양성 물질이 있는 것으로 확인되었다.
약 효 : 해구신에는 남성 호르몬인 안드로스테론이 다량 함유되어 있는데, 해구신은 교미하기 전의 생식기를 채취해야 효과가 크다. 주로 발기부전이나 성신경쇠약증에 이용되어 왔으며, 특히 만성피로로 남성의 얼굴이 초췌하고 정력이 없으며 몸이 냉한 사람에게 사용한다. 성질이 뜨겁고 보혈하는 작용이 있어서 몸이 허약하여 어지럽고 손발이 차면서 냉·대하가 있는 여성이 먹으면 효험을 볼 수 있다. 비위를 튼튼히 하고 신장의 기를 향상시켜 허리와 무릎에 힘이 없고 아픈 증상을 치료한다.
 양기를 북돋아주고 덩어리를 풀어주는 작용이 있어서 피가 응어리가 져서 배가 아픈 증상에 사용하는 효과가 있다.
주의 사항 : 해구신은 성질이 뜨겁기 때문에 몸의 체액이 부족하여 오후가 되면 얼굴에 열이 달아오르는 사람, 뼛속에서 열이 나면서 쑤시고 아프며 기침을 하는 사람은 먹지 말아야 한다. 또 몸이 뜨겁고 화를 자

주 내는 사람과 비위가 약하여 체기가 있는 사람은 먹지 않는다.
법 제 : 반드시 하루 동안 술에 담갔다가 종이에 싸서 은근한 불에 구워서 향취가 나가게 한 다음, 가늘게 빻거나 갈아서 사용한다. 하루에 4~12그램을 탕에 넣어 먹거나 가루나 환약형태로 복용한다.
　물개의 음경은 말려서 사용하는 것보다 생식하거나 소금에 절여서 먹는 것이 가장 효과적이다.
맞는 체질 : 소음인.

해룡 (Pipe fish)
학명 : Syngnathus acus L.)

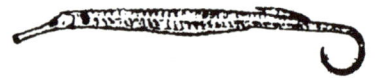

이 명 : 수안(水雁)·해사(海蛇)·실고기
기 원 : 해룡과 동물
성 미 : 맛이 짜고 달다. 성질이 따뜻하다.
약 효 : 강장약으로 유명한 것으로 성신경을 흥분시키고 양기를 강하게 한다. 따라서 발기가 불완전하거나 성욕이 떨어지거나 아이를 갖지 못하는 경우에 사용하면 그 효능이 해마보다 강하다. 특히 노인이나 몸이 허약한 사람으로 신경이 예민하고 만사가 귀찮아질 때 좋다.
　자궁수축작용이 있어서 해산할 때 태아를 빨리 나오게 하는 효과가 있다. 임파선 결핵과 밤에 오줌을 자주 보는 질환에 사용한다. 그 외에 타박상과 불임에 효과가 있다.
사용법 : 겉면의 검은 피막을 떼어버리고 씻어서 햇볕에 말린다. 4~12

그램을 한약에 넣고 끓여서 먹는다.
주의 사항 : 임신부와 손발바닥에 열감이 있고 허약한 사람은 먹으면 좋지 않다.
맞는 체질 : 소음인

해마 (Hippocampus)

학명 : Hippocampus japonicus Kaup)

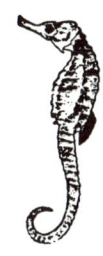

이 명 : 수마(水馬)·하고(鰕姑)·바다말
기 원 : 해룡과(Syngnathidae : 실고기과)에 속한 동물
형 태 : 길이가 10~30cm이며, 황백색이고 머리가 말의 머리와 비슷하고 닭벼슬 모양의 돌기가 있다. 기다란 주둥이가 있고 입이 작다. 몸은 가볍고 뼈처럼 단단하다. 우리 나라 동서남해 전 연안의 밀물이 들어오는 곳에서 서식한다. 필리핀에서 많이 잡힌다.
성 미 : 성질은 따뜻하고 맛이 달다. 간장과 신장의 경락에 작용한다.
약 효 : 해마는 신장의 양기를 보충해주어 정액이 차고 발기에 힘이 없을 것을 치료한다. 성질이 따뜻하여 성신경을 자극하여 성욕을 촉진시키며 발기시간을 연장시킨다. 양기가 부족할 때 해마 대신에 도마뱀을 사용할 수 있지만, 그 효능이 해마만 못하다. 밤에 오줌을 자주 보는 경우와 신기가 약하여 숨이 찬 천식에 사용한다. 또한 강장작용과 진통작용이 있어서 노약자의 신경쇠약과 복통을 치료하고 부인이 해산할 때 진통을 촉진시킨다. 그 외에 종기·부스럼에 사용한다.

주의 사항 : 임신부와 손발바닥에 열이 달아오르는 사람, 그리고 성욕이 항진된 자는 피한다.
사용법 : 술에 적셔서 약한 불로 볶거나 식초를 뿌려 누렇게 될 때까지 볶는다.
맞는 체질 : 소음인

홍어 (skate ray)
학명 : Raja kenojei)

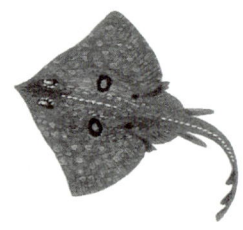

기 원 : 홍어목 가오리과 물고기
이 명 : 다른 종의 어류와도 교미를 한다고 해서 '창녀' 라는 별명이 있다.
삽 화 : 그리스 신화에서 마녀 키르케는 자기 앞에서 다른 여자에게 눈을 돌리는 남자가 있으면 홍어 꼬리로 찔러 죽일 만큼 홍어의 독은 유명하다. 그러나 국내에서 잡히는 홍어의 독은 치명적이지 않다. 앞머리가 붉은 암놈을 최상품으로 친다. 수놈은 암놈의 절반 정도이며 맛도 떨어진다.
　전라도에서는 '홍어어시욱' 이라 하여 삭혀서 찜을 한다. 이 지방에서는 옛부터 경조사에 반드시 홍어를 준비하는 풍습이 있어 아무리 다른 음식을 잘 차렸어도 홍어가 오르지 않으면 잔치에 먹을 것이 없다는 뒷말을 듣는다고 한다.
형 태 : 몸은 마름모꼴이다. 머리가 작으며 주둥이는 튀어나왔다. 눈이

작고 등의 중앙선에는 작은 가시가 돋아 있다. 길이는 1m 50cm정도이고, 등쪽이 갈색이고 배쪽은 희다.

생 태 : 수심 20~80m 바다 바닥에서 활동한다. 홍어는 가을이 되면 황해에서 내려와 흑산도 연안에서 겨울을 난다. 이 때가 홍어의 산란기로 살이 실하고 껍질도 얇아 최상품으로 꼽는다. 꼬리가 채찍처럼 생겼는데 꼬리 윗부분에 유독성 가시가 있는 것도 있다. 이익의 성호사설에서는 홍어 꼬리를 나무에 꽂아 두면 그 나무가 시든다고 하였다. 어부들이 홍어잡이를 피하는 것은 이 꼬리 때문이며 찔리면 상처에 오줌을 바르고 수달 가죽으로 싸매면 해독이 된다고 본초강목에 적혀 있다.

산 지 : 우리 나라에서는 서남부해에 분포하고 여름철에 비교적 맛이 좋다.

성 미 : 성질이 차다. 맛이 달고 살이 꼬들꼬들하면서 부드럽게 씹힌다.

성 분 : 에너지 87kcal, 수분 77.5%, 단백질 19.5g, 지질 0.5g, 회분 2.4g, 칼슘 3.5mg, 인 250mg, 철 1.2mg, 비타민 B_1 0.07mg, 비타민 B_2 0.13mg, 니아신 2.4mg 등이다. 홍어는 바닷물 속에서 삼투압 조절을 위해 살 속에 요소를 많이 가지고 있다. 홍어는 '트리메틸아민옥시사이드'라는 성분이 다량 포함되어 있어서 죽으면 암모니아와 트리메틸아민으로 분해되기 때문에 퀴퀴한 냄새가 난다.

약 효 : 홍어는 찬 성질을 갖고 있어 몸에 열이 많은 사람이 먹으면 신진대사가 잘된다. 특히 이뇨작용이 있어서 남자가 신장 기능에 이상이 있어서 쌀을 씻은 물과 같은 오줌을 보거나 소변이 기름 같으면서 시원스럽게 나오지 않는 경우, 방광에 염증이 있는 경우, 지나친 성생활과 과로로 인하여 소변을 볼 때 통증이 있는 경우에 효험을 볼 수 있다. 홍어의 꼬리에 강한 독이 있다. 홍어는 연골어류이므로 끓이면 젤라틴으로 변해 국물이 흐릿하게 된다. 배가 단단하고 아픈 사람이 홍어로 국을 끓여 먹으면 더러운 것이 제거되어 속이 편안해 진다. 정약전의 자산어보에는 '술기운을 없애 준다'고 적고 있으니 예로부터 술독을 푸는 데 사용하였음을 알 수 있다.

주의 사항 : 성질이 차기 때문에 몸이 냉하고 속이 차며 소화가 잘 되지 않는 사람은 먹으면 좋지 않다.
맞는 체질 : 소양인 · 태양인

홍탁

홍탁을 만드는 방법은 항아리에 짚이나 솔잎을 깔고 홍어를 넣은 뒤 밀폐시켜 수분을 빼면서 삭힌다. 삭을 때 요소가 분해되어 암모니아를 만들어 코를 자극한다. 기름기가 없는 홍어는 1주일~15일 정도 삭혀 먹는다. 특히 시원한데서 서서히 삭혀야 한다.

어패류에 들어있는 DHA 와 EPA 함량비교 (가식부100g)

생선의 종류	지방질 함량(g)	DHA함량(mg)	EPA함량(mg)
방 어	12.48	1,785	898
고 등 어	13.49	1,781	1,214
꽁 치	13.19	1,398	844
뱀 장 어	19.03	1,332	742
정 어 리	10.62	1,136	1,381
참 치	10.43	1496	999.5
옥 색 송 어	6.34	983	247
연 어	6.31	820	492
전 갱 이	5.16	748	4.8
붕 장 어	8.58	661	472
눈 통 멸	3.35	633	275
가 다 랭 이	1.25	310	78
참 돔	2.70	297	157
잉 어	4.97	288	159
가 자 미	1.42	202	210
넙 치	0.84	176	108
은 어	4.11	136	201
혹 돔	1.14	103	57
대 구	0.22	72	37
오 징 어	0.39	152	56
난 지	0.24	71	42
모 시 조 개	0.30	34	21
바 지 라 기	0.43	48	31

제 5 장
연체동물 · 환형동물

가리비 (Scallop)
학명 : Pactinopectin yessoesis

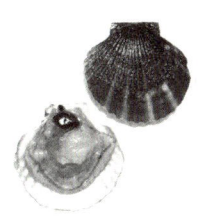

기 원 : 익형목 가리비과의 조개.
생 태 : 껍데기를 급히 여닫아 아귀로 물을 내뿜으며 도약 전진한다. 수심 40m 깊이의 모래나 자갈밭에 서식하며 2~4월에 산란한다. 한국 · 일본 등지에 분포한다.
성 미 : 성질은 차다.
성 분 : 가리비 생것에는 에너지 80kcal, 수분 80.4%, 단백질 13.0g, 지질 1.0g, 당질 3.8g, 섬유소 0g, 회분 1.8g, 칼슘 53mg, 인 195mg, 철 1.0mg, 나트륨 294mg, 칼륨 266mg, 레티놀 0, 베타카로텐 0, 비타

민B_1 0.05mg, 비타민B_2 0.33mg, 니아신 1.6mg, 비타민C 1mg, 폐기율 57%

약 효 : 패주(貝柱)와 살은 식용으로 사용한다. 패주는 조개관자라고 하며 조갯살을 조개 껍데기에 붙어 있게 하는 단단한 근육을 말한다. 맛이 좋은 시기는 4~5월로 생선회 등으로 생식된다. 시장에서 유통되는 가리비는 대부분 양식한 것들이다. 국자가리비·해가리비 등은 천연상태에서 채취하여 지방에서 날로 먹는다. 양식은 어린 가리비를 바구니에 넣어서 바다에 매달아 성숙할 때까지 관리한다. 고혈압이나 어깨가 결리는 데 좋다고 알려져 있다.

주의 사항 : 알레르기성 체질은 날로 먹는 것은 피해야 하며, 2~4월이 산란기이므로 이때 먹으면 식중독의 위험이 있다.

레티놀

비타민 A는 좁은 뜻으로 레티놀이라고 한다. 베타카로틴은 장점막에서 비타민 A로 변한다. 베타카로틴의 효과는 비타민 A의 3분의 1에 해당하므로 베타카로틴의 형태로 섭취하면 비타민 A 필요량의 3배가 필요하다. 비타민 A가 부족하면 각막건조증·안구건조증·불임증·심각한 성장 장애 외에 어두운 곳에서 시력이 떨어지는 야맹증이 생긴다. 비타민 A는 생선의 간·버터·계란 등에 많다.

고 둥

학명 : Bellamya quadrata

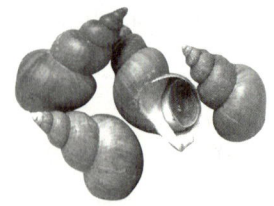

한약명 : 라사(螺獅)
생 태 : 생김새는 원추형이다. 하구 · 호수 · 연못 · 논에서 생활한다.
성 미 : 성질이 차고 맛이 달다.
약 효 : 간의 열을 내리고 소변이 잘 나가게 한다. 그래서 황달과 방광염 그리고 술독을 치료한다. 탈항과 치질 · 치루에 효과가 있다. 또한 갈증과 이질에도 사용한다. 눈을 밝게 하는 작용이 있으며 눈이 빨갛고 눈동자가 속으로 가려지는 것을 치료한다.
주의 사항 : 위가 차고 오래도록 설사를 하는 사람은 먹지 않는다. 많이 먹으면 복통이 생긴다.

고둥 껍질

한약명 : 백라사각(白螺獅殼)
형 태 : 고둥을 오래 두어 백색이 된 것으로 해변가에서 많이 볼 수 있다.
성 미 : 맛이 달고 성질이 차다.
약 효 : 담을 삭이고 통증을 제거하는 작용이 있어 음식을 먹고 토하는 경우와 위산과다로 속이 쓰리고 아픈 경우에 사용한다. 담과 열로 인한 기관지염에 사용하여 기침을 멎게 한다. 그 외에 임파선 결핵, 축농증 · 탈항 · 치질 · 화상 · 부스럼에 이용한다.
사용법 : 불에 달궈 빻아서 가루내어 사용하는데, 1회에 4~12그램씩 먹는다.

갯고둥

약 효 : 눈의 통증이 오래 낫지 않는 것을 다스리니 산고둥을 취하여 뚜껑을 열고 황연을 조금 넣어 두면 즙이 나오는데 그것을 눈에 넣는다. 바다 속의 작은 소라이다.

녹상라

학명 : Limnaea

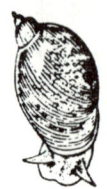

한자명 : 綠桑螺
기 원 : 추실라(椎實螺)과 동물의 추실라
약 효 : 탈항에 이를 태워서 돼지기름에 개어 환부에 붙인다. 소아경풍에 일곱 개를 불에 말려 가루내어 죽과 함께 먹는다. 본초강목에서는 상우와 달팽이 그리고 활유는 같은 종류이나 모양이 다르다. 그 효능도 서로 비슷하나 상우는 경기를 치료하는데 백강잠과 상표초과 같은 효과가 같다. 뽕나무를 먹는 것은 그 기가 간에 작용하여 풍을 다스린다고 설명한다.

민칭이

학명 : Bullacta exarata (Philippi)

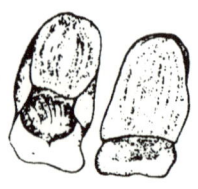

한약명 : 토철(吐鐵) / **이명** : 니라(泥螺) · 무른개비 · 명주달걀고동
성 미 : 맛이 달고 짜며 성질이 차다.
약 효 : 간장과 신장을 강화시키는 기능이 있어서 머리가 맑아지고 기운이 나며 눈과 귀가 밝아진다. 속에 열이 있어서 가슴이 답답한 것을 없애주고 숙취를 풀어준다. 인체에 진액을 만들어 주는 역할을 하여 민챙이를 먹으면 목구멍이 건조하여 깔깔한 것이 낫는다.

키토산(chitin)

1832년에 장수풍뎅이의 겉날개에서 처음으로 분리되어 「투구」를 뜻하는 그리스어 키톤에서 이름을 딴 것이다. 게에 함유되어 있는 식이섬유가 항암작용이 있다는 보고가 있다. 키틴은 게 · 새우 · 크릴 등의 갑각류 · 오징어 · 패류 · 곤충류 · 버섯 · 치즈 · 세균의 세포벽 등에 분포되어 있다.

꼴뚜기 (Webfoot octopus)

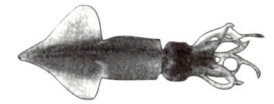

이 명 : 겨울에서 초봄에 알이 자라고, 삶으면 외투 중에 밥알이 들은것처럼 보이는 것에서 이 이름이 유래했다.
형 태 : 소형 문어로 길이가 25cm이다. 완막의 표면에 있는 한 쌍의 큰 안상(眼狀) 반점이 특징이다.
성 미 : 몸체도 알도 맛이 있다.
약 효 : 낙지와 같다.
참 고 : 겨울과 봄에 잡으며 소형의 항아리나 참고둥의 조개껍질을 이

용해서 잡는다.

굴 (oyster)

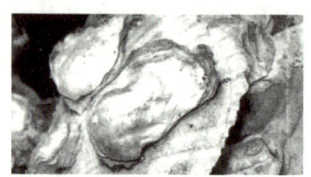

한약명 : 모려육(牡蠣肉) / 이명 : 민어굴
기 원 : 판새목 굴과에 속하는 이매패(二枚貝)의 총칭.
삽 화 : 카사노바가 가장 애용했다는 게 굴이요, 철혈재상 비스마르크가 무지하게 먹었다는 게 굴일 정도로 정력제로 손꼽힌다.
생 태 : 산란기는 6~7월경이며 5백만~1억 개의 알을 낳는다. 벨리저 유생은 바다를 떠돌다가 바닷가 암초에 붙어서 자란다. 프랑크톤을 해수와 함께 먹고 아가미로 여과시키는데, 큰 것은 10cm 정도이고 폭이 3~4cm 되는 길다란 삼각형 모양으로 표면이 아주 단단하고 울퉁불퉁하다.
 한 곳에서 자라기 때문에 양식하기가 쉬운데 우리 나라에는 한려수도의 청정 해역에 굴 양식장이 많다.
성 미 : 성질이 평이하고, 맛이 달고 짜며 독이 없다.
성 분 : 자연산은 에너지 85kcal, 수분 81.56%, 단백질 11.6g, 지질 3.2g, 당질 1.5g, 회분 2.2g, 칼슘 109mg, 인 204mg, 철분 3.7mg, 비타민 A 27R.E, 레티놀 11μg, 베타카로텐 11μg, 비타민 B_1 0.22mg, 비타민 B_2 0.33mg, 니아신 4.2mg, 비타민C 4mg 등이다. 글리코겐이 겨울에는 4~6%까지 상승하지만 산란기인 5월에는 1%이하가 된다. 단백질은 히스티딘·리딘이 풍부하고 살이 부드러워 소화되기 쉽다. 철·

동·망간·옥소·비타민B_1,·B_2·C 엑기스 성분으로 알라닌·글리신·베타인·타우린·호박산 등을 함유한다. 굴은 10월에서 3월까지가 먹기에 좋으며 추울수록 맛이 있다.

약 효 : 굴은 완전 식품으로 "바다에서 나는 우유"라고 부른다. 특히 '비타민과 무기질의 보고'라고 할 수 있는데 철분·아연·인·칼슘 등이 고루 들어 있다. 빈혈 치료에는 철분과 촉매역할을 하는 구리가 필요한데, 굴에는 흡수가 용이한 유기동이 들어 있어 빈혈 치료에 좋다. 이를 한방에서는 굴이 간의 기능을 도와주고 보혈 작용을 한다고 한다.

단백질을 구성하는 아미노산 중에 라이신과 히스티딘이 많아 곡류에 부족한 아미노산을 보충할 수 있고 당질은 글리코겐 형태로 많이 들어 있어 소화 흡수가 잘 되므로 회복기 환자나 노인, 아이들에게도 좋은 식품이다.

아연이 결핍되면 남성 호르몬 테스토스테론과 정충을 만들지 못하여 성적 불능이 될 수 있는데, 굴은 자연에서 아연을 가장 많이 농축한 식품이다. 굴은 땀을 많이 흘리거나 두통·불면증에 효과가 있다. 특히 가슴이 답답하고 열이 나며 마음의 안정을 찾지 못하는 경우에 좋다.

술을 먹은 후에 갈증이 심한 사람들이 굴을 먹으면 증상이 완화되고 피부와 얼굴 색도 좋아진다. 물을 많이 마시면서 소화기능이 약하여 식욕이 없는 경우, 음식을 먹고 나서 잘 토하는 경우에 굴을 먹으면 위장 기능을 활발하게 하여 식욕을 돋우어 준다. 혈장중의 콜레스테롤을 내리거나 혈압저하작용을 하는 타우린·셀레늄·EPA 등이 있어 고혈압·동맥경화·심장병 같은 성인병 예방도 기대할 수 있다. 대체로 큰 것이 좋으며, 육질을 먹으면 향이 좋고 보익하는 효과가 크다.

주의 사항 : 산란기인 5월에서 8월까지는 먹지 않는 것이 좋은데, 이때 아린 맛이 나고 영양도 떨어진다. 쉽게 상하여 배탈이 나기도 한다. 기운이 약하여 정액이 저절로 나오는 사람은 먹지 않는다.

조 리 : 굴은 12~2월에 지질 함량이나 글리코겐 함량이 증가하므로 이때 채취한 것이 가장 맛있다. 천연 굴은 알이 작고 양식 굴은 대개 크다.

강굴은 굴을 딴 다음 탄력이 있게 동글동글하다. 이것을 깨끗이 씻으려면 영양 손실이 많고 맛도 떨어지므로 소금물로 가볍게 씻은 후 그냥 먹거나 간장을 타서 먹는다. 굴은 수분이 빠지면 단단해져 맛이 떨어지므로 가볍게 익히는 것이 좋고, 큰 것보다 작은 굴이 감칠 맛이 있다.

굴의 껍질

한약명 : 모려 · 모려분

성 미 : 맛이 짜고 깔깔하다. 성질이 약간 차고 독이 없다. 간장과 콩팥에 작용한다.

약 효 : 껍질을 빻아놓은 분말을 합분이라 하는데, 이를 먹으면 정액이 저절로 나오는 유정, 잠자는 중에 정액을 흘리는 몽정, 여자의 대하, 자궁출혈, 설사 등을 치료한다. 모려는 위산을 제거하고 통증을 멎게 하는 작용이 있어서 위산과다의 치료제로 사용된다. 신체가 허약하여 잠잘 때 식은땀을 흘리는 경우에 사용한다.

 굴껍질은 허열을 제거하기 때문에 마음에 근심이 많아 불안하고 잘 놀라며 가슴이 답답하고 두근거리는 증상, 근육이 파르르 떨리는 증상, 얼굴이 벌건 증상, 불면, 어지러운 증상에 사용한다. 결핵성 임파선 · 폐결핵 · 임산부와 어린아이의 칼슘 부족에 일정한 효과가 있다.

주의 사항 : 허약하면서 열이 있는 경우에 사용하는 것이므로 열이 없거나 찬 사람이 먹으면 안된다. 비위가 약한 사람이 먹으면 소화불량이 나타난다.

법 제 : 먼저 소금물에 한동안 끓인 뒤에 불로 달구어서 절구로 찧으면 쉽게 가루가 된다.

낙지 (Common octopus)
학명 : Octopus variabilis

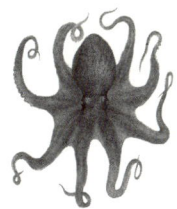

기 원 : 완목 낙지과 연체동물. 문어류는 낙지·꼴뚜기가 3대 중요 어종이다.

이 명 : 한자로 장어(章魚)·소팔초어(小八梢魚)이다. 신농본초에는 장거어(章擧魚)라 하고, 일명 석거(石距)라고도 했다.

생 태 : 얕은 바다의 모래나 개펄바닥에 살며 물고기·조개·새우등을 잡아먹는다. 낙지는 9~10월이면 배 안에 밥풀과 같은 알이 있고 겨울에는 구멍 속에 틀어박혀 새끼를 낳는다.

산 지 : 전세계에 분포한다. 시장에서 유통되고 있는 낙지의 70% 이상이 아프리카 북서안에서 어획되고 있는 수입물이다. 낙지는 서해 뻘밭 어디서나 잡히지만 달고 맛있는 세발낙지는 미암과 현경해제와 해남 산 이상공의 것을 첫째로 친다.

성 미 : 성질이 평이하고, 맛이 달며, 독이 없다. 오징어보다 조금 크고 맛이 참 좋다는 것이 특징이다.

성 분 : 수분 83.7%, 단백질 12.1g, 지질 0.4g, 회분 1.1g, 칼슘 23mg, 인 308mg, 철 0.3mg이다. 성분은 오징어와 비슷하다, 주성분은 단백질로서 필수 아미노산의 함량이 많다.

약 효 : 자산어보에서는 "말라 빠진 소에게 낙지 서너 마리를 먹이면 금방 힘을 얻는다"고 했다. 사실 기운이 없고 피가 부족하여 얼굴 색이 누

리끼리하고 입술과 손발톱이 창백한 사람이 먹으면 효과를 본다. 낙지와 오징어에 들어 있는 타우린과 히스티딘 등의 아미노산은 칼슘의 분해흡수를 돕는다. 낙지와 오징어에 많이 들어 있는 콜레스테롤은 오히려 저급 콜레스테롤을 고급 콜레스테롤로 만들어주는 역할을 한다.

피부병이 오래도록 낫지 않고 헐어서 헤졌을 때 낙지를 먹거나 상처에 붙이면 빨리 치유된다. 낙지의 타우린은 피로를 빨리 회복시키고 간의 생성 작용을 도우며 해독 작용을 증가시키는 역할을 한다. 낙지는 산성 식품이므로 알칼리성인 야채와 칼슘이 많이 들어 있는 식품을 곁들여 먹으면 영양학적으로 좋다. 낙지에서 분리한 바올린이 항종양 작용을 나타낸다.

주의 사항 : 두드러기를 앓았던 사람은 먹지 않는 것이 좋다. 몸이 차고 소화기관이 약한 사람에게는 별로 도움이 되지 않는 식품이므로 많이 먹는 것은 좋지 않다.

맞는 체질 : 소양인 · 태양인

조리 : 낙지를 오래 삶으면 질겨지므로 물에 살짝 데쳐 먹는다.

달팽이 (Snail)
학명 : Achatina fulica

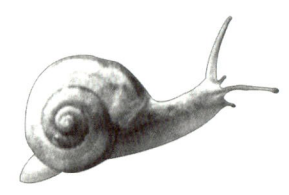

한약명 : 와우(蝸牛) / 이명 : 해양(海羊) · 산와 · 부각활유. 껍질을 짊어진 활유(蛞蝓)이다.

달팽이라는 이름은 달처럼 둥글고 팽이처럼 생긴 모양에서 유래됐다.

프랑스에서는 달팽이를 익혀 그 위에 여러 가지 소스를 쳐서 '에스가르고'라는 고급 요리로 이용되고 있는데, 중세 카톨릭 수도원에서 달팽이 식용이 허락된 후부터 프랑스·오스트리아에서 달팽이 요리가 유행되기 시작했다. 달팽이는 프랑스 등 유럽에서 요리로서는 더 없이 많이 발달했고, 강장제로도 많이 이용되고 있다.

형 태 : 네 뿔이 있는데 두 뿔과 비슷하다고 본초에 적고 있다. 길다란 한 쌍은 명암을 구별할 수 있고, 작은 한 쌍은 맛과 냄새를 식별한다.

생 태 : 달팽이는 들이나 어둡고 습한 곳에서 많이 발견된다. 습기와 함께 토양 중에 칼슘이 많은 석회암 지역에서 다량 서식한다. 달팽이는 건조하면 체내 수분이 너무 방출되어 죽게 되고 자신의 패각과 알을 싸고 있는 석회질이 필요하기 때문이다. 달팽이는 전세계적으로 약 2천여 종이 있는데, 껍질이 없는 달팽이가 정력강장제로는 가장 좋은 것으로 알려져 있다.

성 미 : 맛이 짜고 성질이 차며 약간의 독이 있다. 달팽이는 겨울잠을 자기 직전에 먹이를 포식하는데 이 시기가 가장 맛이 좋다. 특히 2살 짜리가 적당하다.

성 분 : 달팽이 100g 당 단백질 함량이 18.0g, 지질은 6.3g 이다. 달팽이의 소화선에는 단백질 분해 효소·펙티나제·셀룰라아제·헤미셀룰라아제·만니아제·사카라제·락타제·헤미락타제 등 30~40여종의 혼합 효소가 들어 있다. 또 많은 양의 용혈 물질이 들어 있다. 약으로 사용할 때는 여름잠을 자기 전, 교미와 산란기에 해당하는 시기에 잡는다. 이때가 생식과 번식을 위해 달팽이의 영양상태가 가장 좋을 때이기 때문이다.

약 효 : 달팽이는 우리 나라보다는 유럽에서 고급 요리로 사랑을 받는다. 달팽이는 점액질을 많이 분비하고 그 몸체가 자유롭게 신축하면서 패각의 원통 속을 출입하는 것이 성적 연상을 자아내기 때문에 일찍부터 정력제로 쓰여져 왔다. 특히 달팽이는 성질이 차서 열이 많은 사람이 먹으면 좋다. 노화방지와 강장식품으로 인정받는 달팽이의 주성분은 콘

드로이친황산이다. 이 성분은 피부·혈관 등에 많은데 수분을 유지시키는 작용을 한다. 그래서 달팽이를 많이 섭취하면 피부가 깨끗해지고 내장의 노화를 막는데 효과가 크다.

달팽이에는 기관지확장을 시키는 헬리틴이 있어서 기관지 천식에도 효과를 나타낸다. 달팽이는 성질이 차다. 그래서 청열·해독·소종 작용이 있어서 발열성 질환·각종 염증성 질환·종양 질환에 쓰인다. 당뇨, 중풍으로 구안와사가 있는 경우, 탈항, 치질, 근육이 당기는 경우, 간질, 밤에 오줌을 자주 보는 경우에도 사용한다.

유즙을 촉진하려 할 때는 목통·천산갑·왕불류행 등을 배합하고, 소변 불통에는 달팽이 20g을 삶아 먹되 1일 3회 복용하면 효과가 있다.

주의 사항 : 달팽이는 성질이 차서 속이 냉하거나 설사가 잦은 사람과 허약한 어린이는 먹지 않는 것이 좋다. 오래 먹는 것은 좋지 않으며 풍열로 인한 것이 아니면 사용하지 않는다. 고둥류의 타액선에는 테트라민이라는 독소가 있어서 잘못 먹으면 두통·현기증·메스꺼움·술취한 느낌, 졸음 등이 나타난다. 이 증상은 수 시간 내에 사라진다.

사용법 : 팔월에 채집하는데 모양이 둥글고 큰 것이 좋고 주로 볶아서 쓴다. 식용으로는 냉동을 하거나 통조림으로 만들어 이용하고 있다.

맞는 체질 : 태양인·소양인

집없는 달팽이
학명 : Limax

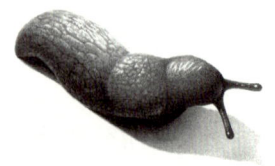

한약명 : 활유(蛞蝓) / **이명** : 알달팽이
성 미 : 맛이 짜고 성질이 차다.
약 효 : 열을 내리고 풍을 제거하는 작용이 있어서 중풍으로 구안와사가 생긴 것이나 근육이 당기거나 탈항에 사용한다. 간질로 손발이 구부러지고 경련을 일으키는 경우에도 효과가 있다. 담과 지방이 뭉쳐서 생긴 지방종과 같은 담핵을 치료한다. 생리를 조절하고 어혈을 제거하여 생리가 끊어지고 뱃속에 덩어리가 생기고 복통이 있는 경우에 사용한다. 타박상으로 통증이 있는 경우, 종기와 피부가 발갛고 열이 나며 아픈 단독에 사용한다. 천식ㆍ기관지염ㆍ인후마비에 사용한다.
사용법 : 불에 말려서 가루를 내어 사용하고 외용으로는 분말을 붙이거나 갈아서 붙인다.
주의 사항 : 바람과 열로 인하여 발생한 경우가 아니면 사용하지 않는다. 어린아이가 약하고 설사를 많이 하는 경우에는 사용하지 않는다.
천 식 : 깨끗이 씻은 알달팽이 100마리와 적당량의 패모를 섞어 짓찧어 죽처럼 만든다. 하루에 두 번, 한번에 1.5그램씩 먹는다.

멍게 (Common sea squirt)
학명 : Halocyntbia roretzi

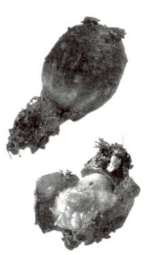

기 원 : 멍게과
이 명 : 우렁쉥이
형 태 : 원색동물의 일종으로 지름이 10cm정도이고 길이가 15~20cm

로 주먹만하다. 겉면은 두꺼우며 가죽같이 생겼는데 젖꼭지같이 생긴 돌기가 촘촘히 나 있다. 어릴 때는 바다에서 헤엄을 치지만 크면서 바위에 붙어서 사는데 아래쪽에 해초 뿌리 같은 것이 많이 달려 있어 바위에 붙어 있을 수 있다. 껍질을 갈라서 안에 들어 있는 누런 색의 살을 먹는다. 5~7월 깊은 바다에서 3년 정도 자란 것이 가장 맛있다.

성 분 : 열량 82kcal, 수분 80.9%, 단백질 7.3g, 지방 2.0g, 회분 2.0g, 칼슘 89mg, 인 84mg, 철분 1.7mg, 비타민B_1 0.05mg, 비타민B_2 0.20mg, 니아신 2mg 등이 주성분이다.
약 효 : 식욕이 없을 때 먹으면 밥맛이 난다.
조 리 : 손으로 잡았을 때 바로 팽팽하게 되살아나는 것이 신선한 것으로 향이 아주 독특하고 씹히는 감이 아주 좋다. 싱싱한 것은 대개 회로 먹는다.
맞는 체질 : 소양인 · 태양인

문어 (Octopus)

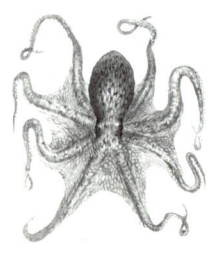

기 원 : 두족강 팔완목 문어과에 속하는 것을 총칭한다.
이 명 : 몸에 여덟 개의 긴 다리가 있으며 비늘이 없고 뼈가 없으니 다른 이름으로 팔대어(八帶魚)라고도 한다. 동북해에 난다.
성 미 : 맛이 달고 성질이 평이하면서 찬 편이지만 독이 없다.
성 분 : 근육 중에는 오징어와 함께 타우린이 많다. 함량은 1.670mg%이다. 타우린은 생체에서는 유리 상태로 존재하며, 단백질을 만들지 않

는 단독아미노산인데, 문어 · 오징어 · 낙지의 독특한 맛을 내는 물질이다.

약 효 : 문어는 매우 뛰어난 고단백 식품이다. 문어에 들어 있는 엔데카펩티드는 호흡기능을 촉진하고 관상동맥에 혈액 공급량을 급속히 늘려 주는 효과가 있어서 혈압을 떨어뜨리는 작용을 한다. 정력제로 알려져 있고, 간기능을 강화하여 문어를 먹으면 피가 잘 돌고 기운이 난다. 그 외 등창 · 종기 · 궤양 때에 사용한다.

 동전같이 썰어 볶으면 맛이 깨끗하고 담담하며 알은 머리 · 배 보혈에 귀한 약으로 토하고 설사하는 데 좋다.

주의 사항 : 문어의 육질이 질기고 딱딱해 소화가 잘 안된다. 알레르기 체질, 저혈압, 위하수, 속이 차고 소화기능이 약한 사람은 먹지 않는 것이 좋다. 특히 두드러기가 나는 사람은 먹지 않는다. 문어는 삶아도 단단하기 때문에 부패의 판별이 곤란하다. 문어 중독은 6~10월에 많이 일어난다.

맞는 체질 : 태양인 · 소양인

소라 (top shell, Turban shell)
학명 : Batillus cornutus

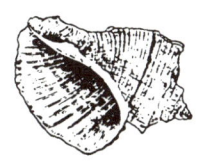

한약명 : 해라(海螺) / 이명 : 紅螺 · 정두라 · 참소라
기 원 : 원시복족목(原始腹足目) 소라과의 고둥.
삽 화 : 바닷가에서 소라의 껍질을 귀에 대면 공기의 흐름에 따라 이상

한 소리가 들려온다. 그래서 소라의 껍질에 구멍을 내어 악기로 쓰기도 했는데 우리 나라에선 고려 공민왕 때 명나라에서 수입하여 조선시대까지 군대의 악기로 썼다고 한다. 저녁 어촌에서 소라 한 양동이를 구하여 살짝 삶아서 초고추장에 찍어 먹으면, 연한 살과 고소하고 단 소라 맛으로 밤새는 줄 모르고 먹는다.

생 태 : 먹이에 따라 껍데기의 색깔이 변하는데 갈조류만 먹으면 황색을 띠고, 석회조와 홍조류 등도 함께 먹으면 흑색을 띤다. 내장 대부분은 생식선이다. 녹색이 암컷, 흰 것이 수컷이다. 소라는 야행성이며 산란기가 겨울철이다. 파도가 험한 먼바다에서 사는 소라의 껍질에 돌기가 나고, 물결이 잔잔한 환경에서 자란 것은 돌기가 생기지 않는다.

성 미 : 맛이 달고 성질이 차다. 독이 없다. 화학 성분에 의해 특유한 맛을 지닌다. 겨울부터 초여름이 제철이다.

성 분 : 주요 성분은 에너지 95kcal, 수분 76.7%, 단백질 18g, 지방 0.9g, 당질 2.5g, 회분 1.9g, 칼슘 39mg, 인 133mg, 철분 3.1mg, 비타민 A 30IU, 비타민 B_1 0.04mg, 비타민 B_2 0.23mg, 비타민 C 1mg, 니아신 1.7mg 등이다. 주성분은 단백질이고 각종 무기질·비타민이 포함되어 있다. 가식 부분 100g당 콜레스테롤은 100mg 정도 포함되어 있다. 또 프로비타민 D의 함량도 고둥류 가운데서는 가장 많은 부류에 속한다.

약 효 : 성질이 차기 때문에 열로 인하여 명치와 배가 아플 때 먹으면 효과가 있다. 또한 소라를 먹으면 눈이 밝아진다. 외용으로도 사용한다. 동의보감에 따르면, 살아있는 소라를 잡아 입부위에 황련이라는 약재를 넣어 두면 즙이 생기는데, 눈병으로 눈이 아플 때 그 즙을 점안한다고 했다. 소라의 살을 먹어도 같은 효과를 볼 수 있다.

글리코겐과 호박산, 비타민 B 복합체가 많다. 발육기에 있는 어린이나 청소년들에게 특히 좋은 식품이다. 다른 생선류에 비해 소화흡수가 떨어지기 때문에 노인, 병후 회복기에 있는 사람에게 소라 국물을 마시게 하여 영양 공급을 한다. 소라를 먹으면 소변이 잘 나오고 숙취가 풀린다. 소라 살은 야채와 함께 삶아 먹으면 심장에 좋다. 또 소라의 간에는 비타민 B_2가 있어 빈혈에 좋다.

주의 사항 : 소화기관이 약하고 속이 냉한 사람은 먹지 않는 것이 좋다. 겉껍질은 쓴맛이 있으므로 이를 제거하고 쓴다. 너무 열을 많이 가하면 소라 살이 굳어지므로 주의해야 한다.

조 리 : 살아 있을 때에는 살을 빼기가 어려우므로 냄비에 물을 약간 담고 소라를 넣어 잠깐 불에 올려 살짝 쪄 낸 다음 젓가락이나 꼬치로 잡아 빼면 쭉 빠져 나온다. 녹색이나 갈색의 내장은, 신선한 것은 먹어도 되지만 오래된 것은 먹지 않아야 한다.

응 용 : 껍데기는 세공용이나 단추의 재료로 쓰인다.

맞는 체질 : 태양인, · 소양인.

요 리 : 소라구이는 고급 요리로 유명하다. 소라의 몸을 빼내서 얇게 썬다. 껍질에 얇게 썬 살과 미나리 등을 넣어서 껍질 채로 굽는다. 아무런 요리를 하지 않고 석쇠에 구워 먹기도 한다.

소라의 껍질

한약명 : 해라각

성 미 : 맛이 달고 짜다. 성질이 약간 차다.

약 효 : 위통과 임파선결핵 그리고 팔다리의 근육이 당기는 경우에 사용한다.

갑 향

학명 : Turbo cornutus Solander

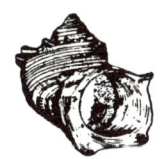

한자명 : 甲香
성 미 : 맛이 짜고 기가 약하며 성질이 평이하다. 독이 없다.
약 효 : 소화불량으로 명치와 배가 아픈 것을 멎게 한다. 이질과 오줌이 자주 마려우나 시원하게 나오지 않고 소변이 방울방울 떨어지며 요도와 아랫배가 켕기고 아픈 임병을 치료한다.
　두창 · 개선 · 생인손 같은 피부병에도 효과가 있다. 기를 편하게 하여 치질로 인한 대변출혈에 사용한다.

오징어 (Cuttlefish ; squid)

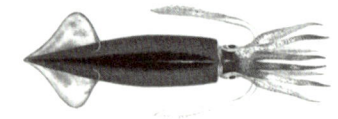

기 원 : 두족강 십완목 오징어과
한약명 : 한자는 오적어(烏賊魚)이다. '오적어'는 '까마귀 잡아먹는 도적' 이란 뜻으로, 오징어가 바다 위에 먹물을 뿜어 대며 떠 있는데 까마귀가 물위에 쉬러 왔다가 쪼아대자 재빠르게 긴 두 발로 까마귀를 안고 물 속으로 들어가 버렸다는 얘기에서 나온 이름이라고 한다.
서식처 : 우리 나라 해역은 물론이고, 일본 연안 해역을 포함하는 북서 태평양의 전 연안 해역에 분포하고 있다.
성 미 : 성질이 평하고 맛이 시다. 특유의 맛은 타우린 · 펜탄때문이다.
성 분 : 생 오징어 100g에 에너지 95kcal, 수분은 77.5%, 단백질은 19.5g, 지질 1.3g, 칼슘 25g, 인 273g, 비타민B_1 0.05mg, 비타민B_2 0.08mg, 니아신 2.5mg 함유되어 있다. 말린 오징어 100g에는 수분이 19.5%, 단백질 67.8g, 지질 6.9g, 칼슘 252g, 인 821g, 비타민B_1 0.13

㎎, 비타민B20.20㎎, 니아이신 8.2㎎이 함유되어 있다. 이 성분에서 보는 바와 같이 오징어는 훌륭한 식품이다.

약 효 : 우리 나라에서는 새우와 오징어는 콜레스테롤이 많이 함유된 식품으로 인식되어 버렸는데, 이것은 몇 년전 TV에 새우와 오징어가 식품 중 콜레스테롤이 가장 많은 것으로 보도되면서부터다. 최근에 와서 수산물에 함유된 콜레스테롤은 육류와 달리 모든 성인병과는 관계가 없다고 밝혔다. 그런데 오징어 육질의 단백질에는 황을 함유하고 있는 타우린(taurine)이라는 함황 아미노산이 오징어 100g 당 1010㎎으로 일반 어류나 가축보다 훨씬 많은 양이 함유되어 있다. 타우린은 지질 및 콜레스테롤의 체내대사과정에 중요한 역할을 하는 성분으로 피로 회복이나 스태미너 증강에 좋다고 하여 약품으로 사용하기도 한다. 우유에는 거의 없으나 모유에는 비교적 많은 양이 있으며 뇌세포, 망막 등에 다량 함유되어 있다. 타우린은 간기능의 개선 효과와 해독 기능, 뇌신경 및 시신경 영양기능, 피를 맑게 하고 생성 작용을 한다. 타우린은 악성 콜레스테롤량의 성장을 막아준다. 또한 콜레스테롤계의 담석도 용해하는 작용으로 담석증을 수술하지 않고 치료할 때 타우린을 사용한다. 비타민과 무기질이 많아서 칼슘은 쇠고기의 여덟 배이고 구리도 많이 들어 있다. 말린 오징어의 표면에 있는 하얀 분말은 주로 타우린 성분인데 마른 오징어를 구울 때 나는 특유의 냄새는 타우린과 질소 화합물이 타면서 생긴다. 생선의 피는 보통 빨간색인데 오징어의 피는 헤모시아닌으로 이루어져 있어 청색을 나타내므로 혈청소라고 한다.

 오징어는 성분 중 단백질이 19.5%를 차지하는 고단백 식품으로 저지방, 저칼로리의 아미노산 성분이 훌륭히 배합된 단백질의 근원 식품이다. 말린 오징어에는 단백질이 쇠고기보다 3배 이상 많다. 오징어의 단백가는 86으로서 그 질이 우수하다. 특히 우리가 주식으로 하는 쌀 등의 곡류 단백질에 적은 라이신이나 트레오신, 트립토판 등 중요한 아미노산이 많이 함유되어 있다.

 오징어를 먹으면 기운이 나고 뼈와 근육이 튼튼해지며 정력이 보충된다. 또한 여성의 생리기능을 강화시켜서 생리불순과 폐경을 치료한다.
 홍역에 걸려 발진이 날 때 오징어 염분을 먹으면 얼굴에 흉터가 남지 않는다.
주의 사항 : 산성식품이므로 알칼리성 식품과 배합해 먹도록 하고 위궤양, 위산과다에는 피하는 것이 좋다. 날 것을 고를 때는 탄력이 없거나 몸이 흰색으로 퍼져 있는 것은 오래된 것이므로 피하고, 투명하고 윤기 나며 약간 검은색이 나야 신선하다. 마른 오징어는 이상한 냄새가 나지 않고 되도록 살이 두껍고 노란색을 띠면서 흰 가루가 전체적으로 고루 덮인 것이 좋다.
맞는 체질 : 소양인.

오징어 먹물

성 분 : 오징어먹물은 멜라닌 색소에 단백질이 결합된 것으로 당질 · 유질 · 아미노산 · 효소 · 미량의 금속으로 이루어져 있다.
약 효 : 8세기경 중국에서 펴낸 약학서에 보면 오징어먹물은 혈액에 좋고 심장이 두근거리는 증상이나 통증을 완화하며 부인의 자궁 출혈에 효과가 있다고 쓰여있다. 일본 도야마 지방의 명산물로 오징어젓이 있는데 이 오징어젓엔 오징어 먹물을 사용하고 있다. 이 먹물을 사용한 오징어젓은 맛도 특이하지만 오래 보존할 수 있는 것이 특징이다. 이는 먹물에 들어있는 멜라닌색소의 방부작용 때문이다.
 미국 반더빌트대학 팀은 오징어의 멜라닌 색소에 에이즈 바이러스를 억제하는 효과가 있는 것으로 볼 수 있는 데이터를 실험에서 얻은 바가 있다. 오징어 먹물에서 정제한 「뮤코다당-펩타이드 복합체」는 암세포 그 자체를 직접 공격하는 것이 아니라 면역기능을 활성화해서 암세포에 간접적으로 작용하는 것으로 밝혀졌다. 오징어 먹물이 체내에서 어떻게 변화하고 다른 어떤 성분들과 결합하여 암에 작용하는지 그 자세한 메커니즘은 계속 연구할 과제이지만 암의 치유력을 높이는 식품인 것만은 틀림없다. 산둥의과대학 독물학연구소의 순 케렌 교수가 이끄는 연구팀

은 최근 오징어 먹물과 희귀한 중국 전통 약초에서 추출한 특수 물질로 만든 비독성 생물학 약제를 사용, 암환자들을 치료하는 방법을 연구했는데, 이 약제가 백혈구의 감소를 막고 환자들의 면역기능을 향상시키는 효과가 있었다고 발표했다.

갑오징어 (Cuttle fish)

학명 : Sepia esculenta Hoyle

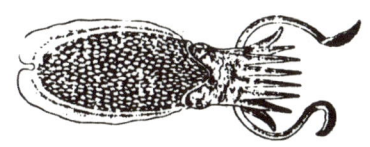

성 분 : 생 것 100g에 에너지 75kcal, 수분 82.5g, 단백질 16.1g, 지방 0.4g, 당질 0.7g, 회분 0.9g, 칼슘 11mg, 인 175mg, 철 0.5mg, 나트륨 69mg, 칼륨 249mg, 비타민A 5R.E, 레티놀 5㎍, 비타민B_1 0.12mg, 비타민B_2 0.07mg, 니아신 1.5mg 등.

주꾸미와 함께 보리가 날 즈음 서해안에서 많이 잡히는 게 갑오징어이다. 갑오징어는 오징어의 일종이나 뱃속에 널빤지 같이 길고 납작한 뼈 조직 갑을 갖고 있다. 등쪽은 밤색 줄무늬를 두르고 있고, 배는 희다. 갑오징어는 갑을 빼어내고 살짝 데쳐서 먹으면 쫄깃하고 담백한 단 맛이 입맛을 돋운다.

약 효 : 산모가 마른 갑오징어를 푹 삶아 먹으면 부기가 가라앉는다.

갑오징어의 뼈

한약명 : 해표초 · 오적골

성 미 : 조금 따뜻하고, 맛이 달며 독이 없다. 간과 신장에 작용한다.

약 효 : 위산과다와 위궤양에 사용하여 위산을 중화시켜서 통증을 멎게

하고 상처를 아물게 한다. 뼈는 가루를 내어 지혈제로 이용하는데, 피를 토하거나 코피가 나거나 대변에 피를 흘리거나 자궁에 출혈이나 대하가 있을 때 효과를 나타낸다. 그 외 귀가 어두워 잘 듣지 못하는 경우와 기생충으로 인하여 명치 끝이 아팠다 멎었다하는 경우에 효과를 본다.

주의 사항 : 자궁내막염에 의한 출혈과 피가 뜨거워져 나타나는 출혈 및 위산 부족으로 인한 위통에는 복용을 피해야 한다. 오징어는 소화가 잘 안되므로 주의해야 한다.

조 리 : 오징어 뼈의 염분을 제거한 후 햇빛에 말렸다가 숯불에 굽는다. 황금색으로 변한 오징어 뼈를 칼로 긁어 가루로 만든 다음 채에 친 후, 이것을 다시 분말기에 넣고 감초를 첨가한 후 곱게 갈아 하루 1그램씩 먹으면 된다.

갑오징어의 알

한약명 : 오어단(烏魚蛋)
기 원 : 연체동물계 두족강 오적과 갑오징어
성 미 : 맛은 짜다.
약 효 : 소화력을 향상시켜 식욕이 나게 하고 이수작용을 한다.

우렁이 (river snail, pond snail)

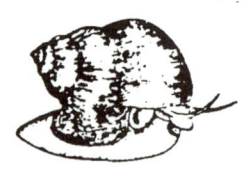

한약명 : 전라(田螺) / 이명 : 골뱅이
기 원 : 우렁이과에 속하는 고둥을 우렁이라고 한다. 종류는 참우렁이·논우렁이가 있다.

생 태 : 연못이나 저수지에 산다. 과거에는 논에서 볼 수 있었는데, 농약 사용으로 격감했다. 우리 나라에는 참우렁이가 가장 많다.
성 미 : 성질이 차고, 독이 없다. 맛이 달고 짜며 담백하다.
성 분 : 에너지 73kcal, 수분 80.6g, 단백질 10.5g, 지방 1.4g, 당질 3.8g, 회분 3.7g, 칼슘 1202mg, 인 87mg, 철 5.8mg, 나트륨 81mg, 칼륨 170mg, 비타민A 14R.E, 레티놀 0㎍, 비타민B$_1$ 0.34mg, 비타민 B$_2$ 0.34mg, 등으로 칼슘이 대단히 많다.
약 효 : 갈증을 해소하는 작용이 있어서 당뇨로 물을 많이 먹는 경우에 우렁이즙을 먹으면 도움이 된다. 성질이 차기 때문에 체력이 있고 몸에 열이 많은 사람이 술과 과로로 인하여 간에 무리가 와서 황달이 발생할 때, 눈병으로 눈이 빨갛게 부으며 아플 때에 우렁이를 먹으면 효과를 볼 수 있다. 술안주에도 가끔 우렁이가 올라오는 것은 숙취를 풀어주는 작용이 있기 때문이다. 대변과 소변을 잘 보게 하는 작용이 있어서 방광에 열이 있어서 소변을 제대로 보지 못하는 방광염이나 급성 전립선염·부종·각기를 치료한다. 피부가 헐거나 종기가 생겼을 경우, 얼굴에 버짐이 피는 경우, 연주창 등이 있을 경우에 살아있는 우렁이의 즙을 내 바르거나 찧어 붙이면 열감이 없어지고 피부가 고와진다.
주의 사항 : 과식하면 복통을 일으키며 설사를 할 수 있다. 간디스토마의 중간 숙주이기 때문에 잘 익혀서 먹어야 한다. 성질이 차므로 원인이 열로 인한 것이 아니면 사용하지 않는다.
용 법 : 여름과 가을에 채취하여 흙을 토하게 한 다음 익혀서 햇볕에 말린다. 껍질을 버리고 살을 끓여서 먹거나 가루내어 먹는다.
맞는 체질 : 태양인·소양인

우렁이의 껍질

한약명 : 전라각(田螺殼)
성 미 : 맛은 달고 성질은 평이하며 독이 없다.
약 효 : 위를 편안히 해주는 작용이 있어서 음식을 먹고 소화를 시키지

못해서 음식을 먹은 후에 토하는 경우, 명치와 배가 아픈 경우를 치료한다. 위가 차가운 것을 다스리며 담을 소화시켜 없앤다. 설사와 대변 출혈에도 효과가 있다. 소아의 경기에는 사향을 조금 넣어 사용한다.
법 제 : 껍질을 불에 달군 후에 빻아서 가루내어 사용한다.

전복 (Abalone)
학명 : Haliotis refescens

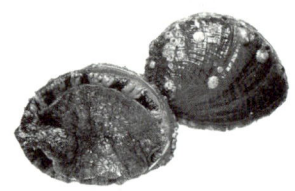

한약명 : 복어(鰒魚) / 이명 : 석결명육
기 원 : 연체동물 복족강 원시복족목 전복과에 딸린 대형 권패(卷貝)류
생 태 : 크기는 10cm 이상이며 표면에는 일렬로 수공이라고 하는 구멍이 4~5개 있다. 수심 20m의 암초에 붙어 있고 식용을 하려면 4~5년 걸린다. 산란기는 11월경이므로 8~10월에 가장 맛있고 겨울에는 살이 말라서 맛이 없다.
성 미 : 맛이 달고 짜며 성질이 평이하다. 맛 성분은 숙식산·류신·아르기닌·글루타민산 등이다.
성 분 : 참전복 100g당 에너지 91kcal, 수분은 77.2%이고, 단백질은 15g, 지질 0.7g, 칼슘 49mg, 인 141mg, 비타민 B_1 0.26mg, 비타민 B_2 0.25mg, 니이아신 3.5mg등이 함유되어 있다.
약 효 : 전복은 간의 열을 식혀주어 황달을 치료하고 눈이 침침하고 자주 충혈이 되며 아픈 경우에 먹으면 눈이 밝아지고 눈의 피로가 없어진다. 신장의 기능을 강화하는 작용도 있어 정액의 양을 늘린다. 소화능력

을 향상시키고 영양상태를 좋게 한다.

 전복은 약간 서늘하기 때문에 몸에 열이 많아 자주 달아오르고, 입과 목이 자주 마르는 사람, 자주 어지럽고 뒷목이 당기는 사람, 사소한 일에도 짜증을 잘 내는 사람이 먹으면 좋다. 폐결핵으로 뼈 속이 후끈거리는 경우와 여성의 대하와 자궁출혈에 효과가 있다. 이뇨작용이 있어서 소변이상을 발생하는 여러 질병을 치료한다.

주의 사항 : 전복은 옛날부터 쪄서 응달에 말려 저장했는데, 이것은 3~4년 동안 저장해도 모양과 색깔에 변함이 없다. 생식하는 것이 가장 좋지만 4~5월에는 전복 내장에 독성이 있으므로 내장을 날 것으로 먹으면 안 된다. 특히 몸이 냉하고 설사를 자주 하는 사람은 조심한다.

맞는 체질 : 소양인 · 태양인

조 리 : 날 것은 꼬들꼬들하여 회로 먹을 때 씹히는 맛이 좋다. 대개 죽이나 찜을 한다. 육질로서 엿을 고아 먹으면 맛이 제일 좋다.

전복인삼황기죽

재 료 : 전복 · 멥쌀 · 참기름 · 물 · 소금 · 인삼 · 황기 · 생강 · 대추

만드는 법

① 쌀을 씻어 물에 2시간 이상 불린다. 전복은 고운 솔로 씻은 다음 창칼로 살을 떼어 얇게 저며 썬다.

② 참기름을 두른 냄비에 전복 살과 불린 쌀을 넣고 볶는다.

③ 냄비에 인삼과 황기 · 생강 · 대추를 넣고 물을 부어 센불에서 끓인다. 알맞게 죽이 되면 소금으로 간하여 먹는다. 이렇게 하면 전복의 비린내가 없어지고 소변이 시원치 않은 것을 없앨 수 있다.

전복의 껍데기

한약명 : 석결명 / **이명** : 천리광(千里光)

성 미 : 맛이 짜고 성질이 평이하다. 간과 신에 작용한다.

약 효 : 석결냉이 간에 작용하는 깃은 눈을 밝게 히기 때문이다. 동의보

감에 청맹(靑盲)과 백내장을 치료한다고 적고 있다. 청맹은 눈이 서서히 잘 보이지 않으면서 나중에는 밝고 어두운 것도 분간할 수 없게 되는 병이다. 이러한 증상은 시신경 위축이나 황반부 변성 등에서 볼 수 있다. 오랫동안 눈에 생긴 예막이 없어지지 않는 경우에 사용해 왔다. 조개류는 대개 소변을 이롭게 하는 작용이 있어서 모든 소변 이상에 효과를 볼 수 있다. 딱딱한 것을 부드럽게 하는 작용이 있고 치루를 치료하기도 한다.

요 리 : 수험생이나 연구원처럼 눈을 많이 사용하는 사람은 전복살과 돼지뼈를 3~6시간 정도 중간 불에 끓여 만든 찌개를 먹는다. 그러면 시신경의 피로를 완화시키는 데 도움이 된다.

조개 (Clam)

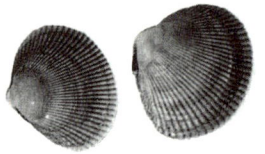

기 원 : 조가비를 가진 연체동물을 조개라고 한다. 조개에는 대합조개 · 바지락조개 · 피조개 · 홍합, · 꼬막조개 등 종류가 많다.

생 태 : 대부분 봄부터 가을에 걸쳐서 알을 낳고 바다에 방출된 알이 수정 후 일정 시기가 지나면 몸에 융모가 생기고 수중을 자유롭게 다니다가 껍질이 형성되어 수중에 가라앉고 어떤 것은 바닥의 모래나 펄에서 자란다. 조개류는 모래 속에 살면서 호흡을 하기 때문에 대개 모래를 머금고 있다.

성 미 : 조개류는 지방이 적고 양질의 단백질이 많다. 철분이 풍부하며 생선이나 고기와는 달리 글리코겐을 함유하고 있어 조개 특유의 달착지

근한 맛이 있다. 또 호박산이 많아 국을 끓여 마시면 시원한 국물 맛이 일품이다.

약 효 : 약간의 차이는 있지만 단백질이 8~15%를 차지하는데, 그 중 히스티딘·라이신 등의 필수아미노산이 고루 들어 있고 글리코겐이 풍부하다. 특히 조갯국은 간장을 보호하는 효과가 있어 술국이나 해장국으로 많이 먹는다. 비타민과 무기질, 특히 철분이나 코발트 등 조혈성분이 있어 빈혈 치료에도 좋다. 조개류가 가장 맛이 좋은 계절은 겨울부터 봄까지이다.

주의 사항 : 수분이 많고 살이 연하여 부패하기 쉬우므로 신선한 것을 사용해야 한다. 조개껍질에 광택이 있고 껍질을 굳게 닫고 있으며 조갯살이 탄력과 윤기가 있는 것이 좋다. 껍질을 칼등으로 두들기면 속살이 움츠러들어야 한다. 조개를 끓일 때 껍질을 꼭 닫고 있는 것은 상했거나 처음부터 죽은 것이므로 쓰지 말아야 한다.

사용법 : 먼저 어두운 곳에서 해감을 시켜야 한다. 민물에서 잡힌 것은 민물에, 바다에서 잡힌 것은 3%의 소금물에 담가 모래를 토하게 한다. 국이나 찌개를 할 때 지나치게 익히면 살이 줄어들고 단단해져 맛이 없으니 껍질이 벌어지면 바로 불에서 내린다.

비브리오패혈증

여름철 어패류를 먹고 발병하는 경우가 많다. 이 패혈증은 비브리오균에 오염된 해산물을 날로 먹거나 상처난 피부가 바닷물과 접촉해 전염된다. 1~2일 잠복기를 거쳐 36시간 이내에 손과 발 등에 물집과 함께 붉은 반점 등이 생기고 오한과 발열·설사·구토 증상이 나타난다. 치사율이 40~50%에 이른다. 특히 간이 나쁜 사람은 조심해야한다.

가막조개
학명 : Corbicula fluminea (Muller)

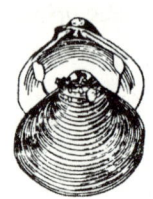

한약명 : 현육(蜆肉) / **기 원** : 현과 동물
생 태 : 참조개보다 작고 흑색이며 물 속의 진흙에 나는데 수시로 채취한다. 강어구의 약간 짠물과 민물의 감탕판에서 산다.
성 미 : 맛은 달고 짜며 성질이 차다. 독이 없다. 방광과 위에 작용한다.
약 효 : 조갯살은 눈을 밝게 하며, 술독으로 발생하는 눈의 흰자위가 노랗게 된 것을 없애준다. 이뇨작용이 있어서 소변을 잘 나오게 하여 부종을 치료한다. 특히 각기에 효험이 있다. 술을 많이 먹거나 선천적으로 위의 열이 많아 밥맛을 잃었을 때 가막조개를 끓여 먹으면 입맛을 돋우어 준다. 소갈를 멎게 하는 작용과 종기를 풀어주는 효과도 있다.
사용법 : 하루 30그램을 끓여 먹는다.

가막조개의 껍질
한약명 : 현각
성 미 : 맛이 짜고 성질이 따뜻하다.
약 효 : 담을 제거하여 음식을 먹고 토하거나 가래가 많아 기침을 하는 경우에 사용한다. 수분을 제거하는 효능이 있어서 오랜 설사와 습진·궤양에 효과를 나타낸다. 식은땀을 멎게 한다.

가무락조개의 껍질

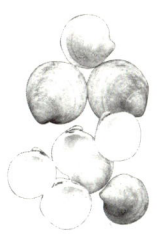

한약명 : 해합각(海蛤殼)
기 원 : 대합과 청합 조가비의 껍질. 청합 : Cyclina sinensis (Gmelin) 을 가무래기라고 한다
성 미 : 맛이 짜고 성질이 평이하다.
약 효 : 열을 내리고 담을 삭히므로 가래가 많고 호흡이 곤란할 정도로 기침을 하는 급성기관지염·천식 등에 사용한다. 이뇨작용이 있어서 소변을 잘 보게 하여 임질과 부종을 치료한다. 신장에 작용하여 발기부전에도 효과를 나타낸다. 그 외 요통·치질·자궁출혈·대하증에 사용한다. 중풍으로 팔다리를 자유롭게 쓰지 못하는 경우와 당뇨병으로 갈증이 나는 증상에 도움이 된다. 임파선 결핵과 갑상선 종대·배속에 생긴 덩어리 등에 사용한다.

개장조개의 껍질

학명 : Mactra sulcataria Deshayes

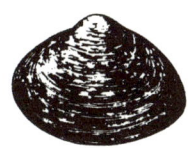

한약명 : 珂 / 이명 : 개량조개 · 해방조개 · 명주조개
기 원 : 합리과 동물의 凹線蛤蜊의 껍질
성 미 : 맛이 짜고 성질이 평이하다.
약 효 : 각막이 흐려지는 것과 눈의 흰자위에 흰 막이나 붉은 막이 생기는 것과 눈 가장자리에서 삼각형 모양의 군살이 자라는 것을 없애준다. 가루를 내어 눈에 넣는다.

귀조개

학명 : Pinna pectinata L.

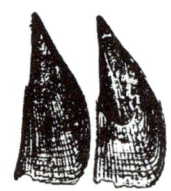

한약명 : 江珧柱 / 이명 : 도끼조개
기 원 : 강요과 동물
성 미 : 성질은 평이하고 맛은 달고 짜다.
약 효 : 신장에 영양물질과 혈액을 공급하는 작용이 있다. 따라서 신음이 부족하여 허리와 다리가 저리고 아프면서 힘이 없으며, 귀에서 소리가 나거나 어지럽고 잘 잊어버리는 증상에 사용한다. 오랫동안 소화가 안되어 속이 답답한 것을 풀어준다. 당뇨병으로 물이 많이 먹히는 경우에도 사용한다.

금조개 (Pearl oyster)

한약명 : 蚌肉 / **이명** : 하합리
기 원 : 방류 조개의 살
성 미 : 맛이 달고 짜다. 성질이 차다. 간과 신장에 작용한다.
약 효 : 술독을 풀어주고 갈증을 멎게 하여 평소 술을 많이 마시는 사람에게 좋다. 청열하는 작용이 있어 열로 인하여 가슴이 답답한 증상과 눈이 충혈되는 증상을 제거한다. 간에 영양을 공급하여 눈을 밝게 하는 작용이 있다. 여성의 자궁출혈과 대하를 치료한다.
주의 사항 : 속이 차고 비위가 약한 사람은 조심한다. 평소 설사를 잘 하는 사람, 감기가 걸린 사람은 먹지 않는다.

금조개 가루

한약명 : 蚌粉
성 미 : 맛이 짜고 성질이 냉하다.
약 효 : 가래를 삭혀주고 열을 내리므로 담이 많은 기침을 치료한다. 배가 아픈 증상과 구역질을 해소한다. 대하 · 습진 · 종기에도 효과가 있다.

금조개의 분비물

한약명 : 蚌淚
약 효 : 눈을 밝게 하고 갈증을 해소하며 화상에 바른다.

대 합

학명 : Meretrix meretrix L.

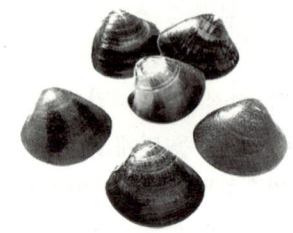

한약명 : 문합(文蛤)

생 태 : 조개류는 물고기처럼 많이 움직이지 않고 한 곳에서 서식하므로 주위가 오염되지 않은 곳에서 자란 것을 골라야 한다. 4~10월 사이에 채집한다. 껍질이 매끄럽고 윤이 나며 무늬가 아름다운 대합이 맛도 좋다.

성 미 : 대합을 끓인 국물을 먹으면 매우 시원하다. 시원한 국물 맛은 질소화합물인 타우린·베타인·핵산류와 호박산 등이 어울린 것이다. 호박산은 특히 대합탕의 시원한 맛을 내는 중요한 성분의 하나인데 대합의 0.1% 정도가 들어 있다.

약 효 : 타우린 성분은 간장 해독, 체내지방 분해, 적혈구 형성, 혈중 콜레스테롤 저하 같은 기능을 하는 것으로 알려졌다. 대합은 칼슘이 풍부하며 다른 조개와 마찬가지로 정력에 도움이 된다. 대합에 들어 있는 양질의 단백질은 알코올로 손상된 간의 기능을 회복시켜주는데 도움이 되기 때문에 애주가들에게 특히 권할만 하다. 히스티딘·라이신 등의 필수 아미노산과 글리코겐이 풍부해, 간장 질환을 앓거나 위장이 약해 소화력이 떨어진 사람들에게도 아주 좋다.

조리 방법 : 신선한 것을 고르는 만큼 손질하는 것도 중요하다. 우선 소금물이나 맹물에 담가 충분히 모래를 뺀다. 껍데기에 오염물이 묻어 있는 경우가 많으므로 수돗물에 싹싹 비비면서 깨끗이 씻고 조갯살은 소

금물에 흔들면서 미끈미끈한 점액을 씻어낸다.

대합탕

대합을 냄비에 넣고 간장이나 소금으로 간을 조절한 다음 계속 끓이다가 마지막으로 청주를 살짝 넣으면 맛이 더 좋아진다. 끓인 뒤 먹기 전에 쑥갓을 넣어주면 상큼한 맛이 난다. 대합에는 엽록소·비타민 A·D가 부족한데, 쑥갓을 넣으면 이런 영양소를 보충해 줄 수 있고 맛도 더 좋아진다. 영양이 많고 시원한 대합탕은 춘곤증을 물리치는 데에도 좋은 봄철 음식이다.

대합의 껍질

학명 : Meretrix meretrix L.
한약명 : 문합(文蛤)의 조가비
성 미 : 맛이 짜고 성질은 평이하다 폐와 신장·방광에 작용한다.
약 효 : 폐의 열을 내려주는 수분대사를 원활히 하는 작용이 있어 갈증을 해소하고 열이 있어서 가슴이 답답한 증상을 치료한다. 기침을 하여 허리가 아프고 옆구리가 당길 경우에 대합껍질을 먹으면 담을 삭이며 기침을 멎게 한다. 또한 담이 뭉쳐서 딱딱하게 굳은 것을 풀어준다. 신농본초경에는 치질에도 효과가 있다고 한다.
사용법 : 탕약에 8~16그램을 넣어 복용한다.

맛 살

학명 : Sinonovacula constricta (Lamarck)

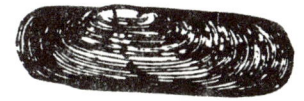

한약명 : 성육(蟶肉) / **이명** : 가리맛
형 태 : 길이 4~8cm에 폭 2cm 정도의 가늘고 긴 조개이다.
성 미 : 맛이 달고 짜다. 성질이 차다.
약 효 : 몸이 허한 것을 보하는 작용이 있다. 주로 이질을 치료한다. 이것을 끓여 먹으면 부인이 해산 후에 몸이 쇠약해졌을 경우에 좋고 가슴에 열이 있어서 답답한 경우에 사용한다. 열을 내리고 해독하는 성질이 있어서 숙취에 좋고 갈증을 멎게 한다. 이수작용으로 부종을 내린다.
주의 사항 : 날 것으로 먹으면 성질이 매우 차기 때문에 설사를 하니 주의해야 한다. 전염병을 앓은 후에는 먹어서는 안 된다.
사용법 : 삶아서 먹는다.

맛살 껍질

약 효 : 급성 인후질환에 효과가 있다. 따라서 인후부위가 갑자기 심하게 붓고 아프며 목이 쉬고 입을 벌리기 힘든 증상에 사용한다. 위장의 병을 치료한다.

명주개량조개
학명 : Mactra antiquata Spengler

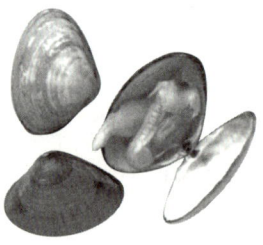

한약명 : 서시설(西施舌) / **이명** : 노랑조개
성 미 : 맛이 달고 짜다. 성질이 평이하다.
약 효 : 몸에 진액을 보충해주어 오장육부가 윤택해지고 가슴이 답답하

고 입안이 마르며 갈증이 나는 번갈을 치료한다. 소화기능을 촉진하여 소화가 잘되게 하고 식욕이 증가한다. 간의 열을 식혀주기 때문에 풍을 막고 눈을 밝게 한다.

바지락 (shortmeck clam)

학명 : Tapes philippinarum)

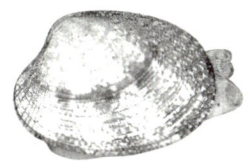

기 원 : 진판새목 백합과의 조개. 보통 길이가 4cm, 높이가 3cm 정도이나, 큰 개체는 길이가 6cm에 이르는 것도 있다. 산란기는 5~12월 사이이다.

형 태 : 껍질에 윤맥(輪脈)이 많으며 모시조개와 비슷한데 맛이 훨씬 좋다.

서식처 : 내해나 내만의 조간대(潮間帶)에서 수심 20m사이의 자갈이 섞인 모래펄에 서식한다. 강물이 바다로 흘러나오는 하구와, 모래나 흙이 많은 얕은 바다에 야트막하게 묻혀 있는데 큰 것은 3cm 정도 된다. 보통 1년에 두 차례 봄과 가을에 산란을 하는데 산란 후에는 맛이 떨어진다.

성 미 : 타우린 · 핵산류 · 호박산이 많아 국물이 시원하다

성 분 : 에너지 68kcal, 수분 82.3%, 단백질 11.5g, 지방 0.8%, 당질 2.8g, 회분 2.6%, 칼슘 73mg, 인 170mg, 철분 13.3mg, 비타민 A 13R.E, 레티놀 10μg, 비타민 B$_1$ 0.04mg, 비타민 B$_2$ 0.11mg, 니아신 2.8mg, 비타민C 2mg 등이다. 바지락에는 간장을 지키는 영양소인 단

백질 · 비타민 · 미네랄이 풍부하게 함유되어 있다.

약 효 : 필수 아미노산과 조혈성분이 많다. 바지락의 뛰어난 점은 타우린이라고 하는 아미노산을 풍부하게 함유하고 있다는 점이다. 타우린은 몸 안에서 여러 가지 역할을 하는 유효물질로 간장병 · 심장병 치료약으로 인정받아 임상에서도 사용되고 있다.

바지락에도 콜레스테롤이 함유되어 있지만, 타우린과 함께 불포화지방산 또한 풍부하기 때문에 바지락을 먹어도 혈중 콜레스테롤이 높아지는 걱정은 없다. 오히려 타우린과 불포화지방산이 콜레스테롤 저하작용을 돕는다.

유리조개
학명 : Placuna placenta (L.)

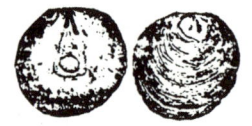

한약명 : 海月
성 미 : 맛이 달고 성질이 차다.
약 효 : 대장과 소장의 기능을 조절하여 오줌을 누지 못하고 계속해서 토하는 곽란을 그치게 한다. 황달과 당뇨로 갈증이 나서 물을 많이 먹는 증상에 사용한다. 담을 삭히는 작용이 있어서 소화를 잘 시켜서 쉽게 배가 고프게 한다.

재 첩
학명 : Corbicula manilensis

생 태 : 크기가 1.5cm 되는 작고 까만 조개로 한강·금강·낙동강 하류에서 잡히며, 특히 낙동강 하류에 많다.
성 미 : 시원하게 국물을 많이 먹는다.
약 효 : 알코올 분해 성분이 뛰어나 술 마신 다음날 먹으면 좋다. 아미노산·호박산 외에 타우린과 비타민 B_2, B_{12} 등이 들어 있어 간 기능을 향상시키는 데 효과가 있다.
사용법 : 재첩은 맹물에 담가서 어둡고 시원한 곳에 하룻밤 정도 두면 모래를 모두 토해 낸다.

지느러미차거조개
학명 : Tridacna squamosa Lamarck

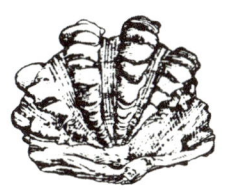

기 원 : 차거과 동물 차거조개의 살
성 미 : 맛이 달고 짜며 성질이 매우 차다.
약 효 : 마음을 안정시키며 독약을 해독시킨다.

진 주

기 원 : 진주조개과 진주조개, 돌조개과의 마합의 외투막 조직 속에 병적으로 생긴 과립형의 물질
성 미 : 맛이 달고 짜다. 성질이 차다. 심장과 간에 작용한다.

약 효 : 눈을 밝게 하는 작용이 있어 각막이 흐려지는 것을 치료한다. 마음을 안정시키고 정신을 맑게 한다. 따라서 잘 놀라고 그때마다 가슴이 두근거리거나 항상 가슴이 두근거릴 때 사용한다. 풍을 가라앉히는 작용이 있어서 어린아이가 열이 나면서 팔다리의 경련이 일어날 때 사용한다. 속에 열이 있어 가슴이 답답하고 갈증이 나서 물을 많이 먹는 경우에 사용한다. 종기의 상처가 오랫동안 잘 아물지 않을 때 사용한다.
주의 사항 : 성질이 차서 병이 열로 인한 것이 아니면 사용하지 않는다.

진주조개의 껍질

한약명 : 진주모 / **이명** : 주모
성 미 : 맛이 짜고 성질이 서늘하다. 심장과 간에 작용한다.
약 효 : 간의 음이 부족하면 간양이 상승하여 머리가 아프고 어지러우며 귀에서 소리가 난다. 이 때 진주조개의 조가비를 사용하면 효과가 있다. 성질이 차서 열을 식혀주면서 지혈작용이 있어서 코피를 흘리거나 피를 토하는 경우 여자의 자궁에서 피가 쏟아질 경우에 사용한다.
 심장에 작용하여 마음이 불안하면서 가슴이 두근거리거나 잠을 이루지 못할 때 사용한다. 어린아이의 경기와 눈의 예막을 치료한다.
주의 사항 : 위가 찬 사람이 먹으면 소화불량과 설사를 한다.

참조개
학명 : Mactra quadrangularis

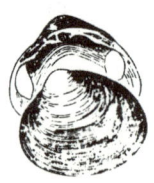

한약명 : 蛤蜊 / **이명** : 네모개량조개
기 원 : 합리과의 네모개량조개와 다른 합리과 조개의 살이다.

성 미 : 성질이 차고, 맛이 달며, 독이 없다.
약 효 : 오장을 윤택하게 하고 갈증을 그치게 한다. 소화력을 좋게 하여 음식을 먹게 한다. 술독을 풀어주고 술을 깨게 하므로 술 먹은 다음 날에 먹으면 좋다. 핏덩어리가 뱃속에 있는 부인은 끓여 먹는다.

참조개 껍질

한약명 : 합리분(蛤蜊粉) / 이명 : 합분
성 미 : 맛이 짜고 성질이 차다.
약 효 : 조개 가루가 산통(疝痛)과 먹은 음식을 자꾸 게우는 증상을 치료한다. 완고한 담을 부드럽게 하는 작용으로 만성기관지염이나 담핵 등을 제거한다. 특히 성질이 차서 열로 인한 증상에 효과가 있다. 기침과 천식을 가라앉히고 부인의 자궁 출혈과 대하에도 사용한다.
사용법 : 환약에 넣는다.

큰조개

이 명 : 차오(車螯)
성 미 : 성질이 차고 독이 없다.
약 효 : 조갯살은 술독, 당뇨, 음주 후의 갈증을 치료한다. 껍질은 부스럼과 종기를 치료한다. 껍질을 불에 달궈서 식초를 뿌리면 가루가 된다. 이를 감초가루와 같은 비율로 술과 함께 먹는다. 또 식초에 개어서 종기 위에 바르면 묘하다. 바다 속의 큰 조개로서 기를 토하여 흙 언덕을 만든다.

피조개 꼬막조개 살조개

한약명 : 감(蚶)
기 원 : 꼬막조개·피조개 살조개의 살이다.

성 미 : 맛이 달고 성질이 따뜻하다.
성 분 : 헤모글로빈이 많이 있어 살이 붉다.
약 효 : 보혈하는 효과가 있어서 빈혈에 좋아 이것을 먹으면 혈색이 좋아진다. 심장의 혈을 보충한다. 또한 피가 부족하여 근육이 위축되고 저린 증상에 효과가 좋다. 속을 따뜻하게 하는 작용이 있어서 소화기능이 향상되어 만성 소화불량과 위통을 다스리고 양기를 돋운다. 허리와 등에서 찬바람이 나는 경우에 사용한다. 오장육부에 영양과 산소를 충분히 공급하므로 피부가 윤택해지고 관절이 부드러워진다. 술을 먹고 이것을 먹으면 머리가 맑아지고 아침에 심한 갈증이 해소된다. 어혈을 풀어주는 작용이 있어 대변에서 피가 나거나 이질·설사를 치료한다. 꼬막조개에 들어 있는 리보핵산은 정자 머리부분의 발달에 도움을 준다. 간을 보호하는 작용이 있고 항암작용도 보고되고 있다.
주의 사항 : 몸이 비대하고 열이 많은 사람은 피한다.
조 리 : 날로 회나 초밥에 쓰는 고가 식품으로 구이나 국을 하여도 맛있다.

빈혈

재료 : 꼬막 300g, (가) 간장, 설탕, 고춧가루, 다진 파, 다진 마늘, 생강즙, 깨소금, 참기름, 당귀50g, 인삼50g

만드는 법

① 꼬막을 비벼서 깨끗하게 씻어 건진다.
② 끓는 물에 소금을 넣고 꼬막을 넣어 익어서 벌어지면 바로 꺼내어 식힌 후 껍질을 떼어낸다.
③ 냄비에 꼬막살과 당귀 인삼 가가 50그램을 넣고 끓이고 거의 졸여질 때 (가)의 양념을 모두 합하여 양념 간장을 넣는다.
④ 적당히 졸여져서 꺼내어 먹으면 빈혈로 어지럽고 기운이 없는 것을 도와준다.

꼬막조개의 껍질

한약명 : 와릉자 / 이명 : 감각

기 원 : 꼬막조개 · 피조개 · 살조개의 껍질
성 미 : 맛이 달고 짜며 성질이 평이하다.
성 분 : 칼슘: 38.72%, 마그네슘 0.10%, 철 0.19%, 인산기 0.07%, 규산기 0.54% 등의 이온이 있다.
약 효 : 기침을 멎게 하고 위산을 제거하는 효과가 있다. 6~12그램씩 사용한다.

피 조 개
학명 : Scapharca broughtonii

한약명 : 혈감(血蚶)
형 태 : 돌조개과에 속하며 꼬막조개보다 작다.
약 효 : 조혈성분이 많이 함유되어 여성에게 특히 좋다. 헤모글로빈 색소가 많아 손질할 때 피를 흘린다. 그래서 피조개라는 명칭이 붙었다. 신선한 것은 횟감으로도 많이 이용된다. 식중독이 염려되는 철에는 구이로 먹는 것이 안전하다.

해 우
학명 : Doris

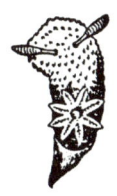

한약명 : 머리에 소와 같은 뿔이 있어서 해우(海牛)라 한다.
성 미 : 맛이 짜고 성질이 따뜻하다.

약 효 : 신장 기능을 강화시켜서 양기를 돋우면서 신기가 약해서 나타나는 유정과 식은땀 요통을 치료한다.

홍합 (mussel)
학명 : Mytilus coruscus Lischke

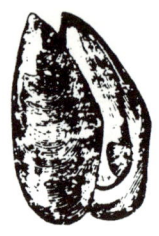

한약명 : 담채(淡菜), 바다에서 나는 것은 짜지만 홍합만은 짜지 않고 담백하다고 해서 붙여진 이름이다.
이 명 : 섭조개 · 각채(殼菜) · 동해부인
기 원 : 사새목(絲鰓目) 홍합과의 연체동물.
생 태 : 산란기는 3~6월 사이다. 조간대(潮間帶)로부터 수심 20m의 암초지대에 무리를 지어 부착생활을 한다.
성 미 : 성질이 따뜻하고 맛이 달고 짜다. 독이 없다. 봄에 맛이 좋다.
성 분 : 생것 100g에 에너지 69kcal, 수분 82.8g, 단백질 9.7g, 지방 1.2g, 탄수화물 4g, 회분 2.3g, 인 98mg, 나이아신 4mg 등으로 구성되어 있다. 콜레스테롤이 3분의1을 차지하고, 프로비타민 D의 함량이 많다. 당분으로는 글리코겐이 들어 있어 독특한 맛을 내고 소화도 잘 된다.
약 효 : 오장을 보하는 효과가 있다. 특히 간과 신장의 기능을 돕기 때문에 정력이 부족하여 허리와 다리에 힘이 빠졌을 때 좋다. 양기를 돋워서 남자의 발기부전을 치료한다. 홍합은 단백질과 무기질이 가장 대표적인 영양소이다. 단백질과 칼슘 · 인 · 철 등의 무기질은 몸에서 열량

을 내고 신진대사를 원활하게 해주는 역할을 하기 때문에 체력을 보강하는데 좋다. 단백질이 많이 들어 있지만 비타민 B_{12}와 철분, 코발트 등의 조혈성분도 풍부해서 빈혈증에도 좋다. 그래서 피로를 많이 느끼고 어지러우며 얼굴이 초췌한 사람에게 좋다. 또 밤에 식은땀이 나는 사람에게도 도움을 준다. 콜레스테롤을 낮추는 작용이 있어서 고지혈증이나 동맥경화 같은 성인병에 먹으면 좋다. 해산 후에 피가 풀어지지 않고 응어리져서 하복부가 차고 아픈 징가(癥痂)를 다스린다. 부인들의 자궁출혈과 냉대하, 그리고 장부의 오랜 설사에 효과가 있다. 또 지방의 함량이 적어 다이어트식에 이용하면 좋다. 홍합에서 프로스타글란딘이 분리되었으며 항암성 물질도 분리되었다.

주의 사항 : 홍합에는 미틸로콘게스틴이라는 독성물질이 중추신경에 작용하므로 5월 중순경에는 먹지 않아야 한다.

맞는 체질 : 태양인, 소양인

사용법 : 오래 요리하면 질겨지는 성질이 있으므로 익으면 바로 불을 끄는 것이 좋다. 본초강목에는 홍합의 모양은 비록 보기가 좋지는 않지만 사람에게 매우 유익하므로 삶아 먹는 것이 좋다고 했다.

양기 부족

재 료 : 생홍합(깐 것), 간장, 설탕, 후추, 참기름, 녹말가루, 잣가루, 음양곽, 두충잎

만드는 법

① 음양곽, 두충잎, 인삼을 넣고 끓여서 국물을 낸다.
② 생홍합을 약간의 소금으로 뿌려 깨끗이 씻는다.
③ 준비된 홍합에 간장과 음양곽·두충잎의 국물을 넣고 조린다. 국물이 줄면 설탕과 후추가루를 넣고 계속 조린다.
④ 홍합의 빛이 검게 되면 감자녹말가루를 넣고 졸여 국물이 거의 없어졌을 때 참기름을 넣는다.

프로비타민D

자외선 조사(照射)에 의하여 비타민 D 활성을 발현하는 물질이다. 많은 종류의 프로비타민 중에서 생물효력이 높은 것은 버섯류와 효모에 많은 에르고스테롤인 프로비타민D$_2$ 와 동물체에서 콜레스테롤 생합성의 최종 중간체의 하나인 7- 디히드로콜레스테롤인 프로비타민 D$_3$가 있다. 비타민 D$_3$는 칼슘을 흡수하는데 중요한 역할을 한다. 신장에서 만들어지는 이것이 부족해지면 칼슘의 흡수가 저하되어 골다공증이 발생할 수 있다.

갯지렁이
학명 : Tylorrhynchus heterohaeta Quatrefages

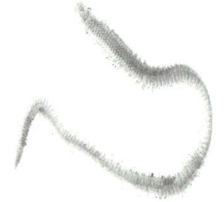

한약명 : 화충(禾蟲)
기 원 : 갯지렁이목 갯지렁이과 실갯지렁이
성 미 : 맛이 달고 따뜻하다. 독이 없다.
약 효 : 비위를 강화시키고 피를 만든다. 수분대사를 조절하여 소변을 이롭게 한다. 위를 따뜻하게 덥혀서 소화와 흡수 기능이 촉진되므로 자연히 기운이 생긴다. 약간의 초를 가하면 더욱 좋다.
주의 사항 : 피부병이 있을 때는 먹지 않는 것이 좋다. 농을 만들기 때문이다. 몸에 수분대사가 잘 안되는 사람이 먹으면 복통이 생긴다. 천식으로 기침하는 사람도 먹지 않아야 한다.

거머리

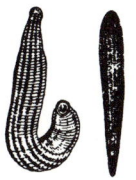

한약명 : 수지(水蛭) / 이명 : 마기(馬蜞)
성 미 : 맛은 짜고 쓰며, 성질이 평하거나 약간 따뜻하면서, 독이 있다. 간과 방광에 작용한다.
약 효 : 거머리가 간에 작용하여 파혈(破血)한다는 것은 거머리의 히루딘 성분이 피의 응고를 억제한다는 의미를 포함하고 있다. 또한 거머리가 분비하는 아민(amine)류의 물질은 모세혈관을 확장시키고 작은 동맥의 경련을 완화시키며 혈액의 점성을 감소시킨다. 따라서 고질혈증에 빠른 효과를 나타낸다.
 거머리는 어혈을 없애면서 혈액이 원활하게 순환하도록 도와주기 때문에 타박상·생리불통·축혈증을 치료한다. 특히 뱃속에 덩어리가 생기는 징가적취(癥瘕積聚)와 자궁암, 난소낭종, 자궁외임신에 사용한다. 부인의 생리가 끊어졌을 때 효과가 좋다. 류마티스성 심장병, 협심증, 심근경색 등의 병에서 어혈 증상이 명확하지만 기와 혈이 허약하지 않은 환자, 문맥압항진으로 인해 췌장을 절제한 후 발생한 혈소판 증가, 임파결핵 등에 사용하여 효과를 볼 수 있다. 오줌을 잘 누게 하며 태아를 떨군다.
주의 사항 : 임신부와 체질이 약한 사람은 먹지 않는것이 좋다.
사용법 : 하루 2~3그램 씩 환약이나 가루약으로 복용한다.

고지혈증

거머리, 지렁이, 황기, 단삼, 당귀, 적작약, 천궁, 구절초, 택사, 산사, 희첨, 감초 등을 분말로 하여 하루에 세 번씩 4그램 먹는다.

지렁이
학명 : Pheretima aspergillum (E. Perrier)

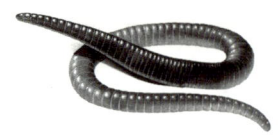

한약명 : 구인(蚯蚓)

성 미 : 맛이 짜며 성질이 매우 차다. 신경을 마비시키는 독성분이 있다.

약 효 : 지렁이에는 어혈을 제거하는 효과가 있어 중풍과 반신불수·구안와사·관절통증에 사용한다. 이는 용혈 작용을 하는 룸브리틴이 들어 있기 때문이다. 성질이 대단히 차고 열을 내리는 성분인 룸브로페브린 성분이 있어 감기가 다 낫지 않고 속에 열이 남아 발광하는 것을 치료하며, 기관지 평활근을 확장시키는 작용이 있는 히포크산틴이 있어서 기관지 천식에 사용한다. 지렁이는 혈압을 낮추고 경련을 멎게 하는 작용이 있어 고혈압과 간질 치료에 사용한다. 또한 독을 풀고 소변을 잘 보게 한다. 뇌막염으로 인한 열병, 폐렴, 부종, 자주 놀라는 증상, 간질병, 황달, 후두염 등의 약재로 쓰인다. 음낭부위가 축축하면서 가렵고 긁으면 허는 신장풍을 치료한다. 사가(蛇瘕)와 고독(蠱毒)을 주로 치료하는데, 사가는 뱀고기를 먹어서 발생한 병이다. 늘 배가 고픈 것 같으면서 먹으면 잘 내려가지 않고 혹 먹은 것이 명치까지 내려갔다가 다시 토하

는 증상이다. 고는 기생충으로 간과 비장이 상하여 생긴 고창이다. 따라서 기생충을 죽이는 효과가 있다.
주의 사항 : 마늘과 소금을 함께 사용하지 않는다. 열이 몹시 심하거나 비위가 허약한 사람은 쓰지 않는다.
법 제 : 목이 흰 것이 늙은 것이니 이것을 써야 하는데 3월에 취하여 흙을 닦아버리고 햇볕에 말려 열을 가하며 가루내어 쓴다. 산 것을 흙을 닦고 소금을 발라 두 번 조금 지난 뒤에 물이 되는데 지룡즙이라고 한다. 길바닥에 죽은 것을 천인답(天人踏)이라 하며 태워 약용한다.
 약으로 쓰는 지렁이는 봄부터 가을 중에 잡은 것을 배를 갈라 흙을 씻어 내고 햇볕이나 건조실에 말려 사용한다. 하루 6~12그램을 달여서 마시거나 가루 혹은 알약으로 만들어 먹는데, 가루약은 제품으로 판매되는 것도 있다.
맞는 체질 : 소양인 · 태양인

제6장
파충류 및 양서류

개구리 (frog)

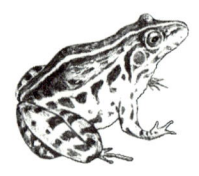

개구리는 잘 울기 때문에 와(蛙)라고 한다. 노란 색을 띠는 금선와와 검은 반점이 있는 흑반와를 청와(靑蛙)라 부르고, 물개구리를 하마(蝦蟆)라 한다.

참개구리는 청와를 가리킨다. 몸길이가 8cm정도고, 수컷이 약간 작고 머리가 삼각형이다. 몸빛은 녹갈색이나 암갈색에 흑색 점이 있고, 복부는 백색이나 연한 황색이다. 황소개구리의 몸길이는 15~20cm이고, 몸무게는 300~500g, 최고 1kg이나 된다. 보통 수컷은 진한 풀색 바탕에 연한 검은색의 희미한 무늬가 있고 암컷은 밤색 바탕에 검은 밤색의 점무늬가 있다.

성 미 : 맛이 달며, 성질이 차고 독이 없다.
성 분 : 에너지 75kcal, 개구리의 단백질 구성 아미노산은 세린 · 트레오닌 · 아스파라긴산 · 글루타민산 · 아르기닌 · 리진 · 글리신 · 알라닌 · 발린이 대부분이고, 약간의 로이신 · 메티오닌 · 시스틴 · 히스티딘 · 프롤린 · 페닐알라닌, 티로신이 함유되어 있다.
약 효 : 오래 전부터 개구리는 폐결핵의 특효약으로 사용해 왔다. 이것은 개구리의 영양가가 높고 단백질이 풍부하기 때문이다. 지금도 건강식품으로 인기가 높아지고 있다. 특히 동면하는 개구리는 양기가 약한 남성의 강정제로 이용하고 있다. 실제 개구리는 오장육부가 약하여 몸이 몹시 피곤하고 의욕이 없는 사람이 먹으면 금새 그 효과를 느낄 수 있다. 젤라틴 주머니로 싸여 있는 알 역시 뛰어난 정력제로 알려져 있다. 따라서 알덩어리는 성 기능장애 · 발기부전에 사용한다.

개구리는 비위를 강화시키고 소화를 돕는 작용이 있다. 그래서 기운이 없고 위의 기능이 약한 사람이 먹으면 좋다. 어린아이의 오장육부가 선천적으로 약하게 타고나서 발육이 부진하고 비위기능이 떨어져서 소화불량을 일으키는 경우에 효과를 볼 수 있다. 또한 고단백으로 살이 찌고 빈혈도 없어진다. 따라서 산후에 기운이 없는 사람, 몸이 허약한 사람, 성장기 어린이에 권할 만하다. 이수작용이 있어서 부종을 가라앉히고 소변을 잘 나가게 한다. 따라서 배가 불러오고 물소리가 나며 항상 물을 마시려하며 피부가 거칠고 검어지면서 온몸이 붓는 경우에 좋다.

동의 보감에 개구리의 찬 성질을 이용하여 소아의 열창(熱瘡) · 기창(肌瘡) · 제상(臍傷)을 다스린다고 했다. 열창은 어린아이가 열이 몹시 나서 피부나 점막에 물집이 생기는 것이고, 제상은 자른 탯줄의 상처가 잘 아물지 않는 것이다.

황소개구리의 쓸개에서 웅담성분이 확인되고 위에서 강력한 자연 항균 물질이 발견됐다는 보고가 있다.
주의 사항 : 개구리는 성질이 차서 몸에 열이 많은 사람에게 좋다. 속이 냉한 사람도 소금을 찍어서 먹으면 소화가 잘 된다.

사용법 : 한 여름철에 개구리가 살이 올라 뒷다리가 통통해지면. 이 때 잡아서 껍질을 벗기고, 내장을 제거하여 응달에 말렸다가 쓴다. 주로 튀기거나 달여서 먹는데 말린 것은 갈아서 먹는다. 또는 내장을 제거하고 껍질을 벗겨서 후라이팬에 노릿하게 굽는다. 소금에 찍어 먹으면 맛이 좋다. 강화도에서는 개구리 뒷다리를 솥에 넣고 끓인 후 밀가루로 죽을 만들어 먹는다.

채 취 : 밤에 후라시를 들고 개구리를 찾아 작대기로 후려쳐 잡는다. 잠을 자고 있기 때문에 도망가지 않는다.

응 용 : 개구리를 삶아 짠 기름을 와유라 하는데, 이것은 제혁에 쓰는 무두질 기름으로 쓰고 있다. 손톱개구리에 임신부의 소변을 주사하면 그 즉시 산란을 시작하기 때문에 임신 조기 진단용으로 이 개구리를 쓴 적도 있었다.

맞는 체질 : 소양인

전신허약

전신 허약에는 인삼과 함께 끓이고, 아이를 낳고 젖이 부족하면 통초와 함께 끓이며, 부종에는 콩과 함께 삶고, 체중 감소에는 돼지 고기·산약·진피·식용유로 볶은 검정콩 등을 함께 넣어 끓여 먹는다.

황소개구리술

황소개구리의 내장을 떼어내고 몸체를 소주에 담가 우려낸다. 몸이 허약하고 야위었을 경우에 식사하기 전에 한두 잔씩 마신다.

개구리 쓸개

홍역을 앓는 중에 폐렴이 함께 걸렸을 때 쓸개 한 개를 약간의 백반과 같이 하루 두 차례 먹는다.

송장개구리

학명 : Rana temporaria chensincnsis David.

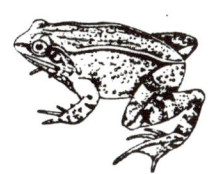

한약명 : 합사마(哈士蟆)
성 미 : 맛이 짜고 서늘하다. 폐와 신장에 작용한다.
약 효 : 폐의 기운을 돋우고 생체의 저항력을 증가시키기 때문에 정기와 기혈이 부족하여 발생하는 기침을 치료한다.
주의 사항 : 가래가 많은 기침과 대변이 무르거나 설사를 하는 사람은 먹지 않는다.
요 리 : 센불로 1~3마리를 끓여 먹는다.

송장개구리의 기름

한약명 : 합마유(哈蟆油)
기 원 : 참개구리에 속하는 북개구리·약개구리·참개구리 등의 암컷 개구리의 알관을 건조시킨 것이다.
성 미 : 맛이 달고 짜며 성질이 평이하다. 폐와 신장에 작용한다.
약 효 : 신장 기능을 활성화시키기 때문에 합마유를 먹으면 정력이 강해지고 기운이 난다. 따라서 병후 회복, 산후 회복, 신경쇠약 등에 효험을 볼 수 있다. 특히 비위가 약하면서 인체의 기초체력이 부족한 사람이 먹으면 살이 찌면서 안색이 좋아지며 머리카락에 윤기가 난다. 함마유는 폐에 작용하기 때문에 폐가 약하여 기침을 하고 가래에 피

가 섞여 나오는 경우에 사용한다. 잠을 자면서 식은땀을 흘리는 경우에도 효과가 있다.
주의 사항 : 감기 초기와 식욕이 부진하면서 설사를 하는 사람은 주의해야한다.

올챙이

한약명 : 과두(蝌蚪) / **이명** : 활사(活師)
약 효 : 열이 몹시 날 때 피부나 점막에 물집이 생긴 경우나 옴·버짐에 찧어서 붙인다.

거북이
학명 : Chinemys reevesii (Gray)

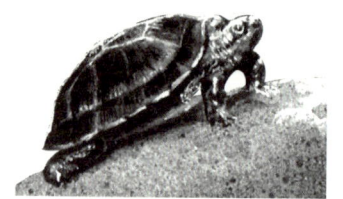

한약명 : 구육(龜肉) / **이명** : 남생이
기 원 : 거북이과에 속한 동물인 남생이
생 태 : 육식성으로 연못에서 무리를 지어 산다. 생명력이 매우 강하여 몇 개월을 굶어도 죽지 않는다. 개체수가 적어지는 동물로 적극 보호 증식해야 한다.
성 미 : 맛이 달고 짜며 성질이 따뜻하다.
약 효 : 체액과 혈액을 보충하는 작용이 있어서 결핵으로 인하여 뼛속이 후끈 달아오르고 오랫동안 기침을 하면서 각혈을 하는 경우에 거북

이를 먹으면 효험을 본다. 특히 죽을 쑤어서 먹으면 몸을 보하는 효과가 크다.
 뼈마디가 아프고 운동장애가 있으며 아픈 것이 일정하지 않게 돌아다니는 경우와 발목이 삐었을 때 먹으면 치료가 빨라진다.
 음경의 끝이 거북이 머리와 같고 거북이 껍질 속으로 들랑거리는 모습이 성교할 때의 음경의 모습과 흡사하기 때문에 귀두(龜頭)라고 한다. 그래서인지 노인이 소변을 자주 보는 것에도 효과가 있다.
 치질로 인하여 변을 보려 하면 피가 쏟아지는 증상을 치료하는데, 거북이의 피는 탈항에 좋다.

보양윤폐탕
폐를 튼튼히 하고 정력을 증진시키는 처방이다. 밤에 식은땀을 흘리는 경우에도 효과가 있다.
① 거북이의 등딱지와 내장을 제거한다.
② 머리와 칼리피, 그리고 살코기는 잘 다져서 끓는 물에 2~3분 데친 후 물기를 제거하고 질그릇에 담는다.
③ 황기·구기자 각 120그램과 맥문동 60그램을 넣고 물 4되를 부어 절반이 될 때까지 달인다.
④ 이 물을 냉장고에 잘 보관했다가 매일 식후에 따끈하게 데워서 한 컵씩 복용한다.

거북이의 배딱지

한약명 : 구판
성 미 : 맛이 짜고 달다. 성질이 평이하다.
약 효 : 인체의 진액을 보충하고 열을 잠재우는 작용이 있어서 뼈 속이 달아오를 때 사용하면 특효를 볼 수 있다. 지혈작용이 있어서 평소에 코피를 잘 흘리거나 폐결핵으로 피를 토하거나 여성이 자궁출혈을 하는 경우에도 효과가 있다.

신장에 열이 있거나 과로로 인하여 신정이 소모되면 허리와 잔등이 시큰거리면서 힘이 없고 다리 근육이 탄력을 잃어서 잘 걷지 못하고 오래 서 있을 수 없다. 이 때 신장을 보하고 뼈를 강하게 하는 구판을 사용한다. 또한 소아의 대천문이 잘 닫히지 않는 경우에도 쓴다.

예로부터 강장제로 사용하여 양기가 부족한 경우, 남성의 유정, 신경쇠약에 권할 만하다. 그 외 오랜 이질, 오랜 학질, 오랜 기침, 천식, 치질, 대하에도 효과가 있다.

사용법 : 끓여 먹거나 환 또는 산, 고제로 복용하는데, 하루 12~30g을 사용한다.

주의 사항 : 임신부와 위장이 차고 부종이 있는 사람, 몸이 허약하면서 열이 없는 사람은 먹지 않는다.

바다거북의 등껍질
학명 : Eretmochelys imbricata (L.)

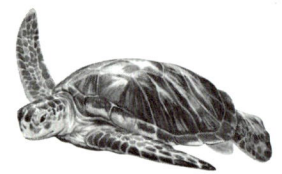

한약명 : 대모(玳瑁)

기 원 : 바다거북과에 속하는 붉은거북 · 푸른거북, 또는 가죽거북과에 속하는 가죽거북의 등껍질이다.

생 태 : 붉은 바다거북은 우리 나라 동서남해에 여름철에 드물게 발견된다. 세계적으로 태평양과 대서양 및 인도양의 열대 · 아열대 바다에 분포되어 있다. 다리에는 2개의 발톱이 있다. 푸른 거북은 등갑의 길이가 1미터 정도이고 몸무게는 150kg인데, 큰 것은 240~350kg이나 되

는 것도 있다. 1개의 발톱이 있다.
세계 보호동물이므로 함부로 잡아서는 안되고 적극 증식해야 한다.
성 미 : 맛이 달고 짜며, 성질이 차다.
성 분 : 등껍질에는 젤라틴과 콜라겐 · 인 · 칼슘이 들어 있다. 젤라틴에는 리진 · 히스티딘 등 여러 가지 아미노산이 함유되어 있다.
약 효 : 대모는 열을 내리고 해독시키는 작용이 있어서 열병으로 고열이 나면서 가슴이 답답하고 마음이 불안하여 헛소리나 욕설을 하는 증상에 효과를 볼 수 있다. 요새는 서각 대신에 사용하는데, 피가 상체로 몰려서 열이 나고 머리가 어지럽고 아픈 증상이 있는 고혈압 · 뇌출혈 등에 사용한다. 마음을 안정시키는 작용이 있어서 어린아이가 놀라서 넘어가는 경련 경풍을 진정시켜 준다. 그 외에 종기와 부스럼에 사용한다.

 붉은 바다 거북의 껍질은 약독을 해독시키고, 혈액으로 발생하는 질병을 치료한다. 약리 실험에도 용혈 작용과 관상동맥의 혈류량을 증가시키는 것으로 나타났다.

 바다 거북이는 알 · 내장 · 살코기를 먹지만 제일 맛있는 곳은 복갑에 있는 연골인 칼리피(Calipee)라고 한다. 거북이의 배딱지 틈 사이에 있는 연골은 매우 부드럽고 간단히 끊어낼 수 있다. 거북 수프에 빼놓을 수 없는 재료이고 정력제로도 손꼽히고 있다.
사용법 : 끓여서 먹거나 환약이나 가루약으로 먹는다.
처 방 : 류마티스성 관절염 · 기관지염 · 간경변증 · 어지럼증 · 위병, 암에는 20~50그램을 먹는다.

지보단
코뿔소의 뿔, 사향 · 석웅황 · 우황 · 바다거북 등껍질을 함께 가루를 내어 열병으로 발작하고 헛소리를 하는데 먹는다.

협사구
학명 : Cyclemys sp.

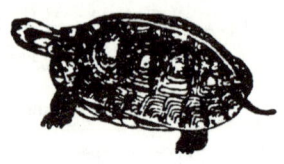

기 원 : 거북이과 동물인 협사구(夾蛇龜)의 전체
생 태 : 이것의 등껍질은 15cm밖에 안된다. 산의 계곡에 서식하며 뱀을 잡아먹기 좋아한다.
성 미 : 맛이 달며 성질이 차고 유독하다.
약 효 : 담이 뼈와 관절 부위에 발생하는 골관절 결핵과 임파선 결절을 치료한다. 지혈작용이 있어서 부인의 자궁출혈과 대하에 사용한다. 뼈 성장을 촉진하여 어린아이의 대천문이 오랫동안 닫히지 않는 경우에도 응용한다. 혈액순환을 원활하게 하고 부은 것을 가라앉히는 작용이 있어서 편도선염에도 효과가 있다. 그 외에 오랜 학질·치질 ·악창 등에 사용한다.

도롱뇽
학명 : Hynobius leekii Boulenger

한약명 : 영원(蠑蚖)
기 원 : 도롱뇽과 도롱뇽의 신선한 살과 그것의 알덩어리를 사용한다.
생 태 : 도롱뇽은 산골짜기에서 찬물이 약간 흐르거나 고인 물, 박우물 등에서 산다. 함수도롱뇽은 높은 산지대의 흐르는 물가나 고인 물 주변

에서 산다. 공동묘지 근처에 있는 개울에서도 많이 볼 수 있다. 해충을 잡아먹는 이로운 동물이므로 잘 보호해야 한다.

성 미 : 맛이 짜며, 성질이 차고 약간의 독이 있다.

약 효 : 보혈 강장약으로 사용하며 발기부전에 효과가 있다. 신경쇠약증·빈혈증·치질·임파선 결핵·폐병·주마담·척수염·골수염·유방암에 특효가 있고 보양(補陽) 효과도 있다.
 소변을 잘 통하게 하므로 방광결석이나 신장결석에 사용한다.

주의 사항 : 임신부는 먹지 않는 것이 좋다.

채 취 : 산골짜기의 돌밑·풀숲·돌짬 등을 뒤지고 숨어 있는 것을 잡는다. 알은 물에 떠있을 때 부화하기 전에 채취한다.

사용법 : 신선한 그대로 사용한다. 또는 도롱뇽을 산채로 질그릇 냄비에 넣어 뚜껑을 닫고 구리 철사로 묶는다. 냄비를 열십자로 묶고 틈을 진흙으로 밀봉하여 연탄불이나 숯불 위에 올려놓고 3~4시간을 태운 다음 냄비를 차고 습한 곳에 30분 가량 두었다가 까맣게 탄 도롱뇽을 꺼내어 분말을 만든다. 갈아서 한 마리씩 먹는다.

도마뱀 (Gecko, Lizard)
학명 : Gekko gecko (L.)

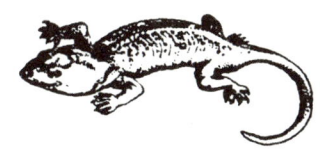

한자명 : 합개(蛤蚧) / **이명** : 대벽호·큰도마뱀

기 원 : 벽호과(壁虎科)

형 태 : 머리가 개구리와 비슷하고 등에 가느다란 비늘이 있으며 몸이

짧고 꼬리가 길다.
성 미 : 맛이 짜고 성질이 평이하고 약간의 독이 있다. (혹 따뜻하다.)
약 효 : 폐와 신을 보하고 숨찬 것과 기침을 멈춘다. 도마뱀은 예로부터 폐결핵에 사용해왔다. 신장의 기능을 강화시키는 작용이 있어서 숨이 차고 기침이 나는 경우, 각혈 등에도 응용했다. 특히 강장 작용이 있어서 허로·폐위·발기부전에 효과가 있다. 또한 당뇨병·식욕부진·부인의 생리 이상을 치료한다. 이뇨작용이 있어서 결석증에 사용하면 효과를 본다.
주의 사항 : 감기로 오는 기침에는 사용하지 않는다.
법 제 : 여름에 잡아 배를 갈라 내장을 없애고 물에 씻어 넓적하게 펴서 햇볕에 말린다.

만성 호흡기 질환
술과 꿀로 법제한 도마뱀 1쌍, 인삼 한 뿌리, 5년 이상된 도라지를 가루내어 꿀로 환을 지어 먹는다. 얼굴과 다리가 부었을 때도 좋다. 한번에 5g씩 먹는다.

나무타기도마뱀
학명 : Japalura polygonata (Hallowell)

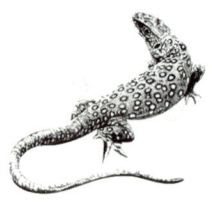

한약명 : 염사(鹽蛇) / **이명** : 수석척, 마종사
성 미 : 맛이 달고 성질이 따뜻하다.
약 효 : 자양강장제로 사용하며, 팔다리가 쑤시고 아픈 풍습성 류마치

스를 치료한다. 소아의 소화불량과 영양부족으로 배가 불러오는 고창에도 효과가 있다.

도마뱀붙이
학명 : Gekko swinhoana Gunther

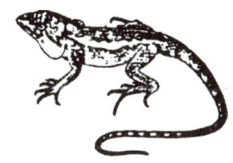

한약명 : 벽호(壁虎) / **이명** : 무막집도마뱀, 수궁
성 미 : 맛이 짜다, 성질이 차고 약간의 독이 있다.
약 효 : 풍을 제거하는 성질이 있어서 중풍 후유증으로 팔다리가 뻣뻣하고 아픈 경우와 팔다리가 잘 움직이지 못하거나 관절이 아픈 경우에 사용한다. 풍담으로 어린아이가 경기를 하는 경우, 임파선결핵에 특효가 있다. 피가 뭉쳐서 적이 생긴 것을 풀어주고 악창에도 사용한다.
주의 사항 : 피가 부족하고 기가 약한 경우에는 사용하지 않는다.
사용법 : 불에 구워 가루를 내어 환약이나 가루약으로 먹는다.

풀나무타기도마뱀
학명 : Japalura flaviceps Barbouret Dunn

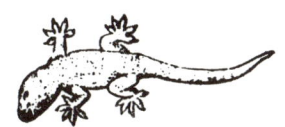

한자명 : 사각사(四脚蛇) / 이명 : 초록용석(草綠龍蜥)
성 미 : 맛이 짜고 성질이 차며 독이 있다.
약 효 : 목이나 어깨부위에 생기는 결핵성 임파선종이나 갑상선종을 치료한다.
사용법 : 말려서 가루를 내어 1푼씩 술과 함께 먹는다.

대장지

학명 : Eumeces chinensis (Gray)

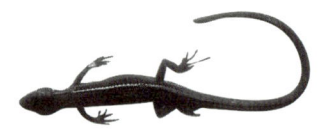

한자명 : 석룡자(石龍子) / 이명 : 미끈도마뱀, 사각사, 산룡자, 천룡(泉龍)
생 태 : 길이가 21cm이다. 피부는 각질화된 가는 비늘로 덮혀 있으며, 광택이 난다.
성 미 : 맛이 짜고 성질이 차며 독이 있다.
약 효 : 대소변을 잘 나오게 하기 때문에 소변이 상쾌하지 않은 경우와 방광결석으로 소변을 볼 때 통증이 있거나 작은 돌이나 모래가 나오는 경우에 사용한다. 맺힌 것을 풀어주는 작용으로 경부 임파절에 생긴 멍우리를 치료한다. 성신경을 자극하므로 발기가 잘 되지 않는 사람에게 좋다. 폐에 농양이 생겨서 입안과 목구멍이 마르고 가슴이 은근히 아프며 기침과 함께 냄새가 나는 피고름이 섞인 가래를 뱉어내는 경우에 사용한다. 유방암 치료제로도 개발되고 있다. 피부가 가렵거나 부스럼이 생기는 경우, 악창에 효과가 있다.

주의 사항 : 임신부는 먹어서는 안 된다.
사용법 ; 내장을 제거하고 깨끗이 씻어 사용하든지 말려서 먹는다.

표문도마뱀
학명 : Eremias argus Peters

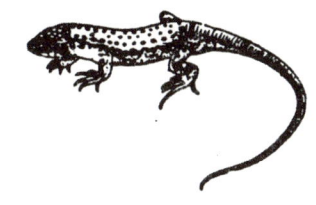

한약명 : 석척(蜥蜴)
생 태 : 건조한 모래땅, 평원·보리밭에 산다.
약 효 : 임파선 결핵에 사용한다.
사용법 : 갈아서 한 마리를 먹는다.

두꺼비
학명 : Bufo bufo bargarizans

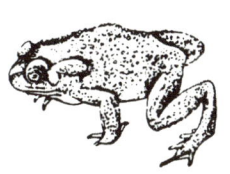

한약명 : 섬여(蟾蜍) / 이명 : 라흘마(癩疙痲)·풍계(風鷄)
기 원 : 두꺼비과에 속하는 두꺼비, 또는 작은 두꺼비의 내장을 제거한

전체

생 태 : 몸이 크고 등이 검고 반점이 없으며 소리를 내지 못하고 뛰지도 못한다. 혀끝은 두 갈래로 갈라졌으며 아래위턱에 모두 이빨이 있다. 사람이 사는 집 근처에서 습한 곳 · 저수지 · 늪가에 산다.

성 미 : 맛이 매우며, 성질이 차고 독이 있다.

약 효 : 암의 치료약으로 개발되고 있으며, 특히 간암, 식도암, 과립성 백혈병, 육종성원세포암에 사용한다. 어혈을 풀어주고 덩어리진 것을 없애는 작용이 있어서 뱃속에 생긴 덩어리인 징가적취(癥痂積聚)와 타박상에 특효가 있다. 이뇨작용과 강심작용으로 복수와 부종에 사용한다. 해독하고 진통시키는 효과로 부스럼 · 종독 · 버짐 · 등창 · 일체의 악창에 응용한다.

소아의 영양장애로 배가 불러오는 것과 비위가 허약하여 설사가 잘 멎지 않는 설사와, 소아의 얼굴이 누렇고 옆구리가 결리고 아픈 증상을 치료한다. 그 외에 만성 기관지염과 탈항에도 사용한다.

주의 사항 : 독성이 강하므로 조심하여 사용한다.

사용법 : 밀폐된 가마에 넣고 태워 가루를 내어 외용약으로 사용할 때는 뿌리거나 기초제에 섞어서 바른다. 하루 1~3그램을 사용해야 한다.

응 용 : 두꺼비의 기름은 구슬에 바르면 구슬이 꿀같이 물러진다. 다만 많이 얻기가 어려우니 살찐 놈을 취하여 기름을 고아서 발라도 또한 부드러워 진다.

섬수(Bufonis Venom)

기 원 : 두꺼비의 귀 뒷부분과 피부에서 분비되는 액체를 가공 건조한 것, 오월오일에 산 두꺼비를 잡아서 양미간을 뾰족한 침으로 째면 하얀 진액이 나오는 데 이것이 섬수이다.

성 미 : 맛이 달고 맵다. 성질이 따뜻하며 독이 있다.

약 효 : 해독시키고 부기를 내리는 작용이 있다. 그래서 인후두염에 사용한다. 강심작용으로 혈압을 높이고 호흡을 촉진시켜서 심장병에 응용

하고 있다. 실험에서 소염작용, 혈관수축작용, 호흡흥분작용, 땀과 침분비 억제 작용, 항암작용이 밝혀졌다. 그래서 부스럼, 정창, 연주창, 악창, 어린이 감적, 목안이 붓고 아픈 경우에 사용한다.

국소 마취작용과 진통작용을 이용하여 마취약으로 개발되고 있다.

사용법 : 기름종이에 싸서 그늘에 말려 쓰고, 쓸 때에는 사람의 젖으로 개어서 약을 넣는다. 1회에 0.16g을 먹는다.

주의 사항 : 고혈압환자 임신부는 사용하지 않는다. 독성이 강하므로 사용하는 용량에 주의한다.

뱀 (snake)

생 태 : 일반 뱀은 알을 낳는다.

독이 없는 뱀 : 실뱀 · 물뱀(무자치 · 무사치) · 줄꼬리뱀 · 구렁이 · 누룩뱀(먹구렁이) · 능구렁이

독이 있는 뱀 : 먹대가리바라 · 바다뱀 · 북살모사 · 까치살모사 · 유혈목이

성 미 : 맛이 짜고 달다. 성질이 평하다. 생사탕은 닭국물 맛이다.

성 분 : 주요 성분은 단백질 · 지방 · 당류 · 휘발성분이 들어 있다. 줄무늬 뱀의 건조된 가루 속에는 비타민A · B가 들어 있다. 뱀의 기름은 물에 잘 씻긴다.

약 효 : 구렁이는 보혈강장제로 사용한다. 주로 허약한 체질 · 산후조절, 수술후 몸조리, 폐결핵에 사용한다.

독사는 일반적으로 남자의 양기부족에 사용하며 독뱀을 먹으면 추위를 잘 타지 않는다. 독은 강한 해독제의 역할을 하면서 인체의 경락을 살려준다. 그래서 결핵이나 피부병 · 신경통 · 관절염을 치료한다.

침윤형 폐결핵와 만성기관지염에도 효과가 있으며, 만성간염 환자들의 피로회복에도 도움을 준다. 특히 몸이 차고 쉽게 피로한 사람에게 효과가 있는데, 이는 뱀탕이 신경과 뇌하수체 · 부신피질계의 기능을 자극하

기 때문이다.

검은뱀

학명 : Zaocys dhumnades (Cantor)

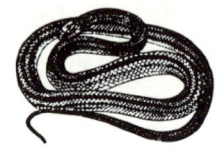

한약명 : 오사(烏蛇) / 이명 : 흑화사, 오초사
기 원 : 유사과 동물.이 뱀의 등이 높아 검척 오사(劍脊 烏蛇)라고 한다.
생 태 : 길이가 1미터 정도이며, 등에는 세 개의 능이 있고, 칠흑같은 바탕에 검은 점이 많다. 성질이 순하여 물지 않으며 머리 위에 역모가 있고 말라 죽어도 눈이 꺼지지 않고 산 것 같다. 굵고 큰 것은 중량이 무거우나 힘이 조금 약하다. 꼬리가 가늘고 길어 작은 동전 백 개를 꿸 수 있는 것이 좋은 것이다. 구릉지대와 갈대밭 속에 많이 서식한다. 검은뱀은 개구리와 물고기를 먹고 사는데, 이 뱀을 잡기가 상당히 어렵다.
성 미 : 성질이 평이하고, 맛이 달며 독이 없다. (조금 독이 있다.)
성 분 : 주로 단백질과 질 좋은 아미노산·지방이다.
약 효 : 풍습을 제거하고 경락을 통하게 하여 팔다리를 잘 쓰지 못하며 저리고 아픈 것을 치료한다. 특히 등이 강직되고 아프며 곱사등일 때는 녹각과 같이 사용한다. 피부의 감각 이상과 골·관절 결핵에 효과가 있다. 문둥병으로 눈썹과 수염이 탈락하고 피부가 감각이 없고 부스럼이 난 것을 치료한다. 일체의 풍병과 피부가 허는 발진, 그리고 옴·버짐을 고친다. 인체에 영양과 진액을 공급하여 눈을 밝게 해준다. 얼굴의 부스럼이나 기미에 뱀을 태워서 곱게 갈아 돼지기름으로 바른다. 살코기는 신

경통·중풍·반신불수·소아마비·피부병 등에 모두 효과가 있다. 껍질은 태워서 초에 개어 입술이 헌 데 바르고, 귀가 멍멍한 데는 지방을 가제에 싸서 귀에 넣는다.
주의 사항 : 피가 부족하여 풍이 발생한 경우에는 쓰지 않는다.
법 제 : 술에 담가 두었다가 뱀술로 먹거나 껍질과 뼈를 버리고 살을 불에 말려서 사용한다.

뱀의 쓸개
성 미 : 맛이 쓰고 약간 달다. 성질이 서늘하다.
약 효 : 정신이 혼미하며 열로 인하여 발광을 하는 경우와 치질이 벌겋게 부은 경우, 피부에 열독이 있는 경우에 사용한다. 눈을 밝게 하는 작용이 있어서 시야가 뿌옇게 잘 안보이는 경우에 사용한다.

황초사
학명 : Ptyas korros

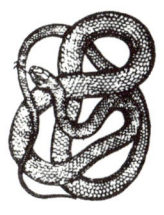

한약명 : 황초사(黃梢蛇) / **이명** : 회서사(灰鼠蛇)
기 원 : 유사과
약 효 : 풍습성관절염으로 관절이 붓고 아픈 증상과 사지가 마비되고 뻣뻣하며 아픈 증상에 사용한다.
사용법 : 중국에서는 취풍사와 금환사와 같이 술에 담그는 것을 삼사주라고 한다.

유혈목이

학명 : Dinodon rufozonatum (Cantor)

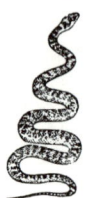

한약명 : 적연사(赤鏈蛇) / **이명** : 유혈목이·꽃뱀·화사·섬사라 한다.
형태 : 몸길이는 70~100센티이다. 몸뚱이의 등쪽은 붉은 밤색인데 검은 띠무늬가 있어 울긋불긋하다. 배쪽은 누런 흰색이다. 4~5월 또는 9~10월에 산이나 풀밭·바위 틈에서 잡는다.
약효 : 만성 결핵성으로 발생한 종기가 터져서 궤양이나 루관을 형성했을 때 사용한다. 실에 율모기의 가루를 붙여서 루관의 구멍에 삽입한다. 민간에서는 율모기가 소화 기능을 향상시킨다고 하여 뱀탕에는 꼭 넣는다.
사용법 : 태워서 가루로 만든다.

구렁이
학명 : Elaphe taeniurus Cope

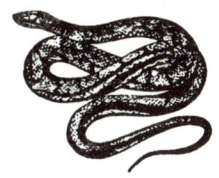

한약명 : 황함사(黃頷蛇) / **이명** : 꼬리줄무늬뱀
기 원 : 뱀과에 속하는 구렁이(Elaphe schrenckii Strauch)이다. 밀뱀도 대용으로 사용한다.
생 태 : 일반 구렁이는 105-109cm이며 동그랗게 감겨져 있다. 몸색은 검은 밤색 바탕에 검은색 또는 누런색의 무늬가 많이 나있다. 검은색은 먹구렁이, 누런색을 띤 것은 능구렁이라고 한다.
성 미 : 맛이 달고 성질이 따뜻하며 독이빨은 없다.
성 분 : 구렁이 대용품인 줄무늬뱀의 건조된 가루 속에는 비타민 A · B 가 들어 있다.
약 효 : 좀처럼 낫지 않는 버짐 · 완선에 사용하는데, 이것은 피부가 발작적으로 몹시 가렵고 점차 소가죽처럼 딱딱해지고 두터워지는 피부병이다. 악창에도 쓴다. 강장 보혈작용이 있어서 양기부족 · 음위 · 허약자, 영양상태가 부족한 어린이 등에 특효가 있고 신경통 · 관절통 · 파상풍에도 많이 사용한다.

보혈강장
구렁이의 내장을 떼어버리고 피를 깨끗이 씻은 다음 소주에 담가 땅에 묻어두고 석 달 후에 꺼내 먹는다. 혹은 말린 가루를 하루에 약 40g씩 달여서 먹는다. 가루 자체로 먹을 때는 하루에 2~5g씩 따뜻한 물로 먹는다.

왕구렁이
학명 : Python molurus bivittatus Schlegel

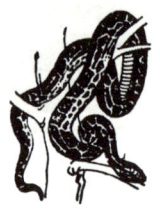

한약명 : 염사육(蚺蛇肉) / 이명 : 왕구렁이 · 망사(蟒蛇) · 왕사(王蛇)
생 태 : 왕구렁이는 염사 · 왕사라고 하는데, 길이가 4.6~6m 로 머리가 작다. 머리와 등은 검고 목 아래는 황백색이다. 열대 · 아열대의 삼림 중에 살고 20~30근이나 되는 사슴을 삼킨다.
성 미 : 성질이 따뜻하고 달며 약간의 독이 없다.
약 효 : 살코기는 풍비를 다스린다. 즉 신경통 · 류머티스성 관절염으로 근육과 뼈마디가 아프고 관절을 자유롭게 움직일 수 없으면서 아픈 부위가 일정하지 않게 이리저리 옮겨 다니는 증상에 사용한다. 중풍으로 인하여 팔다리가 뻣뻣하고 잘 쓸 수 없을 때도 효과가 있다. 회로 먹으면 소아의 감창과 목구멍에 무엇인가 있는 듯한 매핵기를 치료한다.
사용법 : 삶아 먹거나 술에 담가 먹고 불에 말려 가루를 내어 먹는다.

왕구렁이의 기름(염사고)
성 미 : 맛이 달고 성질이 평이하다. 약간의 독이 있다.
약 효 : 피부병과 치루, 귀가 잘 들리지 않는 경우에 사용한다.

염사의 쓸개

성 미 : 맛이 달고 쓰다. 성질이 차고 독이 있다.
약 효 : 눈을 밝게 하고 각막이 흐려지는 것을 제거하며 눈이 충혈되고 붓는 것을 치료한다. 피를 쏟는 이질과 치질, 기생충으로 인한 복통에 사용한다.

물 뱀
학명 : Enhydris chinensis (Gray)

한약명 : 수사(水蛇)
생 태 : 논·연못·도랑에서 생활한다. 물고기를 먹고 산다.
성 미 : 성질이 차고 맛이 달며 짜다. 무독하다.
약 효 : 당뇨병에 사용하고 가슴에 열이 있어서 답답한 것을 치료한다. 눈을 밝게 한다.

당뇨병에 번열이 있는 경우
성혜방 "당뇨병에 팔다리가 번열이 나고 입이 마르며 마음이 조급하고 불안해지면, 물뱀 1마리의 껍질을 벗겨서 불에 구어 빻아 놓고, 달팽이를 5일간 물에 담가 두었다가 그 침을 취하여 조린다. 사향 0.375그램을 넣고 녹두 만한 알약을 만들어 수시로 생강탕에 10개씩 먹는다."

옆무늬바다뱀
학명 : Laticauda semifasciata (Reinardt)

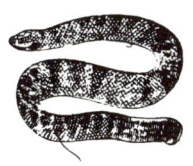

한약명 : 사파(蛇婆) / 이명 : 반환편미사(半環扁尾蛇)·해사
성 미 : 맛이 짜고 독이 없다.

약 효 : 피가 나는 이질과 오래도록 낫지 않는 피부병에 구워서 먹는다.

실 뱀
학명 : Coluber spinalis (Peters)

한약명 : 백선사(白線蛇) / **이명** : 백척사 · 황척사 · 황척유사
약 효 : 관절이 아프면서 남의 살 같이 감각이 떨어지고 뻣뻣하게 마비가 되는 경우에 사용한다.
사용법 : 여름과 가을에 채집하여 내장을 빼고 햇볕에 말려서 사용한다. 백선사 한 마리에 소주 6홉을 병에 넣고 한 달간 담가 두었다가 한 잔씩 하루 두 차례 먹는다.

살모사
Agkistrodon halys (Pallas)

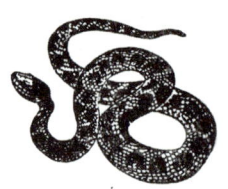

한약명 : 복사(蝮蛇) / **이명** : 훼(虺), 까치살모사
생 태 : 몸 길이 70cm로 엷은 회색이며 측면에 암회색의 얼룩얼룩한 무늬가 있다. 머리는 삼각형이며 머리 꼭대기에 큰 비늘이 있다. 까치살모사는 보호동물이므로 함부로 잡지 않는다.
성 미 : 맛이 달고 성질이 따뜻하며 독이 있다.
성 분 : 살모사 휘발성분 중에는 파르티닌산 · 카르린산 · 아우로이산 등이 포함되어 있다.

약 효 : 살모사술을 복주(蝮酒)라 한다. 산채로 병에 넣고 물을 부어 밀봉하여 5~6일 지나면 오물이 다 떨어지고 내장의 변이 제거되어 깨끗해진다. 이때 다른 병에 옮기고 소주에 부어 2~3개월 둔 후 복용하면 된다. 강력한 정력제로 손꼽힌다. 이는 살모사는 메치오닌·글루타민산·시스틴·비타민 A·B 등의 성분이 함유되어 있어서 간장의 기능을 강화하고 정력을 증진시켜 주기 때문이다.

 중풍으로 몸 한쪽의 근육이 위축되어 잘 쓰지 못하는 경우에 사용한다. 살모사의 살코기는 심복통·위경련을 다스리며, 장풍이라 하여 대변하혈증에 효과가 있는데, 특히 암치질에 효과적이다.

살모사의 껍질을 태워 악창이나 뼈의 화농증에 외용하고, 쓸개는 치질에 외용하며 뼈는 태워서 가루내어 이질에 쓴다.

살모사 종류 중에 토훼사(土虺蛇)가 있는데, 흑빛을 띤 이것은 사람을 보면 머리를 곧추세우고 덤벼든다. 자기가 상처를 입으면 암컷으로 하여금 상처에 소변을 보게 해서 고친다고 한다.

사용법 : 생사탕은 살아있는 뱀을 고아 찌꺼기는 걸러내고 그 국물을 마시는 것이다. 산 것의 피를 내어 마시기도 한다. 주로 겨울잠을 자기 전인 늦가을에 독이 사납기 때문에 이때의 약효가 뛰어나다.

주의 사항 : 몸 속에 열이 많아 물을 많이 마시는 경우나, 변비가 심한 사람은 복용을 금하는 것이 좋다.

살모사 술

 살모사를 술에 담가서 복용할 때는 한 되들이 병에 살모사를 넣을 때 한 손으로 머리를 잡고 한 손으로 목에서 꼬리까지 몇 번이고 훑어내려서 살모사의 힘이 완전히 빠지면 병에 넣고 소주를 붓는다. 또는 물 속에 두어 힘이 빠질 때까지 기다리는데, 일반 독사는 물병 속에 2~3일 넣어두면 힘이 빠져 버리지만 살모사는 1주일 이상 견딘다.

백화사 산무애뱀

한약명 : 白花蛇 / 이 명 : 건비사
기 원 : 살모사과에 속하는 오보사(Agkistrodon acutus gunther)와 은환사(Bungarus multicinctus Blyth)
생 태 : 검은 색에 하얀 무늬가 모아서 나는 것이 백화사보다 좋고 풍을 다스리는 것이 다른 뱀보다 빠르다. 이 뱀은 죽어서 말라도 눈이 산것과 같다고 하며 눈이 함몰되지 않는 것을 진품으로 삼는다. 모든뱀이 코가 밑으로 향하였으나 이 뱀은 코가 위로 향해있어서 '건비(褰鼻)'라고 이름한다. 모든 뱀 중에 산무애뱀만이 새끼를 낳는다.
깊은 산의 골짜기 안에서 나는 데 10월중에 채집하고 불에 말려 쓴다.
성 미 : 성질이 따뜻하고 맛이 달고 시다. 간과 비에 작용한다.
약 효 : 뱀은 주로 풍에 사용한다. 그 이유는 뱀이 구멍으로 깊숙이 들어가는 성질이 약의 힘을 풍병이 있는 곳까지 끌고 간다고 생각하기 때문이다. 따라서 중풍으로 인한 구안와사와 팔다리를 쓰지 못하는 반신불수, 소아 경풍으로 경련을 하는 경우에 쓴다.
신경통과 파상풍, 요통에 사용하여 통증과 경련을 치료한다. 뼈마디가 쑤시고 아프며 운동장애가 생기는 다발성 관절염이나 류마티스 관절염에도 효험이 있다. 살갗에 멜라닌 색소가 탈색되어 흰 반점이 생기는 백전(白癜 백전풍)을 치료한다. 그 밖에 피부가 헐고 두드러기가 나는 경우에 이용하고, 문둥병·파상풍·연주창·악창에도 사용한다.
주의 사항 : 끓일 때는 철로 만든 용기를 피한다. 허약한 사람은 신중히 사용한다. 용혈성 맹독을 갖고 있는데, 머리부위에 그 독성이 강하므로 중간만 취해 살코기를 술에 담가서쓴다.

금고리살모사
학명 : Bungarus fasciatus (Schneider)

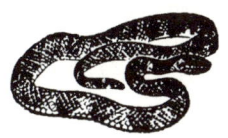

한약명 : 금환사(金環蛇)
기 원 : 코브라과
성 미 : 맛이 짜고 성질이 따뜻하다. 신경독과 심장독이 있다.
약 효 : 손발이 저리고 아프며 잘 쓰지 못하고 마비되는 경우에 사용하며, 팔다리가 붓고 아픈 경우에도 응용할 수 있다.
주의 사항 : 피가 부족하여 근육이 위축되며 저린 증상에는 쓰지 못한다.

풀살모사
학명 : Trimeresurus stejnegeri stejneger Schmidt

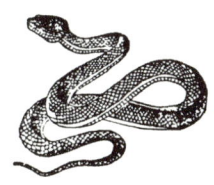

한약명 : 청죽사 / 이명 : 죽엽청
기 원 : 살모사과

성 미 : 맛이 달고 짜다.
약 효 : 상처의 독을 풀어주기 때문에 오랫동안 붓고 낫지 않는 뽀두라지에 뿌려준다.

뱀허물

한약명 : 사태(蛇蛻)
성 미 : 맛이 달고 짜다. 성질이 평이하고 독이 없다. 간과 비장에 작용한다.
약 효 : 풍을 제거하여 경련을 멈추게 하므로 소아의 경기와 간질을 치료한다. 목이 벌겋게 붓고 아프며 막힌 감이 있는 인후병과 이하선염에 효과가 있다. 임신부로 하여금 태아가 빨리 나오게 하며 태아가 머리부터 나오지 않고 다리나 엉덩이가 먼저 나오는 역산을 치료한다. 본초에는 뱀이 입으로부터 허물을 벗고 눈도 또한 따라 나오므로 안구의 병에 많이 쓴다고 하였다. 따라서 뱀허물은 눈을 밝게 하고 눈 안에 군살이 생기는 것을 없애준다. 살충하는 작용도 있어서 각종 악창과 기생충을 치료한다.
주의 사항 : 임신부는 먹지 않는다.
법 제 : 흙 속에 묻어서 하룻밤 새우고 식초에 담가서 불에 말려 쓴다. 혹은 약성이 남을 정도로 불에 태워서 사용한다.

코브라

학명 : Naja naja (L.)

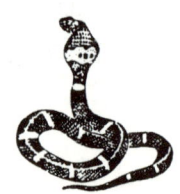

한약명 : 안경사(眼鏡蛇)

성 미 : 맛이 달고 짜다. 성질이 따뜻하고 독이 있다. 간과 신장에 작용한다.
성 분 : 코브라에서 축출한 크로톡신은 신경독과 용혈소가 있다.
약 효 : 수분대사와 경락의 기를 잘 소통하게 한다. 따라서 붓고 저리고 아픈 관절염과 각기병에 사용한다. 독에는 진통작용이 있어서 모든 신경통과 요통에 효과가 있다. 뱀독은 임상에서 혈액이 응고되는 것을 억제하고 핏덩어리를 녹이는 작용을 이용하여 뇌혈관이 막혀서 발생하는 중풍에 사용되고 있다. 뿐만 아니라 혈액 속의 지질 농도를 떨어뜨리고 혈관을 확장시키며 신경세포를 회복시키는 작용이 밝혀져서 혈액순환 이상으로 인한 모든 질환에 사용한다. 항암작용도 있는데 요시다육종세포, 복수암세포를 선택적으로 파괴한다.
사용법 : 입동 전에 잡아 내장을 제거하고 불에 말린다.

코브라술
정력을 회복하기 위하여 소주를 넣은 병에 코브라를 넣고 밀봉하여 6개월 후에 식후 한잔씩 하루 세 번 먹는다

독사 쓸개
성 미 : 성질이 조금 차고, 맛이 쓰고, 독이 있다.
약 효 : 닉창충(䘌瘡蟲)을 죽이는 데 가장 좋다. 닉창은 대개 항문이나 음부에 잘 생기는 것으로 벌레가 파먹은 것처럼 패이고 허는 것을 말한다. 독사의 고기는 큰 독이 있어서 조심하여 사용하는데, 뱀의 빛깔이 노르스름하면서 검고, 턱이 누르며 입이 뾰족한 것이 가장 독이 심하며 모든 뱀 중에 산무애뱀 만이 새끼를 낳는다.
맞는 체질 : 소음인

뱀도마뱀

학명 : Ophisaurus harti Boulenger

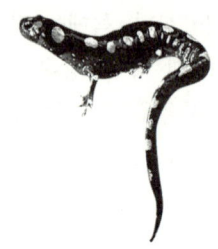

한약명 : 脆蛇 / **이명** : 金蛇
성 미 : 맛이 짜고 성질이 평이하다.
약 효 : 어혈을 풀어주는 작용이 있어서 넘어지거나 맞아서 멍이 많이 든 경우와 교통사고 후유증에 사용한다. 오랜 설사를 멎게 하고 부러진 뼈를 잘 붙여준다.
그외 관절통·신경통·잘 낫지 않는 피부병에 사용한다.
주의 사항 : 부종이나 어혈이 없는 사람과 임신부는 먹지 않는다.

악 어

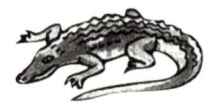

한약명 : 타갑(鼉甲) / **이명** : 타어갑(鼉魚甲)
성 미: 맛이 달고 약간의 독이 있다. 성질이 약간 차다.

약 효 : 뱃속에 생긴 덩어리인 징가를 풀어준다. 어혈을 제거하고 새살이 잘 돋아나도록 하는 작용이 있어서 곪아터진 악창에 고약을 만들어 붙인다. 숨이 짧아 호흡이 답답한 경우에 쓴다.
사용법 : 고기는 식초와 술로 구워서 사용한다.

악어 껍질

성 미 : 맛이 맵다. 성질이 따뜻하고 독이 있다.
약 효 : 어혈을 몰아내고 뭉친 것을 풀어준다. 따라서 징가적취에 적용한다. 또한 여성의 자궁출혈과 대하를 치료하며, 아랫배가 당기고 아픈 증상에 응용할 수 있다. 그 외에 악창과 부스럼·피부 가려움증에도 사용한다.
사용법 : 껍질과 뼈는 태워서 가루를 만들어 쓴다.

자라(snapping turtle)

학명 : Amyda sinensis

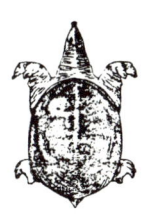

기 원 : 거북목 자라과의 파충류.
삽 화 : 조선왕조실록의 기록 중에 정유재란이 일어난 1595년에 죽어서 물위에 뜬 자라가 한없이 많았다는 내용이 있는데, 사람들은 자라가 닥쳐 올 변괴를 예고한다고 믿는다.
「별주부전」에서는 약이 되는 별미음식으로 나타나 있고, '경주 이씨와 자라'의 설화에는 자라가 자식을 갖게 하여 주는 영물로 취급되고 있다. 옛날 이현령이라는 사람이 자라탕이 될 뻔한 자라 8마리를 구해 주었는

데 그 중 살아남은 7마리의 자라가 그의 자식으로 환생하였다는" 이야기가 전해진다. 그래서 지금도 경주 이씨들은 자라를 먹지 않는다.

생 태 : 몸의 길이는 15~30cm이다. 완전한 담수성으로 물밑이 모래와 진흙이 섞여 있는 하천이나 연못을 좋아하며, 주로 육식을 한다. 자라는 5~6년 정도 커야 생식기능이 가능하며, 5~7월 사이에 물가의 흙에 구멍을 파고 산란한다. 알은 2cm 정도 크기로 메추리알 같고, 60개 가량을 한번에 낳는다. 알은 2개월만에 부화된다. 자라는 날카로운 이빨로 잘 무는데 한 번 물면 쉽게 놓지 않으므로 주의해야 한다.

성 미 : 성질이 차고 맛은 달다.

성 분 : 수분 81.4%, 단백질 14.6g, 지질 0.2g, 당질 0.9g, 회분 2.9g, 칼슘 870mg, 인 500mg, 철 6.0mg, 비타민A 27IU/100g, 비타민B_1 0.75mg, 등이다. 열량은 적어서 100g당 67Kcal 밖에 안 된다. 단 무기질과 비타민은 많다. 특히 비타민A는 지질량에 비해서는 많고 B_1도 많은 편이다.

약 효 : 살모사 · 잉어 · 자라의 생피는 예로부터 정력제의 3대 명약이다. 특히 자라고기는 간의 혈을 보충하고 양기를 돋아주는 것으로 유명하다. 자라고기는 소화기능을 강화시킬 뿐 아니라 질좋은 단백질이 풍부하여 몸이 수척하고 연약한 사람이 먹으면 살이 찌고 기운이 난다. 또한 필수 아미노산과 비타민 B_1 · B_2가 풍부하기 때문에 자양보신제로 노약자나 병후 영양식으로 많이 이용되었다. 간과 신에 영양과 혈액을 보충하여서 허열을 제거하는 작용이 있는데, 뼈 속이 후끈후끈하며 입안이 마르는 사람이 자라를 푹 고아 먹으면 몸이 튼튼해진다.

그 외에 탈항 · 자궁출혈 · 대하 · 결핵 · 징가를 치료한다.

주의 사항 : 자라의 성질이 차서 오래 먹는 것은 좋지 않으며, 특히 비위가 약하여 밥맛이 없는 사람과 임신부는 먹지 않는다.

조 리 : 내장과 껍데기를 제거한 자라를 유지에 싸서 짚을 태운 불 속에 묻어 구워 익힌다. 그것을 썰어 양념장에 찍어 먹는 게 자라구이다. 살코기를 뜨거운 물에 데쳤다가 껍데기를 벗기고 다시 삶아서 여기에 갖

은 양념으로 맛을 낸 다음 먹는 게 자라탕이다. 자라고기의 비린내는 생강이나 술로 없앤다.
맞는 체질 : 소양인.

자라알

성 미 : 알의 맛은 매우 좋다. 그래서 예로부터 보신제로 식용되었다.
조 리 : 알을 소금에 절여 두었다가 습한 종이에 여러 겹 싸서 잿불 속에 묻어 익힌 다음 종이를 제거하고 먹었다.
용 법 : 매 식전마다 소아는 1~2개를 어른은 3~5개를 먹으면 건강에 좋다고 했다.

자라피

성 분 : 한 마리의 목을 따면 30~40그램의 피가 나오는데 단백질을 비롯하여 철분·칼슘·비타민 등이 많다.
약 효 : 정력제로 손색이 없고 빈혈증이 있거나 체질이 허약한 자에게 큰 도움이 된다고 알려졌다. 자라의 피는 술에 섞어서 강정제로도 먹는다.

자라 껍질

한약명 : 별갑
성 미 : 성질이 약간 차고 맛이 짜다.
약 효 : 뭉친 것을 풀어주고 딱한 것을 부드럽게 하는 성질이 있어 부인의 징가(癥痂: 아랫배의 덩어리)와 어혈로 인하여 생리가 끊어진 경우, 생리가 불순한 경우에 효과가 있다. 그리고 여자의 자궁출혈이 있거나 대하가 멈추지 않을 때도 사용한다. 또한 양기가 지나치게 많은 반면에 음기가 약한 사람에게는 음기를 보충해 준다. 따라서 몸에 열이 많아 오후만 되면 얼굴로 허열이 후끈 달아오르고, 잠시 지난 다음에 다시 오싹오싹 추워지는 증상이 있을 때는 자라 껍질을 식초에 담갔다가 구워 가루로 만들어 술에 타서 한 숟가락씩 먹으면 효과가 있다. 따라서 음분이 부족하여 발생하는 폐결핵에 많이 사용한다.

강장 작용이 있어서 신체가 허약한 사람이나 요통이 있는 사람이 먹으면 좋다.

마음을 안정시키고 혈액 순환을 부드럽게 해 주어 자주 흘리는 코피를 멎게 하고 어린아이의 경기를 진정시켜 준다. 자라 배딱지는 결합조직을 증가시켜서 맺힌 것을 풀고 혈장 단백질을 늘리므로 간염과 빈혈을 다스릴 수 있다. 따라서 간장과 비장이 부은 경우에 효과가 있다.

주의 사항 : 임신부와 설사를 하는 사람은 사용하지 않는다. 하루에 12~30g씩 사용한다.

별갑탕

자라 등딱지 큰 것, 당귀 · 백출 · 황연 · 생강 각각 62g, 황백 적당량을 섞어 가루를 내어 물 1.2리터에 달여 500㎖로 졸인 다음 찌꺼기를 버리고 달인다. 산후 찬바람 맞은 경우, 설사 · 대하증에 하루 세 번 먹는다.

청개구리
학명 : Hyla chinensis Gunther

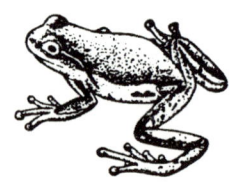

한약명 : 금합마(金蛤蟆)
성 미 : 성질이 평이하고 맛이 담담하다.
약 효 : 통증을 멎게 하고 지혈시키며 새살을 잘 돋게 한다. 따라서 타박상, 뼈가 골절되었을 때, 외상으로 피가 날 때 사용한다. 치질과 치질로 인하여 피가 나는 경우, 양기가 부족한 경우에 산채로 먹으면 신기한

효험을 경험할 수 있다.

사용법 : 여름 삼복에 잡고 손상시키지 않는다. 돌판 위에 놓아 불을 지펴서 가루를 내어 4~8그램 복용하거나 상처에 바른다.

제7장
조 류

가마우지
학명 : Phalacrocoax carbo sinensis)

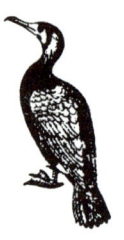

한약명 : 로자육(鸕鷀肉) / **이명** : 갯가마우지
기 원 : 사다새목 가마우지과
생 태 : 물갈퀴가 있는 발을 가진 대형의 검은색을 띤 물새이다. 흔히 날개를 말리기 위해 날개를 반 정도 펴고 서 있다. '꽛, 꽛, 꽛' 또는 '구루,구루,구루' 하는 소리로 운다.
 통상 해안, 바위섬, 하구 주변에 서식한다.
약 효: 이수작용이 있어서 소변이 잘 나오고 몸 안의 수분을 배출한다. 몸이 차면서 소화작용이 안되어 배가 북처럼 불러오고 딴딴한 경우에

사용한다.
성 미 : 맛이 시고 짜다. 성질이 차고 약간의 독이 있다.
주의 사항 : 임신 중에는 먹지 않는다.

갈매기

한약명 : 구(鷗) / 이명 : 해구
기 원 : 도요목 갈매기과
생 태 : 크기는 41cm정도이고, '꽈아오.꽈아오' 하고 고양이와 같은 울음소리를 내면서 슬픈 소리로 운다.
 흔한 겨울새이며, 해안 구릉지, 바닷가, 초지, 작은 섬에서 작은 집단을 이루고 둥지를 튼다.
성 미 : 맛이 달고 독이 없다.
약 효 : 가슴이 답답하고 입안이 마르고 갈증이 나는 증상에 사용한다.

거위 (goose)

학명 : Anser domestica)

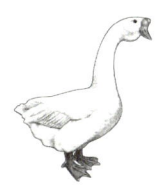

한약명 : 아육(鵝肉) / 이명 : 가안 · 당안 · 백아 · 서안
기 원 : 기러기목 오리과 물새다. 야생 기러기류를 길들여 식용으로 개량한 가금이다. 중국 거위는 부리의 아랫부분에 혹이 있고 유럽계보다 작다. 우리 나라에서 사육되는 품종은 중국계가 대부분이다. 우는소리

가 아!아! 하고 자기 스스로를 부르는 소리 같다고 하여 아조라 한다.

생 태 : 수명은 40~50년을 산다. 2년이 지나면 번식 능력을 갖게 되며, 수컷 1마리가 암컷 3~5마리와 짝짓기를 한다. 병에 강하고, 잡식성으로 먹성이 좋아 사육하기가 쉽다. 물 속이 아니면 교미를 잘 하지 못한다. 거위는 알과 새끼를 지키기 위해 낯선 사람을 보면 요란하게 울어대고 밤눈이 밝아 훌륭한 파수꾼이 된다.

성 미 : 성질은 서늘하며, 독이 없고 맛이 달다. 거위고기는 노린내가 나서 닭고기보다는 못하다. 꽁무니 고기는 노리내가 더하다.

성 분 : 에너지 161kcal, 수분 68.3%, 단백질 22.3g, 지질 7.1g, 회분 1.1g, 칼슘 12mg, 인 203mg, 철 1.3mg, 나트륨 86mg, 칼륨 420mg, 비타민B$_1$ 0.10mg, 비타민B$_2$ 0.12mg, 니아신 7.7mg 으로 성분은 오리고기와 비슷하다.

약 효 : 기운을 돋우고 몸이 허약한 것을 보충해준다. 위장을 편안하게 해주어 소화를 잘 시키고 갈증을 멎게 한다. 몸이 여위고 얼굴이 창백한 사람에게 좋다.

 우리 선조들은 거위의 노린내를 없애기 위해 아초나 아포를 즐겼다. 아초는 거위고기를 썰어 술과 소금에 하룻밤 재운 후 양념을 하고 다시 술에 버무려서 삭힌 것이고, 아포는 거위고기를 소금에 절인 것이다. 기력을 돋우고 피를 보충하는데, 특히 노인의 보양식으로는 으뜸이라고 여겼다.

 오장의 열을 풀어 주기 때문에 스트레스를 많이 받는 사람이 먹으면 몸도 보하고 갈증도 멎게 된다. 담석을 배출시키는 효력이 있기 때문에 담석증환자는 마땅히 먹어야 한다.

 납중독을 해독하여 주는 효능도 있다.

주의 사항 : 몸에 습과 열이 많은 사람은 먹지 않는다.

병후 회복

거위 고기 한 마리분에 황기 75g과 대추 10여 개, 생강·마늘을 넣고 갖은 양념을 하여 국을 끓여서 먹으면 기혈이 크게 돋우어지고, 병후 회복에 아주 좋다.

거위 보양식
① 거위를 잡아 내장과 털을 제거한다.
② 물에 불린 검은 목이 버섯이나 다른 버섯 종류를 각각 같은 양을 준비한 뒤 잘게 썰어서 여기에 파·생강·김을 약간 넣고, 모두 거위 뱃속에 담아 실로 꿰매서 큰솥에 담는다.
③ 물과 술을 각각 한 사발, 흑설탕 120g, 마늘 한 컵, 간장 세 사발을 넣고 은근한 불로 삶는다.
④ 잘 익혀서 썰어 먹는다. 이 요리는 맛도 좋지만 중국에서 겨울철 보양으로 많이 먹는다.

거위 기름·피·쓸개
약 효 : 모두 해독제 역할을 한다. 기름은 성질이 매우 차다. 수종을 다스리고 종양의 독을 풀어 준다. 피는 모든 독에 좋고 쓸개는 특히 열독에 효과적이다. 거위를 삶아 기름을 채취하여 약 112g 정도를 준비해서, 여기에 황백가루 20g 정도를 넣어 잘 개어서 연고를 만들어 이것을 피부병에 1일 2~3회 바르면 된다. 화농성 피부염에 좋다.

거위기름을 손이나 얼굴에 자주 바르면 피부가 부드러워지고 주름살이나 딱지가 생기지 않는다. 얼굴에 바르면 피부가 희어지고 입술과 수족이 갈라진 데도 좋다.

거위의 쓸개는 치질 초기에 자주 바르면 치료된다. 고기와 알을 먹는데, 우리 나라 사람들은 기름기가 많기 때문에 별로 좋아하지 않는다.
활 용 : 식용 외에 깃털은 이불·방한복 등에 쓰인다.
주의 사항 : 성격이 급하고 뚱뚱한 사람이 너무 많이 먹으면 중풍이 올 수 있고, 종기가 날 수 있으므로 주의해야 한다. 또 소화기관이 약해서 찬 음식을 먹으면 설사를 하는 사람, 우유를 마시거나 매운 음식을 먹으

면 대변이 묽어지는 사람, 몸이 차서 팔다리가 아픈 사람은 많이 먹으면 안 된다.

계관조
학명 : Upupa epops L.

한약명 : 시고고(屎咕咕)./ 이 명 : 오디새 · 대승(戴勝) · 후투티
기 원 : 파랑새목 후투티과
생 태 : 긴 굽어진 부리와 눈에 띄는 우관을 가진 선명한 새깔의 식충성 조류이다. 크기가 28㎝이고, 나무 위나 지상에서 '뽀뽀,뽀뽀' 또는 '뽕, 뽕' 하고 벙어리 뻐구기의 울음소리와 흡사하나 다소 낮고 부드러운 소리로 운다.
약효 : 경련 발작을 치료하는데, 특히 간장에 피가 부족하여 발생하는 경우에 좋다. 마음이 불안하여 죽을 것 같고 의욕이 없는 경우에도 사용한다.

정신분열증
계관조 한 마리의 털과 내장을 제거하고 깨끗이 씻어 주사 0.2그램에서 4그램을 넣고 폭 쪄서 하루에 한 차례 먹는다. 3일간 연속 먹는다.

고 니
학명 : Cygnus cygnus cygnus
천연기념물 제 201호로 지정 보호하고 있다

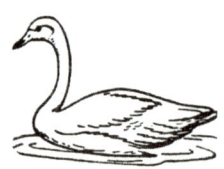

한약명 : 고유(鵠油) / 이명 : 백조

기 원: 기러기목 오리과
생 태: 고니의 크기는 152cm이고, 길고 가느다란 목을 가진 크고 흰색의 물새이다. 날 때는 '과안과안' 하고 울며, 호소, 논, 초습지, 해만, 간척지 등지에서 서식한다.
약 효: 고니의 고기를 구워서 먹으면 기운이 나고 장부의 기능을 좋게 한다. 기름은 겨울에 잡아야 많이 얻을 수 있으며, 뽀드라지에 바른다. 또한 어린아이가 오랫동안 귀 안에서 농이 나오는 것을 치료한다.

까마귀

학명 : Corvus macrorhynchus Wagler

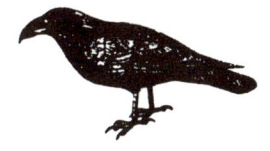

한약명 : 오아(烏鴉) / **이명** : 큰부리까마귀 · 노아
삽 화 : 전설상의 다리 오작교가 있다. 까마귀와 까치들이 미리내에 모여서 몸을 맞대어 견우와 직녀가 만날 수 있도록 만드는 다리이다.
기 원 : 참새목 까마귀과
성 미 : 맛이 시고 성질이 평이하다. 노린내가 나서 먹기가 고약하다.
약 효 : 까마귀는 정력제이면서 강장제다. 그래서 몸과 마음이 몹시 지치고 피곤할 때와 기침을 하고 피를 토할 때 사용한다. 지나친 성생활로 정액을 과도하게 소모하였거나 힘든 일을 지나치게 하여 인체의 진액과 피가 소모되면서 골수까지 고갈 되면 뼈 속이 후끈후끈 달아오르면서 몸이 점차 여위게 된다. 이때 까마귀를 먹으면 효과가 있다. 음낭 부위와 아랫배가 당기고 아픈 산통에 효과가 있다. 방법은 까마귀를 진흙에 싸서 구운 그 가루에 호도 · 창이자 각각 7개씩을 가루를 내어 섞어서

매일 아침저녁으로 식사하기 전에 4그램씩 술과 함께 복용한다. 머리가 오랫동안 낫지 않고 때때로 아픈 증상과 어지러운 증상에 효과가 있다. 산모의 젖이 잘 나오지 않을 때 까마귀 세 마리를 볶아서 수시로 먹는다. 갑작스러운 중풍과 소아의 간질에 응용한다.

 간질에는 다음과 같이 쓴다. 까마귀를 잡아 털과 내장을 제거하고 소금물로 갠 진흙으로 두텁게 싸서 숯불에 구워 흙을 떼어버린 후 분말을 한다. 이 가루에 주사 약 20그램을 섞어서 매일 식사 후 술을 탄 따끈한 물로 조금씩 복용한다. 까마귀의 날개는 어혈을 부수니 태워서 재를 만들어 사용한다. 까마귀의 쓸개는 눈병에 점안한다.

몸이 몹시 피곤할 경우

까마귀와 내장과 털을 제거하고 하늘타리씨와 백반 약간을 까마귀 뱃속에 넣은 다음, 소금물로 이긴 진흙으로 두텁게 싸서 숯불에 검게 될 때까지 구워 네 번에 먹는다.

갈가마귀
학명 : Corvus monedula L.

한약명 : 자오 / **이명** : 당까마귀
삽 화 : 새끼가 장성하고 어미가 늙으면 새끼가 어미에게 모이를 물어다 봉양을 한다 하여 반포지효(反哺之孝)·자오(慈烏)라고 한다. 갈가마귀는 까마귀와 같으면서 작고 많이 떼를 지어 날면서 악악하는 소리를 내는데 한아(寒鴉)라고 한다.

성 미 : 맛이 시고 짜며, 성질이 평이하다. 큰 까마귀는 먹는데 적합하지 않고 갈가마귀는 별로 노린내가 없으므로 구워 먹으면 좋다.
약 효 : 몸이 몹시 피곤하고 여윌 때 먹으면 살이 찌고 기운이 난다. 오랜 기침을 치료한다. 몸이 약하면서 뼛속에서 후끈 열이 달아오르는 증상에 사용한다.

까 치
학명 : Pica pica sericea Gould

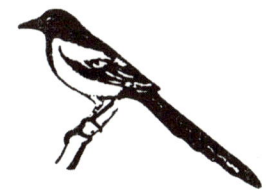

한약명 : 작(鵲) / 이명 : 비효조 · 喜鵲
기 원 : 참새목 까마귀과
성 미 : 맛이 달고 성질이 차다.
약 효 : 소변의 배출을 용이하게 하므로 방광결석이나 신결석으로 소변에 모래나 돌 같은 것이 나오는 경우에 사용한다. 성질이 차서 염증을 제거한다. 그리고 팔다리에 열이 후끈 달아오르는 경우에 효과가 있다.
 담이 가슴에 뭉쳐 걸리고 아픈 경우에 효과가 있다. 그 외 당뇨로 갈증이 나는 경우와 코피, 몸이 가려운 증상이 있을 때 사용한다.

수까치
한약명 : 수까치(雄鵲)
형 태 : 왼쪽 날개가 오른쪽 날개를 덮는 것이 수놈이고, 그 반대가 암놈이다.

성 미 : 성질이 차고 맛이 달며 무독하다.
약 효 : 입안과 목이 마르면서 물이 많이 당길 때와 음경 속이 아프면서 오줌에 모래나 돌 같은 것이 섞여 나올 때 효과를 볼 수 있다.

때까치

학 명 : Lanius bucephalus
한약명 : 연작(練鵲)
기 원 : 참새목 때까치과
성 미 : 성질이 평하고 맛이 달다.
약 효 : 기력을 돋아 주고 풍을 치료한다.

꾀꼬리

학 명 : Oriolus chinenesis

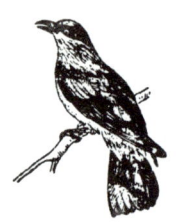

한약명 : 앵(鶯) / 이명 : 황조
기 원 : 참새목 꾀꼬리과
성 미 : 맛이 달고 성질이 따뜻하다.
약 효 : 양기를 돋아주고 소화·흡수능력을 향상시킨다. 간을 풀어주는 작용이 있어서 정신적인 자극으로 기가 울체되고 혈액순환이 잘 안 되는 것을 원활하게 한다.
　소아가 말을 늦게 하는 것을 치료한다.
사용법 : 구워서 먹는다.

맞는 체질 : 소음인

꿩고기

학명 : Phasianus colchicus

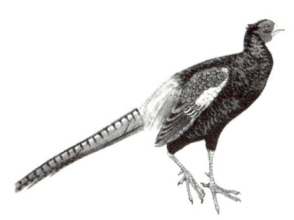

한약명 : 치육(雉肉) / 이명 : 야계 (野鷄)
기 원 : 닭목 꿩과의 새
생 태 : 우리 나라를 통과하는 흔한 겨울새로 대표적인 사냥새의 일종이다. 산란기는 5~6월이며 산란수는 6~10개 또는 12~18개이다. 식성은 주로 식물성이며 낟알도 먹고, 동물성인 메뚜기·개미 등도 먹는다. 수컷은 높은 소리를 내지만 암컷은 '쵸, 쵸' 하는 낮은 소리를 낸다. 우리 나라 특산종으로 전국 농어촌·구릉·산간 초지·산림에서 볼 수 있다.
성 미 : 성질이 따뜻하고 맛이 시며, 독이 없다.
성 분 : 수분 70g, 단백질24.4g, 지방 4.8g, 회분 1.1g이 들어 있다. 회분에는 Ca 14mg, P 263mg, Fe 0.4g 들어 있다.
약 효 : 비위를 튼튼히 하여 위와 대소장의 탄력을 증가시켜서 장의 연동운동을 활발히 하여 소화흡수를 향상시켜서 설사를 멎게 하고 기운이 나게 한다. 또한 간의 활동을 강화하고 피의 순환을 순조롭게 하여 눈을 밝게 한다.
　당뇨병으로 소변을 자주 보는 것과 치루를 치료한다.
　담으로 인하여 숨이 차서 호흡이 곤란한 경우에도 사용한다. 본초에는 구월부터 십이월까지의 사이에 먹으면 조금 보하고, 타월에 먹으면 치질과 부스럼이 발생한다고 적혀 있다.
주의 사항 : 고질병이 있는 사람은 먹지 않는다.
맞는 체질 : 소음인

금 계

학명 : Chrysolophus pictus (L.)

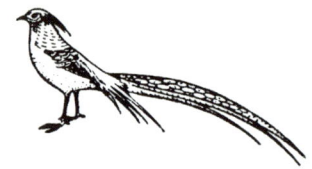

성 미 : 맛이 달고 성질이 따뜻하다.
약 효 : 소화기능을 향상시키고 기운을 돋운다. 간의 기능을 활발하게 하여 혈액을 조화롭게 한다. 효과가 꿩과 같다.
맞는 체질 : 소음인

기러기

학명 : Anser albifrons albifrons

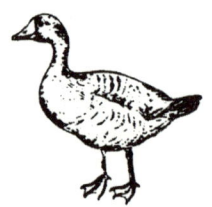

한약명 : 안육(雁肉) / 이명 : 쇠기러기
기 원 : 기러기목 오리과

성 미 : 맛이 달고 성질이 평이하다.
약 효 : 뼈와 근육을 튼튼히 하는 효과가 있다. 또한 풍을 제거하는 작용이 있어서 근육과 피부가 뻣뻣해지고 팔다리가 저린 증상을 치료한다. 수염을 잘 자라게 하며 기운을 돋아준다. 양기를 돋아주워 여름의 더위를 잘 이겨낼 수 있도록 한다. 특히 신장에 작용한다. 효과가 거위와 같다.

너 새
학명 : Otis tarda

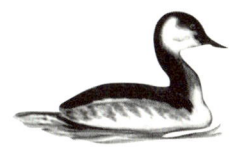

한약명 : 대보(大鴇) / **이명** : 능에, 느시
기 원 : 두루미목 느시과
생 태 : 대형의 칠면조와 비슷한 개활지의 조류이다. 넓은 날개로 힘차게 난다.
성 미 : 맛이 달고 성질이 평이하다.
약 효 : 허약한 사람이 먹으면 몸에 좋다. 풍을 제거하여 팔다리가 저리고 아픈 것을 치료한다.

달 걀(Egg)

우리 나라에서 달걀을 먹은 역사는 오래되었다. 1973년 경주시 황남동 155호 고분에서 토기에 담긴 달걀 20여 개가 출토되었다. 고분에서 달걀 껍질이 부패되지 않고 출토된 것은 세계적으로 처음 있는 일인데, 이로서 닭이 신라시대부터 가축으로 사육되었음이 입증되었다. 달걀은 생명을 낳는 신비감 때문에 생명력의 표현이요, 영혼의 용기로 생각되었다. 이란이나 유대민족은 계란이 부활의 주술적인 힘을 갖고 있다고 생각하여 계란을 먹거나 선물하는 풍속이 있었다. 이것은 기독교인들의 부활절 달걀 데코레이션 풍속으로 오늘날까지도 남아 있다. 고대 이집트에서는 나일강의 대홍수 후 인류의 부활을 상징하는 뜻에서 달걀을 제단에 바치고 먹는 풍속도 있었다.

구 조 : 계란은 알껍데기(난각) 10%, 흰자위 (난백) 60%, 노른자(난황) 30%로 구성되어 있다. 껍데기는 전체무게의 9~12 %를 차지한다. 두께는 270~370㎛로서 98%의 무기물과 2%의 유기질로 구성된다.

성 미 : 성질이 평이하고 맛이 달다.

성 분 : 달걀에는 단백질이 흰자위에 12.75%, 노른자에 16.05%가 있다. 흰자위 중에는 비타민 A, D, E는 함유되어 있지 않지만, 비타민 B_2는 비교적 다량으로 포함되어 있다. 난황은 흰자위에 비해서 지질 단백질이 많으며, 지용성 비타민, 무기질 함량도 높다. 특히 비타민 A가 많고, 비타민 D 및 E의 함량도 높다. 무기질 가운데 인이 칼슘에 비해 지나치게 많다.

약 효 : 달걀은 우유와 같이 우리 몸에 필요한 영양소가 골고루 들어있는 완전한 식품이다. 특히 달걀의 흰자에는 사람의 몸 안에서 만들어 낼 수 없는 8종류의 필수 아미노산이 이상적인 비율로 함유되어 있어서, 다른 식품의 영양가를 측정하는 기준으로 사용되어 난단백질의 아미노산가는 100으로 표시한다 칼슘의 함량이 우유보다 떨어지긴 하지만 인의 함량은 더 많다. 한 개의 달걀에는 평균 6.5그램의 단백질이 들어 있다. 달걀은 영양제로서 몸이 허약하거나 병을 앓고 난 후에 많이 사용한다. 또 음식물에 중독이 되었을 때 날것으로 먹으면 독을 흡수해 준다. 눈이 벌겋고 아픈 눈병과 열병으로 가슴이 답답하고 괴로울 때 먹는다. 말을 많이 하는 강사나 노래를 하는 가수, 산후에 갈증이 나는 경우에

효과가 있다. 또한 술에 취했을 때 날것으로 먹으면 알코올 성분을 빨리 흡수한다. 노른자에는 지방이 약 30%이고, 간에 쌓이기 쉬운 지방을 제거해 주는 레시틴도 많이 들어 있다. 노른자에는 콜레스테롤이 많이 들어 있지만 건강한 사람의 경우 하루 1개 정도는 피 속의 콜레스테롤 수치에 아무런 영향이 없다. 그러나 너무 많이 먹으면 혈액의 콜레스테롤을 높일 염려가 있다. 마음을 안정시키고 오장을 편안히 하여 놀라서 경기를 하거나 태동이 불안할 때 사용한다. 남자의 서혜부에 습이 많아 가렵거나 여성의 생식기에 생긴 부스럼에 효과를 본다. 프라이팬에 노른자를 탈 정도로 익히면 갈색 기름이 나온다. 이것을 피부 상처나 화상 치질에 바르면 효과가 있다. 소화율이 95%가 넘지만 난황에 지질이 많기 때문에 날 달걀을 일시에 다량 섭취하면 설사를 일으킬 수 있다.

주의 사항 : 달걀에는 많은 콜레스테롤을 함유하고 있어서 달걀을 오랫동안 계속 다량으로 섭취하면 혈압 이상·감정의 이상 흥분 같은 풍기가 동한다. 체한 것이 오랫동안 풀리지 않는 사람은 먹지 않는다.

응용 : 마요네즈는 노른자의 레시틴이라는 인지질의 유화력을 이용한 것이고, 기포성과 열응고성은 스펀지 케이크나 커스터드, 제과공업에 이용된다.

맞는 체질 : 소양인.

만성위염

달걀껍질가루, 결명자가루, 감초가루를 2 : 2 : 2의 비율로 섞어 가루를 낸다. 만성위염, 위·십이지장궤양에 하루 3번, 한번에 2.5그램씩 식후에 먹는다.

닭 (chicken)

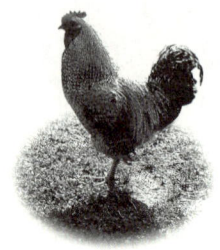

기 원 : 닭은 꿩이나 공작과 같이 꿩과에 속한다. 닭은 원래 들판에서 살던 야생조류였으나 B.C. 1700년경 인도에서 사육하기 시작했으며, 처음에는 신성시되었으나 점차 달걀과 함께 식용하게 되었다. 삼국유사에 박혁거세가 알에서 나왔다는 설화가 있는 것을 보면 우리 나라에서도 닭을 신성시하고 오래 전부터 사용했던 것으로 보인다.

성 미 : 성질이 따뜻하며 맛이 달다. 닭고기는 다른 육류에 비해 연하고 맛이 담백하며 단백질의 소화 흡수력이 높은 것이 특징이다.

성 분 : 닭은 에너지 126kcal, 수분 73.5%, 단백질 20.7%, 지방질 4.8%로 단백질함유량은 쇠고기, 돼지고기 다음이지만 가슴살만 보면 단백질이 22.9%나 함유되어 있어 고단백 식품이라 할 수 있다. 비타민 B_2가 많고, 닭고기의 글루타민산이 맛을 더해 준다.

약 효 : 닭고기를 먹으면 소화능력이 좋아져서 영양 흡수율이 높아지므로 팔다리에 힘이 생긴다. 그러므로 비위가 약하여 밥을 잘 먹지 않고 몸이 야윈 사람에게 좋다. 서양에서는 몸살 감기에 닭뼈를 진한 국물로 우려내 만든 치킨 수프를 먹는데, 이는 영양 보충하여 감기를 이겨낼 수 있는 면역을 높이려는 목적으로서, 특히 닭이 기운을 빨리 돋워준다. 기운이 없거나 방광이 약하여 소변을 자주 보는 사람, 당뇨병 환자, 대하와 자궁출혈이 있는 여성에게 좋은 식품이다. 닭고기는 각종 미네랄 성분과 비타민 B등을 다량 함유하고 있기 때문에 비만인 어린이나 청소

년, 수험생에게 특히 권장할 만하다.

 닭고기에는 단백질이 많아 두뇌 성장을 도울 뿐만 아니라 몸을 유지하는 뼈대와 세포 조직을 생성하는 데 좋은 역할을 한다. 또한 필수 아미노산도 풍부해 뇌신경 전달 물질의 활동을 촉진시켜 주어 스트레스를 이기는데도 도움을 준다.

 닭고기 지방의 절반 이상은 껍질부분에 들어 있기 때문에 껍질만 제거하면 지방을 대폭 낮출 수 있다. 닭고기의 지방은 다른 육류에 비해 불포화지방산의 비율이 비교적 높은 편이다. 피부 건강 유지에 꼭 필요한 필수 지방산과 불포화지방산은 닭고기의 가슴살과 다리살에 16% 이상 함유되어 있어 육류 중 가장 높다. 지방산 중에 혈액 속에서 콜레스테롤의 수치를 낮추는 리놀레산을 많이 함유하고 있어 동맥경화, 심장병과 같은 성인병 예방에 적합하다. 예전에는 '누런 암탉이 남자의 양기를 돋아준다.'고 하여 장모가 사위에게 씨암탉을 잡아 주는 전통이 있었다. 닭날개는 살은 적지만 피부 노화를 방지해 주는 콜라겐이 다량 함유되어 있어서 집안에서도 날개 부위는 꼭 딸에게 준다는 말이 있을 정도이다. 콜라겐은 골다공증을 예방하는 효과도 갖고 있다. 또한 닭의 날개는 여성의 자궁출혈을 막아준다. 산후에 몸이 허약하여 젖이 부족할 때 먹으면 좋다. 삼복 더위를 이겨내려면 반드시 먹어야한다고 여기는 스태미너 음식이 삼계탕이다. 다른 육류에 비해 단백질이 높아 몸이 허약해 잔병치레를 많이 하는 사람에게 권할 만하다. 닭과 지네는 서로 상극이다. 하지만 기운이 없고 담이 결리는 데는 지네 닭을 해서 먹으면 효과를 본다.

주의 사항 : 피부가 가려운 사람, 피부병, 성병, 풍증이 있는 사람, 상한 음식으로 두드러기가 나는 사람은 먹지 말아야 한다.

맞는 체질 : 소음인

조 리 : 닭고기를 푹 고아서 삼계탕을 만들거나 통닭구이를 할 때 가장 염려되는 것이 바로 닭고기 특유의 냄새이다. 요리하기 앞서 냉수에 한참 담가 두는 방법도 효과가 있지만 향신료를 적당히 이용해야 한다. 닭

의 뱃속에 월계수 잎이나 당근, 양파·파·마늘 등 냄새가 강한 야채를 통째로 집어넣고 양파에 정향을 적당히 박아 넣으면 누린내가 사라진다. 닭의 누린내를 유발하는 것은 닭의 기름과 핏물이다. 지방이 많이 붙어있는 닭의 항문부분은 잘라낸다.

옻 닭

닭고기는 옻나무 독을 중화시켜 준다. 옻닭은 참옻의 생나무를 6개월 가량 그늘에 말린 옻나무로 약한 불에 하루쯤 물을 끓여 닭을 삶아 낸다. 닭과 옻이 모두 따뜻한 성질을 가지고 있어 만성장염·위장병·양기부족에 효과가 있다.

백혈구 감소증

재 료 : 황기 50그램, 계혈등 30그램, 닭 한 마리(오골계는 더욱 좋다.)
만드는 법 :
① 암탉 한 마리를 잡아 닭의 피를 황기와 계혈등과 잘 섞는다.
② 닭의 내장과 털을 제거한다. 신장과 간, 폐, 닭의 멀터구니 껍질은 남긴다.
③ 닭의 배 안에 황기와 계혈 등을 넣고 실로 배를 꿰맨다.
④ 적당량의 물을 붓고 약한 불로 고기가 익을 때까지 끓여서 익으면 고기와 국물을 먹는다.
⑤ 한 마리를 3~4일에 먹는다.
적응증 : 원인불명의 백혈구 감소증, 방사선 치료로 인한 백혈구 감소증, 만성 간염으로 인한 백혈구 감소증

닭의 간

약 효 : 간 기능의 이상으로 근육이 위축되거나 쉽게 피로감을 느끼고 시력이 떨어지면서 눈병이 잘 생길 때, 닭의 간을 먹으면 효과를 본다. 그리고 야맹증이나 허약한 아이, 병후 회복, 산후 빈혈에 대단히 좋다. 부인이 임신하여 피를 비치는 경우에 사용한다. 폐결핵과 쇠약한 소아

에 좋다.

닭 벼슬
닭벼슬에는 비타민A가 50900 IU나 들어 있다.

닭의 멀터구니 껍질
한약명 : 계내금
생 태 : 닭이 뭐든 잘 먹는 것은 위가 매우 발달된 근육으로 이뤄져 있기 때문이다. 이가 없어서 먹이를 씹을 수 없는 닭은 사금파리나 모래 따위를 삼켜서 먹이를 잘게 부수는 데 사용한다. 뼈같이 단단한 먹이는 모래주머니에서 분쇄한다.
성 미 : 맛이 달고 성질이 약간 차다.
약 효 : 비위를 강하게 하여 먹은 음식이 내리지 않고 가스가 더부룩하게 차는 경우에 사용한다. 또한 구토와 먹은 음식을 토하는 경우에도 사용한다. 소변을 지리는 경우, 당뇨병, 소아의 감적, 배에 청색 근육이 나타나는 경우에 사용한다. 정액이 힘없이 빠져나가는 증상, 혈뇨, 자궁출혈, 대하, 치질로 인한 출혈, 설사를 치료한다.
처 방 : 계내금 가루 : 닭의 멀터구니 껍질을 가루내어 1회에 2그램씩 하루 3번 식사 전에 먹는다. 저산성 만성위염, 밥맛이 없고 소화가 안되는 경우에 사용한다.
펩 신 : 닭의 선위로 만든 소화제이다.

붉은 수탉(丹雄鷄肉)
닭이라 하면 벼슬이 빨갛고 붉은 수탉을 가리킨다.
약 효 : 기력을 보충해 주고 속을 따습게 하므로 밥맛이 없고 아침에 쉽게 일어나지 못하는 허약한 어린이나 노인에게 좋은 영양식이 된다. 그리고 여자의 대하와 자궁출혈을 치료한다.

흰 수탉(白雄鷄)

성 미 : 맛이 시다.
약 효 : 오장을 편안하게 한다. 목이 자주 말라 물을 찾거나 소변이 시원치 않은 사람에게 효과가 있다. 피부가 열이 나면서 벌겋게 되고 아픈 단독풍을 치료한다.

검은 수탉(烏雄鷄)

약 효 : 주로 배가 아픈 증상을 치료한다. 검은 암탉과 수탉은 모두 저린 증상을 호전시키고 허약하고 마른 사람을 보해 주며, 임신 중 태아를 편안하게 한다.

산 닭

학명 : Gallus gallus jabouillei Delacouret Kinnear

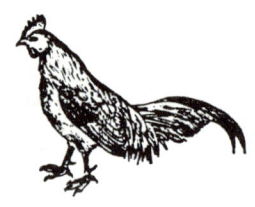

한약명 : 산계 / 이명 : 원계(原鷄)
기 원 : 꿩과의 새. 닭의 원조로 열대지방이나 아열대의 밀림에서 산다.
성 미 : 맛이 달고 따뜻하다.
약 효 : 성질이 따뜻해서 몸을 덥게 하고 몸에 진액이 부족한 것을 보충해준다. 간에 작용하여 피가 부족하며 얼굴색이 누렇고 입술과 손발톱이 창백하고 머리가 어지러운 것을 치료한다. 그리고 근육과 뼈를 튼튼히 하기도 한다. 여성의 자궁 출혈이나 대하에 먹으면 좋다.
사용법 : 끓여서 먹는다.

계란 껍데기

성 분 : 껍질은 95%가 탄산칼슘이고, 리진, 시스틴·히스티딘·글리신·글루타민산·프롤린·발린·로이신 등의 17가지 아미노산이 들어 있다.

약 효 : 속이 아픈 위통·위염, 음식을 자꾸 토하는 경우에 사용한다. 각종 출혈에 효과가 있다. 눈에 예막이 생기는 것을 제거한다. 폐결핵·골결핵·구루병·소변불통에 사용한다. 중이염으로 귀에서 고름이 나오는 경우에도 효과가 있다.

도요새

학명 : Tringa totanus totanus (L.)

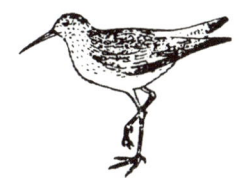

한약명 : 휼육(鷸肉) / **이명** : 붉은발 도요새
기 원 : 도요목 도요과
생 태 : 긴다리를 가진 도요류이며 대개 길고 가는 부리를 갖고 있다. 날개는 보통 첨익형이고 날 때는 각을 짓는다.
성 미 : 맛이 달고 성질이 따뜻하다.
약 효 : 허한 것을 보해 주고 몸을 따뜻하게 해준다. 특히 위를 따뜻하게 한다.

독수리
학명 : Aquila chrysaetos

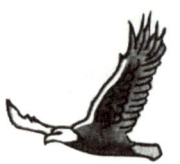

한약명 : 조골(雕骨) / 이명 : 검독수리
기 원 : 매목 수리과
생 태 : 넓은 날개와 짧은 꼬리를 갖고 있고 대형이며 머리는 대머리이고 목둘레에는 뚜렷한 면우가 있다. 산지의 암벽 위에 둥지를 튼다.
약 효 : 뼈가 부러졌을 때 독수리의 뼈를 태워서 그 재를 한 번에 8그램씩 술과 함께 먹는다.

두견새
학명 : Cuculus poliocephalus Latham

한약명 : 두견(杜鵑) / 이명 : 최귀 · 양작
기 원 : 두견목 두견과

생 태 : 가느다란 꼬리를 가진 조류이며 소형의 매와 비슷하다. 독특한 울음소리를 낸다. 번식은 휘파람새 같은 소형 조류에 기탁한다.
성 미 : 맛이 달고 성질이 평이하다.
약 효 : 피부병에 두견새의 살을 얇게 썰어 불에 구워서 환부에 붙인다.

두루미

학명 : Grus japonensis

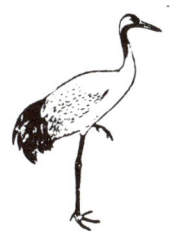

한약명 : 학육(鶴肉) / **이명** : 백두루미 · 단정학 · 백학
기 원 : 두루미목 두루미과
생 태 : 드문 겨울새이며 나그네새이다. 천연기념물 제 202호로 지정하여 보호하고 있다.
성 미 : 성질이 평이하고 맛이 짜며 무독하다.
약 효 : 고기는 기력을 증진시키므로 노약자가 먹으면 좋다. 두루미의 피는 지나치게 일을 하여 피곤한 것을 회복시키는 효과가 있다. 풍을 제거하며 폐를 튼튼히 한다. 오장의 열을 풀어주고 당뇨로 인한 갈증을 풀어준다. 학의 뼈는 사람의 근육과 뼈를 강화시키는 작용이 있어 팔다리가 저리고 근육이 위축되는 것을 치료한다.

딱따구리

학명 : Picus canus Gmelin

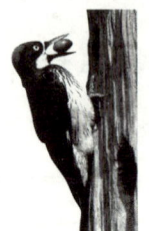

한약명 : 탁목조(啄木鳥) / 이명 : 열(鴷), 청딱따구리
기 원: 딱따구리목 딱따구리과
성 미 : 맛이 달고 성질이 평이하다.
약 효 : 어린아이가 소화기능이 약해 식욕이 없고 마르며 배가 부른 영양실조에 사용한다. 심기가 부족하고 가슴에 열이 몰려서 잘 놀라고 눈동자가 커지며 팔다리가 떨며 경련을 일으키는 경우에 사용한다.
 원기를 돋우는 작용이 있어서 몸이 허약한 사람에 좋다.

뜸부기

학명 : Rallus aquaticus Blyth

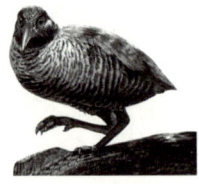

한약명 : 앙계(秧鷄) / 이명 : 작은 뜸부기 · 흰눈썹뜸부기

기 원 : 두루미목 뜸부기과
생 태 : 수컷이 38cm정도이고 잘 숨는 소택지의 조류이다. 짧고 둥근 날개를 갖고 있다. 논이나 갈밭 깊속히 사는 조류로 눈에 띄지 않고 '뜸북, 뜸북' 하는 울음소리를 흔히 듣는다.
성 미 : 맛이 달고 성질이 따뜻하다.
약 효 : 경부 임파선결핵(연주창)이나 치루 같은 질병으로 종양이 개미처럼 작은 구멍이 뚫린 다음 오래도록 잘 낫지 않고 진물이 늘 조금씩 흐르는 경우에 사용한다.

매 (Hawk)

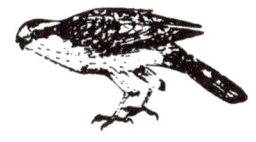

한약명 : 응(鷹) / 이명 : 긴꼬리매
기 원 : 매목 매과
생 태 : 길고 뾰족한 날개와 긴 꼬리를 가진, 빠른 속도로 나는 맹금류이며 먹이를 추적하여 공중에서 죽인다. 매는 눈이 밝아 먼 곳까지 잘 본다.
성 미 : 성질이 따뜻하고 맛이 맵고 짜다.
약 효 : 근육과 뼈를 빨리 붙여 주고, 근육과 뼈가 아픈 것을 멎게 한다. 매의 고기를 먹으면 기운이 돋워지고, 눈이 밝아진다.
　매의 눈을 유즙에 개어서 눈 안에 떨어뜨리면 눈이 밝아진다. 매의 똥과 백강잠과 반대좀을 합하여 고를 만들어 상처에 바르면 흉터가 적어진다.

매의 뼈

한약명 : 응골(鷹骨) / **이명** : 긴꼬리매 · 보라매 · 참매
기 원 : 매의 골격
성 미 : 맛이 맵고 짜다. 성질이 따뜻하다.
약 효 : 타박상과 뼈가 부러졌을 때 통증을 멎게 하고 근육과 뼈를 빨리 이어준다. 풍습성 류마치스관절염으로 팔다리 관절이 아픈 것을 치료한다. 1회에 5~10그램을 사용한다. 기력을 증강시켜주고 눈을 밝게 한다. 매의 머리는 치질과 치루, 그리고 머리가 아찔하고 어지러운 경우에는 0.5~1그램을 먹는다.

메추리 (Quail)

학명 : Coturnix coturnix japoninca

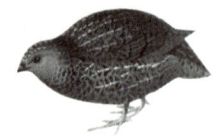

한약명 : 암순(鵪鶉)
기 원 : 닭목 꿩과에 속하는 메추리.
생 태 : 날개길이는 9~10cm, 꼬리길이는 3cm정도이다. 풀과 관목이 산재하는 초지 · 목야지 · 평지 · 구릉 · 산악에 이르는 내륙과 하구 등 전역에 걸쳐 도래한다. 메추리는 번식이 빠르고 기르기 쉬우며 알도 많이 낳는다. 산란기는 5월 하순에서 9월 상순경이다.
성 미 : 성질이 따뜻하고 맛이 달다.
성 분 : 열량은 155kcal, 수분 72.1%, 단백질 18.9g, 지방 8g, 회분 0.1g, 칼슘 15mg, 철 2.9mg, 비타민B_1 0.12mg, 비타민B_2 0.50mg,

니아신 5.8mg이 들어 있다. 메추리 고기는 닭고기에 비해 단백질은 많지 않으나 비타민B_1, B_2가 월등히 많다. 특히 메추리알은 달걀에 비해 3배의 비타민B_2를 함유하고 있다.

약 효 : 메추리는 오장육부를 튼튼히 하고, 뼈와 근육을 강하게 한다. 그래서 다리가 약하고 오래 걷지 못하는 사람과 신경통이 있는 사람들이 메추리 고기를 많이 먹는다. 영양이 풍부하여 산후 회복·신경쇠약·빈혈·허약 체질·병후 회복에 매우 좋다. 어린아이가 비위가 약하여 몸이 야윌 때, 날 것이나 찬 음식을 잘못 먹어 배가 불러오고 아프며 피가 섞인 곱똥을 눌 때 효과가 있다. 뿐만 아니라 자율신경 개선작용이 있어서 혈관운동·신경장애와 정신장애, 지각신경장애, 소화장애 등을 없애 준다. 심장활동을 촉진시키는 기능이 있어서 동맥경화를 예방하고 혈압을 조절한다. 그 외에 요통·폐결핵·백일기침·기관지 천식에도 효과가 있다. 메추리알도 신경쇠약, 허약한 체질, 산후 회복에 좋은 영양 식품이다. 또한 부신피질 기능, 요통, 폐결핵, 고혈압, 동맥경화에 긍정적인 작용을 한다.

용 법 : 메추리 고기는 구워서 50~100그램을 먹는다. 메추리알은 삶거나 날것으로 1회에 3~5알씩 먹는다.

처 방 : 메추리를 팥과 생강을 넣어 삶아 먹으면 설사를 그치게 하고, 찹쌀을 넣고 죽을 만들어 먹으면 허리와 다리가 튼튼해진다.

맞는 체질 : 소음인.

물수리

학명 : Pandion haliaetus haliaetus (L.)

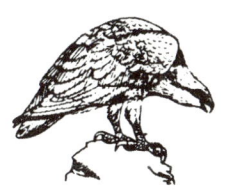

한약명 : 악골(鶚骨) / 이명 : 중경새 · 바다수리
기 원 : 매목 수리과
생 태 : 해안가나 내륙의 호수나 강에서 살며 물에 뛰어들어 물고기를 취식한다.
약 효 : 뼈가 부러졌을 때 이를 먹으면 빨리 붙는다.

물총새
학명 : Alcedo atthis bengalensis Gmelin

한약명 : 어구(魚狗) / 이 명: 애기박취
기 원 : 파랑새목 물총새과
생 태 : 육중한 부리를 가진 선명한 색깔의 새이다. 보통 물가에서 본다.
성 미 : 맛이 짜고 성질이 평이하다.
약 효 : 오랜 세월이 지나도 낫지 않는 천식에 사용한다.

백 로
학명 : Egretta garzetta garzetta (L.)

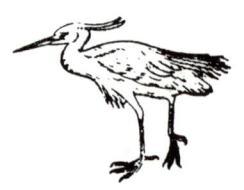

한약명 : 로육(鷺肉) / 이명 : 해오라기 · 쇠백로
기 원 : 황새목 백로과
생 태 : 크기가 56cm로, 작은 백로류로 긴 다리를 가지고 있으며 온몸이 균일한 흰색이다.

성 미 : 맛이 짜고 성질이 평이하다.
약 효 : 몸이 수척하고 허약한 것을 치료한다. 비위를 도와서 기력을 향상시킨다. 굽거나 익혀서 먹는다.

백설조

학명 : Turdus merula mandarinus Bonaparte

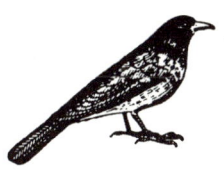

한약명 : 백설조(百舌鳥) / 이명 : 흑동(黑鶇) · 쇠티티 · 지바꿔
성 미 : 맛이 달고 짜다. 성질이 평이하다.
약 효 : 피가 부족하여 어지러운 경우에 사용하면 효과를 본다. 위가 아픈 것을 치료한다. 어린아이가 나이를 먹어도 말을 못하는 경우에 사용한다.
사용법 : 굽거나 끓여서 한 두 마리 먹는다.

비둘기

학명 : Columba livia Gmelin

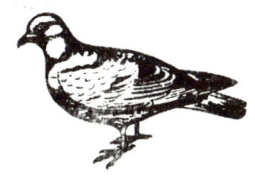

한약명 : 합(鴿) / **이명** : 양비둘기 · 집비둘기
성 미 : 맛이 달고 짜며 성질이 평이하다.
약 효 : 신장을 도와서 정기를 강하게 한다. 따라서 오랫동안 병을 앓아 몸이 허약해진 사람이 먹으면 좋다. 해독제 역할을 하여 악성피부병을 치료한다. 또한 부인의 생리혈이 적어지고 몸이 야위는 경우, 월경곤란증에 사용한다. 그 외 당뇨병, 부신피질기능 저하증, 학질에 이용한다.

비둘기알
성 미 : 맛이 달고 짜다 성질이 평이하다.
약 효 : 신을 보강하여 기운을 돋게 한다.

멧비둘기
학명 : Streptopelia orientalis orientalis (Latham)

한약명 : 반구(斑鳩) / **이명** : 축구 · 뱀새
기 원 : 비둘기목 비둘기과
성 미 : 맛이 달고 성질이 평이하다.
약 효 : 기운을 돋아주고 눈을 밝게 한다. 근육과 뼈를 강하게 하므로 스태미너가 떨어지고 기혈이 많이 소모된 경우에 사용한다. 얼굴이 창백하거나 오랜 병을 앓아 몸의 정기와 기혈이 부족할 때 먹으면 기력을 회복한다.

흰산비둘기

한약명 : 발합(鵓鴿)
성 미 : 성질이 따뜻하고 무독하다.
약 효 : 피부가 가려운 것과 일체의 약독을 풀어준다.

흰비둘기

한약명 : 백합(白鴿)
성 미 : 성질이 따뜻하며 맛이 시고 무독하다.
약 효 : 신장을 튼튼히 하고 기운을 더하여주므로 오랜 질병으로 만성적으로 피로하면서 몸이 수척한 사람이 먹으면 더욱 좋다. 치질로 피가 날 경우에 사용하면 피가 멎는다. 당뇨병으로 물을 한없이 마실 때 비둘기 고기를 먹으면 갈증이 멈춘다. 부인이 피가 부족하여서 생리가 그칠 때 먹으면 효과를 볼 수 있다. 모든 약의 독을 풀어 주고 사람과 말에 옴이 있을 때 먹으면 효과가 있다.

비 취

학명 : Halcyon smyrnensis fokiensis Laubmann

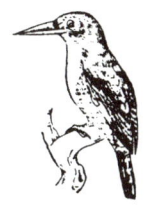

한자명 : 翡翠 / 이명 : 흰가슴호반새
기 원 : 파랑새목 물총새과
성 미 : 맛이 달고 성질이 평이하다.
약 효 : 소변을 잘 나오게 하여 부종과 수종을 치료한다.

소쩍새

학명 : Otus sunia stictonotus (Sharpe)

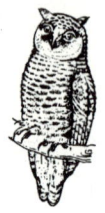

한약명 : 치유(鴟鵂)/ 이명 : 접동새
성 미 : 맛이 시고 짜다. 성질이 차다.
약 효 : 풍을 제거하여 어지러운 현훈증을 치료하고 간질·나력(임파선 결핵)·학질·결핵(노채)를 치료한다.

솔 개

학명 : Otus sunia stictonotus (Sharpe)

한약명 : 연(鳶)/ 이명 : 소리개
기 원 : 매목 매과
생 태 : 솔개는 길고 뾰족한 날개와 제비꼬리형의 꼬리를 갖고 있다.

소리개의 머리

성 미 : 소리개의 머리(鴟頭)는 성질이 평하고 맛이 짜며 독이 없다.
형 태 : 수리와 물수리는 서로 같은 종류이면서 조금 크다.
약 효 : 담이 머리의 경락에 몰려 두통이 오래도록 멎지 않고 어지러운 것과 간질을 치료한다.
법 제 : 약간 구워서 사용하며 수컷을 써야 한다.

앵무

학명 : Psittacula alexandri fasciata

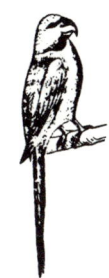

한약명 : 앵무(鸚鵡) / 이명 : 앵무새 · 해남앵무
성 미 : 맛이 달고 짜며 성질이 따뜻하다.
약 효 : 몸이 허약해서 기침이 오래도록 낫지 않을 때 먹는다.

오골계 (Chicken, Black bone)

학명 : Gallus gallus var. domesticus

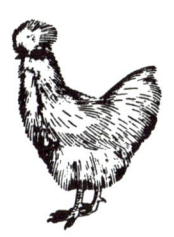

한자명 : 烏骨鷄
기 원 : 꿩과 동물의 오골계인데, 원산지가 월남이다.
형 태 : 오골계는 몸집이 작고 발가락에 털이 난 것이 순종에 가깝다
성 미 : 본초비요에 의하면 오골계는 맛이 달고 평하다. 닭은 목간에 속한다. 그러나 뼈가 검은 것은 수신(水腎)에 속한다. 이 수와 목은 바로 정(精)을 얻는 것이 되므로 능히 간장과 신장을 이롭게 하고 열을 물리

치게 되며 허한 것을 보충하게 된다.

성 분 : 에너지 137kcal, 수분 74%, 단백질 19g, 지방 6.1%, 당질 0.1g, 회분 0.8%, 칼슘 22mg, 인 166mg, 철분 1.2mg, 나트륨 80mg, 칼륨 245mg, 비타민 A 16R.E, 레티놀 16㎍, 비타민 B_1 0.08mg, 비타민 B_2 0.12mg, 니아신 8.3mg 등이다.

약 효 : 뼈와 살이 까마귀처럼 새카맣게 검다고 해서 오골계라고 하는데, 정력 강장제로 전해진다. 오골계는 혈액 속의 콜레스테롤을 낮추고 혈압을 내리는 작용이 있어 신장병·동맥경화·고혈압 환자가 먹으면 좋다. 오랜 질병과 과도한 업무, 스트레스 등으로 몸의 기운이 소진되고 진액이 빠지면 몸이 수척해지면서 뼈 속에서 열이 후끈후끈 달아오르는 경우에, 오골계를 먹으면 살이 찌고 그 증상이 없어진다. 비위가 약해 소화가 잘 안되는 사람이 심한 설사를 하는 경우와 당뇨로 갈증이 나는 경우에 오골계를 먹으면 소화력이 향상되고 식욕이 증진된다. 오골계는 특히 산후에 좋은 식품으로 부인의 자궁에서 출혈이나 대하가 있을 때 이용한다.

사용법 : 삶아서 먹고, 검게 태워서 가루를 만들어 환을 지어 먹거나 분말로 먹는다.

오리 고기(Wild duck)

학명 : Anas domestca L.

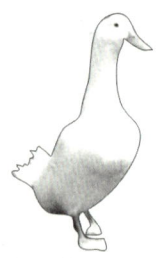

기러기목 오리과에 속하는 청동오리를 개량한 것인데, 냇물에 사는 물

오리와 바다에 사는 바다오리가 있다. 황색의 암컷이 몸을 보하는 데는 최상의 품질이고, 흰오리는 육식으로 사용하기에 좋으며, 뼈가 검은 오리는 약으로 쓰기에 가장 좋다.

한약명 : 백압육(白鴨肉)

성 미 : 맛은 약간 달짝지근하면서 짠맛이 조금 있고 성질이 차며 독이 없다.

성 분 : 집오리 살 100그램 중에 수분 77g, 단백질10.8g, 지방11.2g, 회분0.9g, 칼슘13mg, 인3.7mg, 비타민A, B_1 200㎍, B_6, B_{12}, PP 2㎎이 들어 있다.

약 효 : 오리고기는 자음 양위의 효능이 있다. 이것은 소화를 잘 시키고 기운을 돋아 주며 허열를 제거하여 준다는 의미이다. 따라서 몸이 허약하고, 많이 먹어도 살이 잘 찌지 않고, 물을 많이 마시는 사람에게 좋다.
 소변을 잘 나오게 하는 작용이 있어서 복수와 부종, 요붕증에 100~200그램씩 먹는다. 늙은 오리와 돼지 족발을 함께 끓여서 먹으면 기운이 나고 살이 찌며, 닭과 함께 끓여 먹으면 피가 부족하여 어지럽고 머리가 아픈 것을 치료할 수 있다. 만성적으로 기침을 할 때 오리고기를 먹으면 그친다. 폐결핵으로 뼛속이 후끈후끈 달아오는 경우에도 효험을 볼 수 있다. 오리는 성질이 서늘해 몸에 열이 많으면서 허약한 사람의 보약으로 쓰인다. 또 무엇에 놀라 간질을 일으키는 사람에겐 치료약으로 쓰인다. 또 입이 마르고 성격이 급하면서 쉽게 지치는 사람의 당뇨병과 소변을 잘 보지 못하는 사람들이 하루 100~200그램 씩 오리고기를 먹으면 효과가 있다. 부신피질 기능 저하증에도 사용한다.

처 방 : 기허라 하여 인체의 에너지원이 쇠약해져, 기력저하, 사고력저하, 질병 저항력 감퇴, 소화장애 등이 있을 때는 오리고기에 인삼·황기·구기자를 넣어 끓여 그 국물을 마시고, 혈허라 하여 인체내의 혈액이 부족해져 어지럼증·귀울림증·수족저림 등이 있을 때는 오리고기에 구기자·산약·용안육·당귀를 넣어 끓여 그 수프를 마신다.

주의 사항 : 치질로 피를 쏟는 사람은 먹지 않는다. 오리 고기는 성질이

차서 소화가 잘 안된다. 따라서 몸이 차고 다리가 약하면서 설사를 자주 하는 사람은 조심해야 한다. 특히 오리살은 몸이 잘 붓는 사람은 먹지 않는 것이 좋다.
사용법 : 살짝 삶아내고 중탕하는 까닭은 비린내와 노린내를 제거하기 위한 것이다.
맞는 체질 : 소양인 · 태음인

오리의 피

성 미 : 맛이 짜고 성질이 차다.
약 효 : 피를 보충해 주기 때문에 빈혈이 있어서 얼굴이 창백하고 어지러운 사람이 먹으면 좋다.
 몸이 극히 피곤하고 허약하여 피를 토하는 경우에 뜨거운 술에 타서 먹는다. 열이 많고 성격이 급한 사람들이 중풍을 예방하기 위하여 흰오리 피를 아침 · 저녁 식전에 한잔씩 먹는 것도 좋다.

오리발

오리발은 쌀과 함께 죽을 쑤어 먹으면 이뇨작용이 대단하다.

오리의 혀

 오리 혀를 후라이팬에 올려 참기름으로 볶은 다음, 그 기름을 약으로 쓰는데 어린이가 경기로 말을 못하거나 혀가 마비되거나 입이 돌아가는 경우에 좋다.

오리알

한약명 : 압난 / **이명** : 압자 · 압단
형 태 : 오리알은 약 60~90g으로 계란(40~70g)보다 크다. 계란에 비해서 흰자위가 끈적끈적하다.
성 미 : 맛이 달고 짜며 성질이 차다.
성 분 : 달걀과 비슷하지만, 불포화지방산의 함량이 월등히 많고, 동물

성 식품으로는 드물게 불포화지방산인 리놀산이 많이 들어 있다. 또 리놀산, 아라키돈산 등의 필수지방산과 비타민 E, 레시틴 등이 함유되어 있다. 레시틴은 지방질을 작게 분산시키는 생리작용과 심장의 부담을 덜어 주는 작용을 한다.

약 효 : 오리알은 영양이 부족하거나 몸이 허약할 때 먹으면 좋다. 폐를 맑게 하여 기침을 심하게 할 때 오리알을 먹으면 기침이 그친다. 또 목이나 이가 아플 때, 가슴속이 답답하고 등이 자주 결릴 때도 효과적이다. 설사를 그치게 한다.

심장을 보하여 고혈압과 중풍을 예방한다. 비타민 E는 노화를 방지하고, 지방 산화를 저지해 성인병 예방에 도움이 된다.

주의 사항 : 성질이 차기 때문에 소화능력이 떨어지는 사람, 속이 냉하고 습하여 설사하는 사람, 식후에 속이 더부룩한 사람은 먹지 않는다.

맞는 체질 : 태음인 소양인.

오리알 기름

한약명 : 난유

형 태 : 오리알 노른자를 태우면 짙은 갈색이 되며 계속 볶으면 이상한 냄새가 나면서 까맣게 된다. 이를 압착하여 짜면 까만 액이 나오는데 이것을 난유라고 한다.

약 효 : 난유는 불포화지방산을 갖고 있으며 신진대사 작용을 조절하고 칼로리가 피하지방에 저장되는 것을 에너지화 하기 때문에 비만을 방지하며, 나쁜 콜레스테롤을 배설시키되 인체에 유효한 콜레스테롤은 증대시키고 신경의 전달에도 중요한 역할을 한다. 그래서 심장의 동계가 심할 때만이 아니라 노인의 검버섯, 자율신경 실조, 치질, 어떤 종류의 피부병에도 외용하여 좋은 효과를 얻을 수 있다.

사용법 : 잔에 물을 넣고 난유를 2~3 방울을 떨어뜨려 1일 2-3회 복용한다.

올빼미

학명 : Glaucidium cuculoides whiteleyi

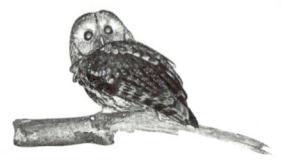

한약명 : 효(鴞) / 이명 : 鴞目(효목)
기 원 : 올빼미목 올빼미과
성 미 : 맛이 달고 성질이 따뜻하다.
약 효 : 근육과 뼈를 강하게 한다. 위의 기능을 강화하여 소화를 돕고 식욕을 증진시키며, 근육과 뼈를 강하게 한다.
 어린아이의 경기와 악창에 사용하고, 고기는 임파절에 멍울이 생긴 것이 곪아 터져 구멍이 생겼을 때 효과가 있다. 올빼미의 특성처럼 밤눈이 밝아진다.
주의 사항 : 임신 중인 사람은 먹지 않는 것이 좋다.

원앙새

학명 : Aix galericulata L.

한약명 : 鴛鴦
기 원 : 기러기목 오리과
성 미 : 맛이 짜고 성질이 평이하다.
약 효 : 치질과 치루 그리고 옴에 사용한다.

자고새

학명 : Francolinus pintadeanus (Scopoli)

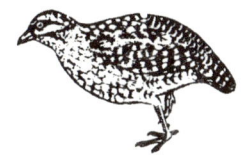

이 명 : 산자고새
성 미 : 맛이 달고 성질이 따뜻하다.
약 효 : 오장을 보하고 정신력과 체력을 강화시킨다. 따라서 머리가 총명해진다. 비위를 강하게 하므로 소화를 잘 시키고 담을 삭힌다. 자고새의 피는 혈뇨를 치료한다.

잿빛개구리매

학명 : Circus cyaneus cyaneus L.

한약명 : 치육(鴟肉)
기 원 : 매목 수리과
약 효 : 간질을 치료한다. 본초강목에는 닭고기와 메추리를 먹어서 배속에 적이 생긴 것을 풀어준다고 적고 있다.
 잿빛 개구리매의 머리는 두통이 있으면서 어지러운 증상과 해산할 때 태아의 발이 먼저 나오는 이상해산에 사용한다. 간질에도 응용한다.

사용법 : 굽거나 태워서 환으로 빚어 먹거나 가루내어 먹는다.

제 비
학명 : Hirundo daurica japonica Temminck et Schiegel

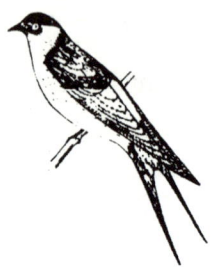

한약명 : 胡燕卵 / **이명** : 귀제비
기 원 : 참새목 제비과 동물 금요연의 알
약 효 : 갑자기 부종이 생기는 경우에 알을 10개씩 삼킨다. 명의 별록에는 제비의 고기는 치질에 좋다고 적고 있다.

찌르레기
학명 : Acridotheres cristatellus

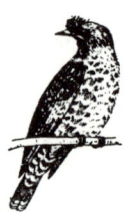

한약명 : 구곡 / **이명** : 팔가
성 미 : 맛이 달고 성질이 평이하다.
약 효 : 기운을 아래로 내리는 성질이 있어서 딸꾹질과 오랫동안 낫지

않는 기침에 사용한다. 치질로 항문에서 피가 나오는 경우에 사용하면 지혈시킬 수 있다.

참새 (Sparoow meat)
학명 : Passer montanus dybowskii

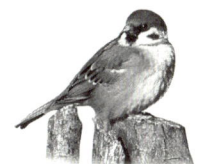

기 원 : 참새목 참새과의 새
생 태 : 산란기는 2~7월이나 3~6월에 가장 많이 산란하며, 한배에 4~8개의 알을 낳는다. 참새는 사람이 사는 곳에서만 서식하는 새로, 산간 벽지에도 사람을 따라 들어 갔다가도 사람이 그 곳을 떠나면 참새도 사라진다.
성 미 : 성질이 따뜻하고 독이 없다.
성 분 : 에너지 140kcal, 수분 68.6%, 단백질 22.4g, 지질 4.8g, 회분 4.2g, 칼슘 338mg, 인 602mg, 비타민A 13IU/100g, 비타민B_1 0.35mg, B_2 0.39mg, 니아신 5.5mg이다. 참새는 칼슘·인·철 등의 무기질과 비타민이 풍부하다. 약간은 신맛이 있다.
약 효 : 참새는 양이 성하여 음탕하다. 교미를 너무 자주 하기 때문에 옛날에는 아이들에게 참새고기를 먹이면 음탕해진다고 했는데, 오장육부의 부족한 기운을 보충하고 양기를 튼튼하게 한다. 따라서 성욕이 저하되거나 발기가 완전하지 않는 경우에 사용한다. 동의보감에는 참새를 먹으면 자식을 낳고 겨울에 잡아먹는 것이 좋다고 한다. 허리와 무릎을 따뜻하게 하면서 얼굴이 고와지고 피부가 윤택해지며 머리가 맑아진다.

소변을 조금씩 자주 보는 경우와 고환이 아프고 아래배가 켕기는 산증에 사용한다. 부인의 자궁 출혈과 냉·대하에 먹는다. 눈이 어두운 사람이나 낮에 검은 별이 보이는 사람은 육종용·자석·토사자와 함께 환을 지어먹는다.

사용법 : 10월 후와 정월 전에 먹는 것이 좋다는 것은 음양이 흩어지지 않고 잘 모여있기 때문이다.

주의 사항 : 성질이 상당히 따뜻한 편이므로, 몸에 열이 많은 사람이 많이 먹어서는 안 된다. 삽주 뿌리를 먹는 사람은 복용하지 않는다.

맞는 체질 : 소음인.

조리 : 대표적인 요리는 참새를 장작불에 넣으면 털과 내장이 타고 살과 뼈만 남는다. 뼈가 부드럽기 때문에 씹어 먹을 수 있다. 소금을 찍어도 된다. 겨울철에 아주 맛 좋은 식품이다.

참새의 알

성 미 : 성질이 따뜻하고 맛이 시며 무독하다.

약 효 : 성욕을 항진시키고 성기능을 강하게 하므로 남자의 발기부전을 치료하고 정액을 늘려서 자식을 갖게 한다. 제 1차에 낳은 알이 가장 좋은 것이다. 또 허리와 무릎이 찬 사람, 자궁출혈 대하 야맹증 귀 먹은 사람에게 효과가 있다.

청둥오리

학명 : Anas platyrhynchos

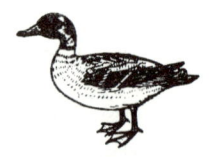

한약명 : 부육(鳧肉)

기 원 : 오리과 록두압의 고기
성 미 : 맛이 달고 성질이 서늘하다.
약 효 : 소화능력을 강화시켜서 소화를 잘 시키고 속을 편안하게 한다. 청둥오리를 먹으면 기운이 나고 살이 찌므로 병후 회복이나 산후에 식욕이 없을 때 먹을 수 있는 건강식이 된다. 이수작용이 있어서 얼굴과 팔다리가 붓는 경우에 사용한다.
주의 사항 : 목이버섯과 호도 된장과 같이 먹으면 안된다.

촉 새

학명 : Emberiza spodocephala Pallasb

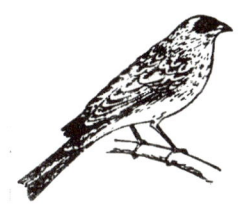

한약명 : 호작(蒿雀) / 이명 : 청두작
기 원 : 참새목 멧새과
성 미 : 맛이 달고 성질이 따뜻하다.
약 효 : 지나친 성생활이나 과로로 정기가 소모되어 발기가 불완전한 경우에 촉새를 먹으면 양기가 돋아나고 정수가 보충된다. 해독작용이 있어서 평소 술을 자주 마시는 사람이나 폭음을 한 경우에 먹으면 술독을 제거한다.

칠면조(七面鳥 : Turkey meat)

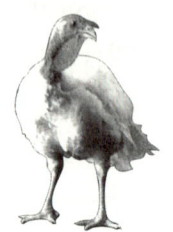

기 원 : 닭목 칠면조과의 총칭
원산지 : 북아메리카와 멕시코
삽 화 : 머리에서 목에 걸쳐 피부는 노출되었고 센털이 있는 데, 이 부분이 붉은색이나 파란색으로 변하기 때문에 칠면조란 이름이 붙었다.
 서양에서는 크리스마스나 추수감사절에 빼놓을 수 없는 요리가 칠면조 통구이다. 가슴살을 햄처럼 가공한 터키롤이 애용되고 있다.
성 미 : 칠면조는 성질이 약간 따뜻하고, 맛은 담담하고 짜다.
성 분 : 구운 칠면조는 에너지 173kcal, 수분 64.9%, 단백질 29.8g, 지방 5.0g, 회분 1.1g, 칼슘 25mg, 인 213mg, 나이아신 5.4mg이다. 칠면조는 가슴과 넓적다리의 살집이 매우 좋고 모든 고기 중에서도 가장 단백질이 높다.
약 효 : 닭고기와 같은 효능이 있다. 따라서 몸이 냉하여 손발이 차고 소화능력이 약한 사람이 먹으면 기력이 향상된다.
주의 사항 : 성질이 따뜻하므로 몸에 열이 많은 사람, 풍기가 있는 사람, 뜨거운 음식을 싫어하는 사람은 조심한다.
조 리 : 최근에는 소시지, 미트파이 등의 가공식품으로도 제조되고 있다. 대형 칠면조는 너무 크기 때문에 큰 연회에서나 사용되지만, 소형 칠면조는 1마리의 내장을 뺀 무게가 3~5kg이므로 작은 연회나 파티 등에서 통구이로 이용되고 있다.

맞는 체질 : 소음인.

펠리칸
학명 : Pelecanus philippensis

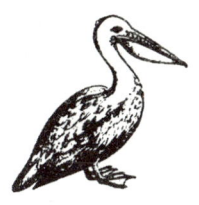

한약명 : 제호취(鵜鶘嘴)
기 원 : 사다새목 사다과
성 미 : 맛이 짜고 성질이 평이하다.
약 효 : 오랜 설사로 인하여 뱃속이 답답하고 가스가 차는 감병(疳病)에 걸린 사람에게 사용한다. 태워서 검은 가루를 한 숟가락씩 먹는다.

홍모계
학명 : Centropus sinensis (Stephens)

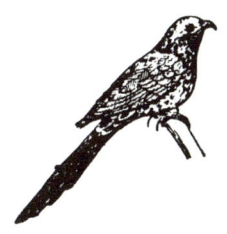

한자명 : 紅毛鷄 / **이명** : 까마귀뻐꾸기
성 미 : 맛이 달고 성질이 따뜻하다.
약 효 : 부인이 생리를 제 때에 하지 않거나 생리통이 있을 때 사용하면 생리가 정상으로 조절된다. 피를 만들어주는 작용이 있어서 빈혈에 특

히 좋다.
주의 사항 : 혈액에 열이 많거나 병을 오래 앓아서 피의 점도가 높은 사람은 먹지 않는다.

황새
학명 : Ciconia ciconia boyciana Swinhoe

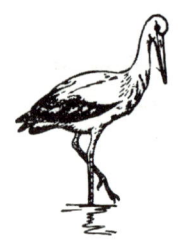

한약명 : 관육(鸛肉) / 이명 : 백관
기 원 : 황새목 황새과
생 태 : 긴 다리와 육중한 부리를 가진 개활지의 새이다. 국제적으로 보호하는 새로 천연기념물 199호
성 미 : 맛이 달고 성질이 매우 차다.
약 효 : 피가 많이 소모되면서 어혈은 자궁으로 몰려 생리의 양이 적어지고 중단된다. 그리고 몸은 여위고 식은땀이 나고 머리가 아프며 식욕이 없는 건혈로를 치료한다. 그 밖에 해소 · 천식에 사용한다.

황새의 뼈
성 미 : 맛이 달고 매우 차다.
약 효 : 결핵(노채)과 흉복통 · 인후 마비 · 뱀에 물린 경우에 사용한다.

제 8 장
젖먹이 짐승

개고기 (Dog)
학명 : Canis familiaris

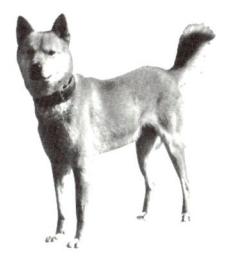

이 명 : 북한과 연변에서는 단고기라고 부른다.
기 원 : 식육목 개과의 가축. 개의 조상은 이리군이다.
중국 은나라 시대부터 동진남하(東進南下)하며 이동하던 민족들이 데리고 다니던 개들과 혼혈·결합되면서 독특한 한국 개가 만들어 졌다.
삽 화 : 중국에서는 개고기를 기원전 1세기경부터 먹기 시작했다. 「예기」에 의하면 '종묘 제사에 개고기국을 올렸다'는 기록이 있다.
생 태 : 소화관은 위장이 1개이고, 작은 맹장이 있다. 장관은 육식성의 늑대류는 몸길이의 3배 정도로 짧으나, 가축화되어 잡식성의 경향

이 강한 개는 몸길이의 6배에 달한다. 임신기간은 63일이고, 봄 · 가을에 출산을 많이 한다. 개는 후각이 예민한데 이는 후각을 관장하는 세포가 2억 수천만 개(사람의 약 30배)나 되기 때문이다. 청각은 사람의 4배이다.

종 류 : 한국의 개는 진돗개 · 풍산개 · 완도개 · 삽살개가 있다.
성 미 : 개의 고기는 맛이 짜고 시다. 성질은 따뜻하다.
성 분 : 에너지 262kcal, 수분 60.1%, 단백질 19.0g, 지질 20.2g, 당질 0.1g, 회분 0.8g, 칼슘 9mg, 인 168mg, 철 2.8mg, 나트륨 72mg, 칼륨 270mg, 비타민 A(레티놀) 12μg, 비타민B$_1$ 0.12mg, 비타민B$_2$ 0.18mg, 니아신 1.9mg, 비타민C 3mg 등이다.
약 효 : 황색의 수컷이 제일 좋고 백 · 흑색이 다음 간다. 개고기의 특징은 매우 부드럽고 소화가 잘되는 것이다. 특히 비위를 튼튼히 하는 효능이 있기 때문에 몸이 허약하고 소화기능이 약한 사람이 먹으면 대 · 소장과 위장의 근육이 두터워진다. 장부의 기능이 모두 쇠약해지고 양기가 끊어진 경우에 개고기를 먹으면 원기를 회복하는데, 특히 수술 후에 먹으면 그 효과를 경험할 수 있다.

 개고기를 먹으면 몸이 뜨거워진다. 따라서 몸이 냉하여 발생하는 여성의 불임이나 모든 대하의 12가지 질환을 치료한다.

 혈액 순환을 활발하게 해주며 골수를 충만하게 하므로, 허리와 무릎을 따뜻하고 튼튼하게 할뿐만 아니라 성기의 발기도 잘 일으키므로 양기부족 · 발기부전에 많이 먹는다.

 혈관성두통, 신경성두통, 뇌종양이 있으면 오랫동안 두통이 낫지 않고 때에 따라 통증이 나타난다. 이때 개의 뇌를 먹는다. 개의 발은 맛이 시며 정신분열증과 젖이 잘 안나오는 경우에 사용한다.

 마음이 울적하거나 화가 날 때 개의 심장을 먹으면 마음이 안정된다. 팔다리가 저리고 아픈 경우, 코피, 그리고 서혜부에 부스럼이 생긴 경우에도 심장을 사용한다.

 흰개의 피가 간질로 경련 발작하는 것을 치료한다. 검은 개의 피는 난산과 횡산을 치료한다. 모두 뜨거운 피를 마신다. 동의보감에는 '근래에 피를 버리고 먹는 습성이 있으나 이것은 사람에게 유익하지 않다. 살이 찐 개의 피는 맛과 향이 매우 좋은데 그것을 버리면 전혀 효과가 없다'고 한다.

 개의 간은 각기를 치료하고 설사로 배꼽 아래가 몹시 아플 때 먹으면 효과를 본다.

 개의 뼈는 비위를 강화시켜서 오랫동안 이질로 고생할 때 먹으며, 혈액 순환을 잘 시키므로 허리와 다리에 힘이 없거나 팔다리가 뻣뻣하며 마비가 될 경우에 사용한다.

 개의 콩팥은 부인이 아이를 낳고 신장 기능이 허손되어 오한전율과 발열이 주기적으로 발작하는 경우에 사용한다. 몸에 열이 많은 사람은 돼지 콩팥을 사용하고 냉한 체질은 개의 콩팥을 사용한다.

 개의 쓸개는 맛이 쓰고 성질이 차다. 눈을 밝게 하는 효능 때문에 간에 열이 있어서 눈이 충혈되고 가렵거나 아픈 경우에 사용한다. 그리고 피를 토하는 경우, 코피가 나는 경우, 귀에서 고름이 나는 경우, 그리고 피부병에도 효과가 있다.

 개의 머리뼈는 오랫동안 이질이 멎지 않는 경우와 여성의 자궁출혈·대하에 사용한다. 머리가 이따금씩 아픈 것이 오래도록 낫지 않는 것과 눈이 아찔하거나 가물거리며 잘 보이지 않을 때는 태워서 가루내어 먹는다. 허약한 사람의 양기를 강하게 하는 역할도 있다.

 개고기를 먹고 소화가 안되거나 체했을 때는 살구씨 가루와 삽주뿌리를 달여 먹는다.

주의 사항 : 뚱뚱한 사람은 먹지 않는 것이 좋고, 열병을 앓고 난 후나 임신 중에도 삼가한다. 열이 많은 체질이 담이 많고 화가 많은 경우에는 주의하여 먹는다.

맞는 체질 : 소음인

병후 회복

누렁이 한 마리(20근 이상)을 태워서 죽인다. 솥에다 개고기와 내궁탕,

생강 두 근, 들깨 한 근, 대추 한 근을 넣고 5시간을 끓이고 그 열이 식을 때까지 뜸을 들인다. 다시 4시간을 끓이면 뼈가 삭게 된다. 소화장애를 없애기 위해 개기름과 찌꺼기를 제거한다.

개의 음경

한약명 : 구정(拘精)
성 미 : 맛이 짜고 성질이 따뜻하다.
약 효 : 생명의 문인 명문(命門)을 보하기 때문에 남성의 발기부전을 치료하고, 남성의 음경을 굳세고 뜨겁게 만들어 자식이 없는 사람이 이것을 먹으면 아이를 낳게 되고, 여자가 먹으면 대하증이 낫는 것으로 전해진다.
주의 사항 : 몸에 열이 많거나 발기가 잘되는 사람은 먹지 않는다.
사용법 : 개의 음경은 유월의 상복일에 취하여 100일을 그늘진 곳에서 말려 사용한다. 수캐의 성기를 불에 쬐어 말린 후 가루를 내어 한번에 6~12그램씩 하루 세 번 술에 타서 먹는다.
맛이 시며 정신분열증과 젖이 잘 안 나오는 경우에 사용한다.

고슴도치

학명 : Erinaceus europaeus L.

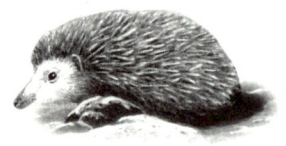

한약명 : 위육(猬肉) / **이명** : 유럽 고슴도치
성 미 : 맛이 달고 성질이 평이하다.
약 효 : 소화력이 약하여 음식을 먹지 못하고, 음식을 먹으면 속이 아프

고 자주 토하는 경우에 사용한다. 치질로 인하여 하혈을 하는 경우와 귀가 잘 들리지 않는 경우, 피부병에는 기름을 사용한다. 살충하는 작용이 있기 때문이다.
채 취 : 주로 겨울에 겨울잠을 자는 고슴도치를 잡는다. 다른 계절에는 나무 구멍이나 밭에 숨어 있는 것을 잡는다.
사용법 : 노랗게 구워서 먹는다.

고슴도치의 껍질

한약명 : 자위피(刺猬皮) / 이명 : 위피
기 원 : 고슴도치과의 고슴도치와 작은 고슴도치의 가죽을 말린 것
성 미 : 맛이 쓰고 성질이 평이하다.
약 효 : 기운을 아래로 내리는 작용이 있어서 음식을 토하는 경우에 사용한다. 또한 복통과 산통을 멎게한다. 치질로 대변을 볼 때 피가 나오는 경우, 코피가 나는 경우 정액이 저절로 나오는 유정에 사용한다. 이때 고슴도치의 껍질을 태워서 가루를 내어 먹는다.
사용법 : 냄비에 모래를 넣고 불에 달궈 고슴도치를 넣은 후 완전히 노랗게 될 때까지 굽는다. 술과 함께 먹으면 좋다.

고슴도치의 기름

성 미 : 맛이 달고 성질이 평이하다.
약 효 : 치질로 인하여 하혈을 하는 경우와 귀가 잘 들리지 않는 경우에 사용한다. 살충하는 작용이 있어서 피부병에 사용한다.

고양이
학명 : Felis domestica Brosson

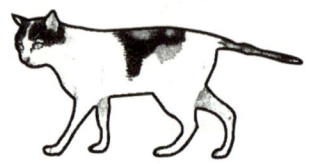

한약명 : 묘육(猫肉)
성 미 : 맛이 달고 시다. 성질이 따뜻하고 무독하다.
약 효 : 몸을 보하는 성질이 있어서 만성 피로에 좋다. 예로부터 신경통·관절염·류마치스 관절염에 많이 먹어 왔다. 각종 악창과 임파선결핵을 치료한다.
주의 사항 : 수분을 발생시키므로 수분대사의 장애가 있는 사람은 먹지 않는다.

곰의 고기

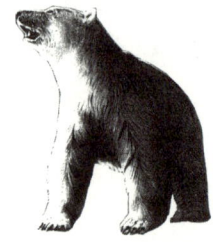

한약명 : 웅육(熊肉)
성 미 : 맛이 달고 성질이 평하다.

약 효 : 몸이 야위고 기운이 없으며 얼굴이 초췌한 사람이 먹으면 피부가 윤택해지고 기력이 솟는다. 또한 뼈와 근육을 강하게 하는 작용이 있어서 각기·근육에 쥐가 나는 경우, 팔다리가 저리거나 힘이 없는 경우, 관절이 자유롭지 않은 경우에 사용한다.
주의 사항 : 종양과 한열병과 같은 고질병이 있는 사람은 평생 먹어서는 안된다.
맞는 체질 : 태음인

곰의 기름

한약명 : 웅지(熊脂) / **이명** : 웅백(熊白)
생 태 : 추울 때에는 곰의 기름이 많아지고 여름에는 없으니 11월에 채취해야 하는데 등위의 것이 좋다.
성 미 : 성질이 따뜻하며 맛이 달고 독이 없다.
약 효 : 심장을 강하게 하여 혈액순환을 원활하게 하기 때문에 근육이 당기고 쥐가 나는 경우, 팔다리가 저린 감각이 있거나 켕기는 경우에 사용한다. 기를 보호하여 몸이 야윈 사람에게 좋다. 오래 먹으면 피부가 윤택해지며 얼굴의 기미와 부스럼이 없어진다. 몸이 가벼워지고 결핵에 대한 치료효과가 있다. 그외 머리의 부스럼과 대머리에 효과가 있다.

곰발바닥

한약명 : 웅장(熊掌)
성 미 : 맛이 달고 짜며 성질이 따뜻하다.
약 효 : 곰의 발바닥을 먹으면 기운이 세어지기 때문에 몸이 허약한 사람이 먹는다. 특히 비위가 약해서 소화가 안되고 식욕이 부진한 사람이 먹으면 더욱 좋다. 찬바람에 혈액과 근육이 상하여 저리고 아픈 경우에도 효과가 있다.

웅 담

기 원 : 곰의 쓸개
형 태 : 길이는 10~20cm, 넓이는 5~8cm이다. 웅담은 조금 떼어 물에 넣으면 꽃이 피어나듯 연기가 피어오르듯 황금색 용해질이 풀어져 나와야 진품이라고 한다. 얇은 층 크로마토그래프법에 따라 시험한다.
성 미 : 맛이 달고 성질이 차며 독이 없다.
성 분 : 웅담에는 담즙산의 알칼리 금속염·콜레스테롤·빌리루빈이 들어 있다. 담즙에는 약20%의 타우로우르소데족시콜산이 주성분이다.
약 효 : 해열·진경·진정작용을 한다. 전염병이나 독감으로 고열이 나고 경련을 일으킬 때 웅담 1그램만 복용해도 효과가 있다. 특히 어린아이의 열성 경련에는 아주 조금만 입에 넣어주면 된다. (150㎎) 위·십이지장 궤양으로 인한 통증, 담낭염이나 담석증으로 산통이 있을 때 소량 복용하고, 대상 포진으로 통증이 심할 때는 웅담을 녹인 액체를 환부에 바르면 빠르게 통증이 멎는다.

 소염·해독 작용이 있어 간염·담낭염·간성 혼수에도 응용한다. 급성 인후염으로 목이 붓고 아프거나 입안이 헐었을 때 먹거나 붙이면 염증이 가라앉는다. 소아의 간질 발작·중풍·고혈압·심장병 등에도 효과가 있으며 죽력(대나무에서 얻은 즙)에 녹여 먹는다.

 웅담은 담즙 분비를 촉진하여 위산과다를 중화시키며 지방질의 소화능력을 돕는다. 어혈로 야기된 각종 근육통이나 산성 체질화된 것을 해소해 준다.

 눈을 밝게하는 작용이 있으며, 염증으로 눈이 빨갛게 붓고 아픈 경우, 눈에 군살이 나는 경우, 눈앞이 흐릿하고 잘 보지 못하는 경우에 효과가 있다.

 그 외에 황달, 오랜 설사, 종기, 가슴이 아픈 증상, 전염병, 치질, 악창을 고친다.
주의 사항 : 허약해서 생긴 병, 심장병, 결핵, 간염을 앓는 산모는 사용

하지 않는것이 좋다.
법 제 : 겨울철에 곰을 잡아 담낭을 떼내어 담낭 입구를 실로 묶고 담낭에 붙어있는 기름을 제거하여 그늘진 곳에서 말린다. 또는 석회가 들어있는 통 안에 넣고 말린다.
사용법 : 서양에서는 소쓸개를 대용하고 동양에서는 돼지쓸개를 대용품으로 사용한다.

웅담가루
황달 · 간염 · 간경화 · 소화장애 · 신경쇠약 · 타박상 등에 일회에 0.5~2.0그램씩 하루 한 번 소주에 타서 먹는다.

나귀고기
학명 : Equus asinus

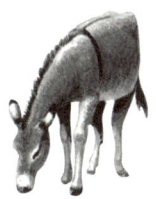

한약명 : 여육(驢肉) / **이명** : 당나귀
성 미 : 맛이 달고 시며 성질이 평이하다.
약 효 : 나귀고기는 피를 만들어주고 기력을 증진시키기 때문에 피로하면서 몸을 움직이기 싫을 때 먹을 수 있는 좋은 식품이다.
 마음이 우울하고 슬퍼서 즐겁지 않을 때 나귀고기를 먹으면 심기가 편안해진다. 술을 담가서 먹으면 일체의 풍을 다스린다.

나귀의 음경
성 미 : 성질이 따뜻하고 맛이 달며 짜다.
약 효 : 신장의 기능을 강화시키고 근육을 튼튼하게 한다. 까닭에 뼈와

근육이 시리면서 힘이 없을 때 먹는다. 강장작용이 있어서 남성의 발기부전과 산모의 젖이 부족한 것을 치료한다. 기혈이 약하여 아침에 일어나기 싫고 움직이기 싫으며 어지럽고 식은땀이 날 때 먹으면 좋은 식품이다. 그 외에 골결핵과 골수염에 효험이 있다.

산나귀의 뼈

학명 : Capricornis sumatraensis Bechstein

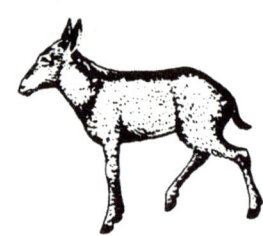

한약명 : 산려골(山驢骨)
기 원 : 고산지대에 사는 소과 동물의 나귀의 뼈
성 미 : 맛이 짜고 성질이 따뜻하며 독이 없다.
약 효 : 팔다리가 시리고 아프거나 마비되며 감각에 이상이 있는 경우와 허리와 다리에 통증이 있는 경우에 먹는다.
주의 사항 : 체격이 건장하고 열이 많은 사람은 피하는 것이 좋고 임신부는 먹지 않아야 한다.
사용법 : 끓여서 먹거나 술에 담가서 먹는다.

낙 타
학명 : Camelus bactrianus

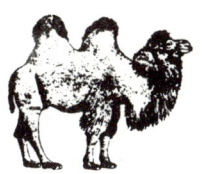

한약명 : 낙타육(駱駝肉) / 이명 : 약대
기 원 : 낙타과의 쌍봉낙타를 사용한다. 그 외 단봉낙타, 라마가 있다.
성 미 : 맛이 달고 성질이 따뜻하다.
약 효 : 낙타를 먹으면 기와 혈이 보충되기 때문에 근육의 힘이 강화되고 피부가 윤택해진다. 낙타고기는 풍을 치료하고 기운을 아래로 내리는 작용이 있다. 지방은 거풍해독약으로 옴과 버짐으로 인한 가려움증, 악성 중독증에 외용으로 사용한다.
사용법 : 삶아 먹는다.
처 방 : 고기는 보약으로 오랜 병을 앓았을 때 100~200그램을 먹는다.
맞는 체질 : 소음인

노새고기
학명 : Equus asinus L. × Equus caballus L.

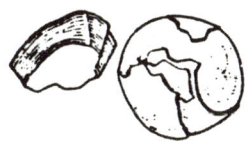

한약명 : 騾肉
기 원 : 수컷 나귀와 암컷 말이 교배해서 생긴 종이다.
성 미 : 맛이 맵고 성질이 따뜻하며 약간 독이 있다.
주의 사항 : 먹어도 사람에게 유익하지 않고 임산부는 더욱 금해야 한다.

노새의 위결석

성 미 : 맛이 달고 약간 짜다. 성질이 평이하고 독이 없다.
약 효 : 열을 내리고 경기를 진정시키는 효과가 있어서, 어린아이의 급경풍과 인체에 담과 열이 많아 헛소리를 하고 미친 듯이 날뛰는 경우에 사용한다.
주의 사항 : 소화력이 약하여 설사를 하는 사람은 조심해야 한다.
사용법 : 결석을 갈아서 분말로 하여 1회에 1.0~4그램씩 먹는다.

다람쥐
학명 : Sciurus vulgaris L.

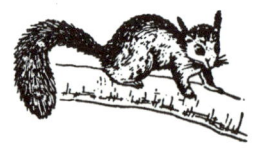

한약명 : 송서(松鼠) / **이명** : 율서(栗鼠), 청설모
성 미 : 맛이 달고 짜다. 성질이 평이하다.
약 효 : 호박·수박 따위를 먹고 체하여 뱃속에 덩어리가 생긴 것을 풀어준다. 폐결핵·늑막염·부인 생리통에 다람쥐를 까맣게 태워서 먹고 치질에는 치질 부위에 붙인다.

긴꼬리 날다람쥐

학명 : Petaurista petaurista

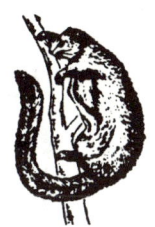

한약명 : 오서(鼯鼠) / 이명 : 날다람쥐
기 원 : 날다람쥐속
성 미 : 약간 따뜻하며 독이 있다.
약 효 : 낙태시키고, 아이를 쉽게 낳게 한다.

발다람쥐

학명 : Citellus dauricus Brandt

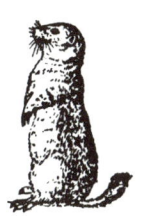

한약명 : 황서육(黃鼠肉)
기 원 : 송서과
성 미 : 맛이 달고 성질이 평이하다.
약 효 : 폐의 진액을 보충한다. 푹 고아서 고약으로 만들어 붙이면 해독

하고 통증을 멎게 한다. 많이 먹으면 부스럼이 생긴다.

설저육
학명 : Marmota bobak Muller

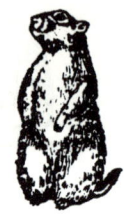

한약명 : 설저육(雪猪肉)
기 원 : 송서과
성 미 : 맛이 달고 짜며 성질이 평이하다.
약 효 : 저리고 아픈 신경통, 다리와 무릎이 붓고 아픈 각기와 무릎 관절증에 사용한다. 치루에도 효과가 있다. 팔다리가 붓고 아픈 신경통과 관절염에 사용한다. 종기가 곪아터졌는데도 상처가 잘 아물지 않을 때 기름을 구워 먹거나 끓여서 먹는다.
사용법 : 구워 먹거나 끓여서 먹는다.

설저육의 기름
한약명 : 설저유(雪猪油)
성 미 : 맛이 맵고 성질이 따뜻하다.
약 효 : 팔다리가 붓고 아픈 신경통과 관절염에 사용한다. 종기가 곪아터졌는데도 상처가 잘 아물지 않을 때 사용한다.

너구리
학명 : Nyctereutes procyonoides Gray

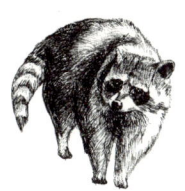

한약명 : 학육(狢肉) / 이명 : 리(狸)
기 원 : 개과 동물
생 태 : 작은 여우와 같고 털이 황갈색이다. 오소리 · 너구리 · 담비는 비슷한 종류이다. 잠자는 것을 좋아한다. 사람들이 가축으로 키우기도 한다.
약 효 : 장부가 허약한 경우와 여자가 몸이 약하고 항상 피로를 느끼는 경우에 효과가 있다.

돼지고기 (pork)
학명 : Sus scrofa domestics

한약명 : 저육 / 이명 : 시(豕)
기 원 : 멧돼지를 가축으로 기른 것이 돼지인데, 중국에서는 일찍부터 식용했으며, 중국에서 러우(肉)라는 말이 붙은 것은 돼지고기를 말하는 것이다. 우리 나라에서는 돼지를 풍요와 다복의 상징으로 여겼다. 또 보통 지저분한 동물로 알고 있지만 원래 습성은 깨끗하다고 한다.
부 위 : ① 안심은 가장 부드러운 부분으로 지방분이 적어 맛이 담백하다. 스테이크 커틀릿 탕수육 철판구이 등에 좋다.

② 로스트는 근육이 적고 부드러우며 지방이 많은 부위로, 커틀릿 구이 볶음 등에 알맞다.
③ 볼깃살은 전체적으로 가운데 부분보다 밖의 부분이 질기고 빛깔도 약간 엷으며 지방이 적고, 지나치게 가열하면 질겨지기 쉬우나 크게 썰어서 조리하면 쉽게 질겨지지 않는다.
④ 수파육은 빛깔이 진하고 비교적 질기다. 지방은 적으며 주로 살코기로 되어 있다. 스튜 수프 등에 적당하다.
⑤ 삼겹살은 지방과 살이 번갈아 있어 기름기가 대단히 많고 맛이 진하다. 그대로 구워 먹기도 하고, 장시간 끓이는 요리에도 적당하다.

성 미 : 성질이 차고 맛이 달다. 지방이 쇠고기보다 융해점이 낮고 먹을 때 입안에서 녹기 때문에 입맛을 돋우어 준다.

성 분 : 삼겹살 열량 331kcal, 수분 53.5%, 단백질 17.2g, 지방 28.4g, 당질 0.3g, 회분 0.8%, 칼슘 8mg, 인 132mg, 철분 0.7mg, 나트륨 44mg, 칼륨 202mg, 비타민 A (레티놀) 6㎍, 비타민 B_1 0.68mg, 비타민 B_2 0.30mg, 니아신 4.4mg, 비타민C 1mg, 등이다. 살코기 부분에 비타민 B_1을 다량 함유하고 있는데, 이것은 다른 육류에는 없는 특색이다. 돼지 뒷다리 100g중 0.92mg으로 쇠고기의 10배가 넘는다.

약 효 : 피로 회복에 가장 효과가 빠른 식품이 돼지고기이다. 피로회복의 원인은 비타민B_1이 풍부하기 때문이다. 다양하게 조리하여 충분히 섭취하면 건강을 유지하는데 도움이 된다. 돼지고기와 돼지기름은 인체에 유해한 중금속을 제거한다. 흰쥐에 납을 투여해 성장을 지연시키고 헤마토크리트(Ht) 수치와 헤모글로빈(Hb)함량을 증가시킨 뒤 돼지고기와 돼지기름을 일정량 함유한 사료를 8주간 투여한 실험에서 무처리구에 비해 납의 체외 배출량이 많았다

경찰, 먼지 많은 공장 노동자, 광산근로자, 교사들 같이 먼지를 많이 접하는 사람들이 돼지고기와 기름을 먹어 왔는데, 실험 결과도 타당성이 있는 것으로 나왔다. 칼로리가 많아 기운을 보해 주고 대변을 잘 통하게 하는 영양식이다. 여름에는 배탈이 난다고 돼지고기를 피하는 경우가

있는데, 완전히 익혀 먹으면 걱정할 필요가 없다. 한약을 먹을 때 주의
사항으로 돼지고기가 자주 거론된다. 돼지고기는 성질이 차고 기름지기
때문에 소화불량을 일으키기 쉽다. 특히 한국 사람은 소화기능이 약하
고 몸이 냉한 사람이 많기 때문이다.

 돼지고기를 먹고 체했을 경우에는 생새우국을 끓여 먹거나 마른 새우
를 약한 불에 볶아서 한 번에 한 순가락씩 더운물에 타 먹는다. 또는 팥
을 태워 가루로 만들어 한 순가락씩 더운물에 타먹는다.
주의 사항 : 콜레스테롤 수치가 높거나 중풍 치료를 받는 사람, 염증이
있는 사람은 피하는 것이 좋다.
산후 허약할 때 ; 돼지 콩팥 한 쌍을 잘게 썰어 당귀 · 익모초 각 200g
과 쌀 1홉을 넣고 끓여 물이 반으로 줄면 그 즙을 짜서 수시로 먹는다.

산후 젖이 잘 안 나올 때

산후에 몸이 허약해져서 젖이 잘 안나올 때 돼지족발 한 쌍에 사물탕과
목통을 넣고 푹 고와서 뜬 노란 기름은 제거하고 먹는다. 이것은 젖이
잘생기고 아기의 건강에도 좋다.

돼지 내장

돼지 내장에는 비타민과 미네랄 · 단백질 등이 풍부하게 함유되어 있다.
간 · 심장 및 신장에는 철분이, 혀에는 혈압을 내리게 하는데 효과가 있
는 칼륨이 많이 있다. 특히 간에 비타민 A가 많이 함유되어 있어 야맹증
과 감기를 예방하는데 도움을 준다.

돼지 족과 위장에는 칼슘이 많이 함유되어 있는데, 뼈나 치아가 형성되
는 성장기의 어린이나 운동 선수, 중 · 고등학교의 여학생이 특히 많이
섭취해야 할 영양소이다.

돼지 불알

성 미 : 맛이 달고 성질이 따뜻하다.
약 효 : 신장기능을 강화시켜서 목구멍에서 가래가 막혀 가래 끓는 소

리가 나면서 숨이 찬 천식에 사용한다. 기와 혈이 제대로 순환이 안되어 고환과 아랫배가 갑자기 켕기고 아픈 증상에 사용한다. 방광염으로 소변이 시원치 않고 소변을 볼 때 요도가 아픈 증상을 치료한다.

돼지피
성 미 : 맛이 짜고 성질이 평이하다.
약 효 : 오랫동안 두통이 낫지 않고 어지러운 경우, 소변이 잘 나오지 않는 경우를 치료한다. 갑자기 하혈이 멈추지 않을 때는 청주와 같이 볶아서 먹는다.

돼지 쓸개
성 미 : 맛이 쓰고 성질이 차다.
약 효 : 해열 시키는 작용이 있다. 열병으로 생기는 갈증과 변비, 열로 인한 이질을 치료한다. 또한 뼈에서 후끈후끈 열이 나는 경우에도 효과가 있다. 소염작용이 있어서 인후염·결막염·중이염에 사용한다. 담을 보하여 황달에 응용하며, 요통이 있을 때 돼지쓸개즙에 소주를 타서 먹는다. 그외 백일해, 천식, 설사에 효과가 있다.

두더지
학명 : Mogera robusta Nehring

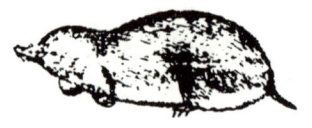

한약명 : 언서(鼴鼠) / **이명** : 토룡, 분서(鼢鼠)
생 태 : 그 형상은 쥐와 같은데 살이 찌고 기름이 많고 빛이 검다. 입과 코가 작고 다리가 짧지만 강하여 잘 달아난다. 눈이 극히 작으며 이마가

무척 짧다.
성 미 : 맛이 짜며 씁히는 맛이 있다. 성질이 차고 독이 없다.
성 분 : 단백질 · 펩티드 · 아미노산 · 여러 가지 효소, 코카르복실라제가 들어 있다.
약 효 : 혈액순환이 잘 안되어 피부가 헐거나 종기가 곪아터져서 고름이 흐르고 냄새가 나며 잘 낫지 않는 악창 · 욕창에 사용한다. 어린아이가 두더지를 먹으면 소화가 잘 되고 회충이 제거된다. 따라서 식욕항진제도로도 사용한다. 그외에 결핵 · 결석 · 기침 · 천식 · 비뇨기계통의 감염 · 위암 · 치질에 사용한다.
강장효과가 있어서 음위 · 유정 · 고환부전증 등에 효능이 있다. 기름은 모든 악창에 문질러 바른다.
법 제 : 오월에 잡아 말려서 구워 쓴다.
사용법: 오월에 잡아 말려서 구워 쓴다. 몸 전체를 불에 태워서 분말을 만들어 한번에 1~1.5그램씩 하루에 1~3회씩 복용하면 된다.
응 용 : 털가죽은 매우 부드럽고 윤기가 나서 여성들의 목도리로 많이 쓰인다.

말고기
학명 : Equus caballus

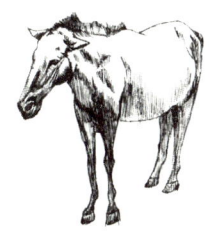

성 미 : 맛이 맵고 시다. 성질은 차다.
약 효 : 근육과 뼈를 튼튼히 하는 작용이 있기 때문에 말고기를 먹으면 허리와 등의 힘이 강해지고 몸이 건강해진다. 성질이 차서 열을 세거하

고 기운을 아래로 내리는 효과가 있다. 따라서 대장에 열이 있는 경우에 효과를 볼 수 있다. 말발굽과 말갈기는 여성의 자궁출혈과 대하를 치료한다.
주의 사항 : 설사와 이질을 하는 사람이 먹으면 더 심해진다. 부스럼이 있는 자가 말고기를 먹으면 치료가 어려워진다.
처 방 : 말고기를 먹고 중독이 되면 가슴이 답답해지는데, 이 때 소주를 먹으면 풀린다.

말의 결석

한약명 : 마보(馬寶)
기 원 : 말의 위장과 방광 안에 생긴 결석. 말은 기원 2000년 전부터 집짐승으로 길러 왔다.
성 미 : 맛이 달고 짜다. 성질이 서늘하고 약간의 독이 있다.
약 효 : 신경성 불면과 경련성 기침에 효과가 있다. 지혈작용으로 피를 토하거나 코피를 흘릴 경우에 사용한다. 어린이 경간·경련과 염증에 0.3~0.9그램씩 사용한다.
주의 사항 : 비위가 약하고 설사를 잘 하는 사람은 사용하지 않는다.
채 취 : 말이 늙고 힘이 없어 쓸모가 없을 때 도살하여 채취한다.

말의 음경

성 미 : 성질이 평하고 맛이 시고 달다.
약 효 : 흰말의 음경은 주로 남자의 음경이 힘이 없고 잘 일어나지 못할 때 사용한다. 또한 몸이 마르고 허약한 사람이 먹으면 기운이 난다. 흰말이 다른 말보다 효과가 좋다고 한다.

멧돼지
학명 : Sus scrofa L.

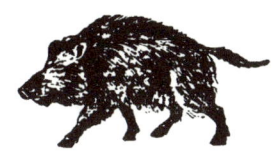

한약명 : 야저육(野猪肉)
형 태 : 몸길이는 1~2미터이고 몸무게는 100~200kg이다. 집돼지보다 다리와 주둥이가 길고 몸 뒷부분이 좀 작다.
성 미 : 맛이 달고 짜다. 성질이 평이하며 독이 없다.
성 분 : 에너지 149kcal, 수분 74.1%, 단백질 16.8g, 지질 8.3g, 회분 0.8g, 칼슘 12mg, 인 120mg, 철 1.3mg, 나트륨 60mg, 칼륨 320mg, 비타민A 3R.E, 레티놀 3μg, 비타민B_1 0.39mg, 비타민B_2 0.11mg, 니아신 4.0mg 등이다.
약 효 : 몸이 허약하고 신체가 수척하였을 때 멧돼지 고기를 먹으면 살이 찐다. 많이 먹으면 피부가 윤택해진다. 치질로 인하여 대변에 피가 섞여 나오는 것을 멎게 한다. 멧돼지가 집돼지보다 좋은 것은 풍기를 동하지 않기 때문이다.

안색을 윤택하게 하고 부인의 젖을 잘 나오게 한다. 산모가 젖이 없을 때는 멧돼지 기름을 불에 달궈서 가늘게 한 후에 두 숟가락이나 한 대접을 하루에 세 번 술과 함께 먹는다.

멧돼지 생식기는 태워서 가루내어 여성의 대하와 자궁출혈에 사용한다. 아울러 대변을 보려하면 치질로 피가 화살처럼 나오는 경우에도 사용한다.

주의 사항 : 파두를 먹는 사람은 멧돼지를 먹지 못한다. 암컷의 고기가 좋다.
사용법 : 삶아서 먹는다.

멧돼지의 쓸개
한약명 : 야저담(野豬膽)
성 미 : 성질이 차고 맛이 쓰다.
약 효 : 열을 내려주는 작용이 있어서 열독와 황달에 사용한다. 어혈을 풀어주고 피를 맑게 하므로 각종 등창·종독·악창과 화상에 붙인다. 담음과 어혈로 발생하는 요통에 사용한다. 소아의 모든 소화불량에 특효가 있다. 소변이 안 나오는 경우와 간질에 응용한다.
법 제 : 쓸개의 윗부분을 끈으로 잡아 매서 바람이 잘 통하는 그늘에 달아매어 말린다.

사슴고기

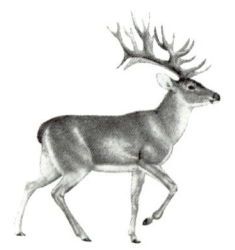

기 원 : 매화록과 마록(백두산사슴·말사슴·큰사슴·누렁이)의 고기
성 미 : 맛이 달고 성질이 따뜻하다.
성 분 : 에너지 120kcal, 수분 73.6%, 단백질 22.9g, 지질 2.4g, 회분 1.1g, 칼슘 5mg, 인 202mg, 철 3.4mg, 나트륨 51mg, 칼륨 318mg, 비타민B$_1$ 0.22mg, 비타민B$_2$ 0.48mg, 니아신 6.4mg 등이다.
약 효 : 오장을 보하고 기력을 증진시키므로 사슴고기를 먹으면 생활의 활력이 되살아나고 신정이 보충되어 얼굴에 윤기가 난다. 비위의 기능

을 강하게 하므로 소화가 잘 되고 영양흡수가 증가하므로 기와 혈이 보충된다. 따라서 몸이 약하고 야윌 때 먹으면 살이 찐다. 허리와 등을 따습게 하고 뼈와 근육을 튼튼하게 한다. 산후 젖이 부족할 때 사용한다.
주의 사항 : 사슴이 해독하는 약초를 먹기 때문에 약을 먹을 때 사슴고기를 먹지 않는 것이 좋다.
사용법 : 끓여서 먹거나 포로 하여 먹는다.

녹각(Antler)

기 원 : 사슴의 수컷 뿔이 뼈처럼 단단하게 되어 자연히 떨어진 것.
형 태 : 누렁이는 크기가 2미터 정도로 몸무게가 150~250kg이나 된다. 그래서 말사슴(馬鹿)이라고도 불린다. 가을부터 겨울 사이에 골화된 뿔을 자른다.
성 미 : 맛이 짜고 성질은 따뜻하다.
성 분 : 흰엉덩이 사슴의 녹각에는 에스트라디올·녹각펩티드·콘드로이틴 유산이 들어 있으며, 아미노산은 녹용과 비슷하다.
약 효 : 신양을 보하고 뼈와 근육을 튼튼히 한다. 그래서 신경이 예민하고 추위를 잘 타거나 허리·등·무릎이 시리고 아프며 힘이 없을 때 사용한다. 몸이 허약하고 빈혈이 있어 어지러운 경우에 효험이 있다. 어혈을 제거하고 부기를 내리는 작용이 있어서 생리가 끊어진 경우, 생리통, 피부가 헌 경우, 종기 등에 사용한다.
사용법 : 하루 5~15그램을 끓여 먹든가 가루약이나 환약으로 먹는다. 외용약으로 사용할 때는 가루내어 뿌리거나 기초제에 개어 바른다.

사슴뿔 약술

사슴뿔·맥문동·산약·천문동·오미자·살구씨·마황·우슬·홍화·사탕을 소주로 우려 약술을 만든다. 관절염·신경증 그리고 보약으로 한번에 소주 한잔으로 하루 3번 식사 전에 먹는다.

녹각교

이 명 : 백교(白膠) / **성 미** : 맛이 달고 짜며 성질이 따뜻하다.
약 효 : 간장과 신장의 기능을 강화시켜서 허리와 무릎이 시리고 힘이 없으면서 통증이 있을 때, 그리고 발기가 잘 안될 때 복용한다. 혈액과 호르몬 기능을 강화하여 몸이 허약하면서 수척하고 유정이 있을 경우에 효험을 나타낸다. 태아를 안정시키는 효과가 있어서 임신 중에 태동이 불안할 때 사용한다. 지혈 작용이 있어서 자궁출혈·코피·피를 토하거나 하혈할 때 효과를 볼 수 있다.
사용법 : 사슴뿔을 1~1.5cm 길이로 자른 다음 녹각을 물에 불린다. 다시 잘게 쪼개서 물에 넣고 거듭 달인다. 달인 액체를 합하여 약한 불에서 걸쭉해지도록 달인 다음 식혀서 엉기게 한다. 이것을 잘게 썰어서 그늘에서 말린다. 보혈하거나 지혈하고자 할 때는 하루 6~10그램씩 더운 물이나 술에 타 먹거나 가루를 내어 먹고, 조청으로 만든 약에 넣어서 먹기도 한다.

녹 용

생 태 : 사슴과에 속한 동물인 매화록·마록 그리고 속이 같은 동물의 뿔이 뼈처럼 딱딱해지지 않은 어린 상태를 말린 것이다. 뿔이 오래 되어 저절로 떨어지면 그것을 녹각이라고 한다. 녹용은 입춘에 돋아 하지가 되면 성장이 끝나며 동지가 되면 떨어져 나간다. 사슴은 뿔이 돋기 시작하면 숫놈 행세를 못하고 뿔이 떨어질 동지 때라야 발정이 왕성하다. 입춘에 양기가 뿔로 오르고 하지가 되면 멎어 신(腎)으로 내려가기 때문에 좋은 녹용을 채취하려면 하지 전 10~15일쯤에 채취한 것이 제일 좋다.
성 미 : 맛은 달고 짜고 시며 성질은 따뜻하다.
성 분 : 성분은 교질·단백질·포스페이트·칼슘·마그네슘·에스테론 등을 함유한다. 녹용의 아미노산 조성은 17종 이상이며, 글리신이

많은 양을 차지한다. 녹용에는 여성 호르몬인 에스트라디올과 콜레스테롤도 들어 있다.
약 효 : 옛날에는 자식에게 녹용 한 첩을 먹이는 것이 부모의 자랑이고 소망이었다. 철만 되면 감기로 고생하는 아이들이 녹용 한 첩을 먹고 감기에 잘 걸리지 않는 경우를 보면 훌륭한 약재임에는 틀림없다. 어린아이가 녹용을 먹으면 머리가 나빠진다는 얘기가 할머니들 사이에 전해져 오지만 실제로 그런 일은 없다. 오히려 성장발육이 빨라지고 기초체력이 강해지며 뇌의 기능이 활발해져 총명해진다. 녹용은 전신 강장약으로 오장육부의 기능을 강화시키고, 근육의 피로를 풀어 준다. 그리고 남성의 양기와 여성의 혈액을 보충해주며, 힘줄과 뼈를 튼튼하게 한다. 몸이 허약하고 마르며 어지러운 경우, 노인들의 양기가 약해서 오줌을 자주 누고 귀와 눈이 어둡고 귀에서 소리가 날 때, 허리와 무릎이 시리고 맥이 없는 경우에 효과가 뛰어나다. 실험에 의하면 녹용이 남성·여성 호르몬을 증가시키지는 않지만 전립선과 정낭의 무게가 증가한다. 예로부터 성기능 장애로 발기부전, 몽정이 심할 때 사용해 왔다. 특히 협심증·동맥경화·천식·태기불안에 효험이 있다.
주의 사항 : 몸에 열이 많고 신체가 건장한 사람의 고혈압병, 혈액 응고성이 높아진 경우, 중증 신장염 등에는 쓰지 않는다.
법 제 : 주로 다려서 먹지만 환약과 약술로 먹기도 한다.
맞는 체질 : 태음인.

사슴의 피

한약명 : 녹혈(鹿血)
생 태 : 동지가 되면 사슴은 발정기가 되는데, 이때 교미를 하기 전 채 채혈해야 풍부한 호르몬이 들어있는 녹혈을 얻을 수 있다. 녹혈은 반드시 수컷으로 인삼을 백일 동안 먹인 후라야 효과가 좋다.
성 미 : 맛이 달고 짜며 성질이 뜨겁다.

약 효 : 피를 보충하기 때문에 심장에 피가 부족하여 신경이 쇠약해져 있는 경우, 가슴이 두근거리는 경우, 잠을 자지 못하는 경우에 사용한다. 신체가 허약하고 허리가 아플 때 그리고 남성의 발기부전과 여성의 자궁 출혈과 대하를 치료한다.
사용법 : 민간에서는 드링크제에 타서 먹는다.

수사슴 음경

기 원 : 수사슴의 고환 · 음경을 잘라 말린 것을 녹신 · 녹편이라 한다.
성 분 : 스테로이드 호르몬 · 안드로젠 · 비타민군 · 콜산 · 지방질 등으로 되어 있다.
약 효 : 정력에 특효가 있다. 강정약으로 발기 부족 · 불임증 등에 사용한다.
사용법 : 이것을 잘게 썰어 6~15그램을 술과 함께 마신다.

사불상 사슴

학명 : Elaphurus davidianus MilnEdwards

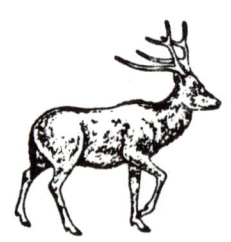

한약명 : 미육(麋肉)
기 원 : 사슴과 동물인 미록(麋鹿), 희귀동물로 보호동물이다
성 미 : 맛이 달고 성질이 매우 뜨거우며, 무독하다.
약 효 : 사불상의 뿔은 신장을 보하고 뼈와 근육 골수를 튼튼하게 한다. 따라서 이것을 먹으면 허리와 다리의 힘이 세어진다. 특히 비위기능을

증강시켜 기력을 더해주고, 혈액의 흐름을 원활하게 해주므로 산후에 먹으면 좋다.

뿔은 조혈기능이 강하다. 그러므로 몸이 약하고 빈혈이 있으며 몸이 여윈 사람에게 좋다. 양기를 강하게 하여 발기능력과 성욕을 증가시키는 효과가 있다. 발기부전과 여성의 불임을 치료한다. 골수와 뼈를 강하게 하므로 허리와 무릎 그리고 다리가 힘이 없고 시리고 아플 때 효험을 본다.

뼈는 입맛이 없고 정신이 흐릿하며, 유정·몽설이 있고 허리·잔등·옆구리가 힘이 없으면서 아플 때 특히 효과가 좋다. 뼈를 고아 즙을 만들고 술을 빚어서 마신다.

주의 사항 : 감기가 있는 사람은 먹으면 안된다.
사용법 : 환약이나 가루약으로 먹고 술에 담가 먹는다.

대만애기사슴
학명 : Muntiacus reevesi Ogilby

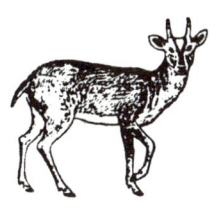

한약명 : 궤육(麂肉) 이명 : 황궤
기 원 : 사슴과에 속하는 매우 작은 사슴이다. 기다란 어금니가 있는 것이 특징이다. 성질이 유순하고 혼자 생활하거나 몇 마리가 같이 산다. 수놈은 뿔이 있는데 짧고 작다.
성 미 : 맛이 달고 성질이 평이하다.
약 효 : 기운을 돋게 하고 몸속을 따뜻하게 하여 소화기능을 향상시킨다.

주의 사항 : 많이 먹으면 고질병이 생기고 먹은 음식이 내리지 않으며 속이 더부룩한 사람과 임신한 사람은 먹으면 안된다.

고라니
학명 : Hydropotes inermis Swinhoe

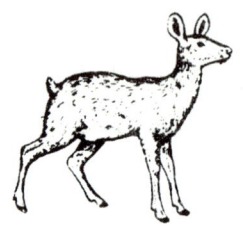

한약명 : 장육(獐肉) / 이명 : 아장(牙獐)
생 태 : 고라니는 뿔이 없다.
성 미 : 맛이 달고 성질이 따뜻하다.
약 효 : 인체 오장을 튼튼히 한다. 당뇨병으로 물이 많이 먹히는 경우와 안면신경이 마비되어 입과 눈이 한쪽으로 돌아가는 구안와사에 사용한다. 지나친 방사나 오랜 병으로 몸이 쇠약해져 정액이 힘없이 나오는 경우에는 고라니의 뼈를 사용한다. 뼈는 머리를 맑게 하고 기억력을 향상시키며 안색을 밝게 하기 때문에 수험생, 연구원, 직장인에게 좋다. 고라니의 골수나 척수는 기력을 증진시키고 얼굴을 윤택하게 한다. 몸이 약하고 피가 부족하여 어지럽거나 팔다리가 저린 경우에 많이 쓴다.
주의 사항 : 고라니 고기를 새우 · 백조(고니) · 날 채소 등과 같이 먹지 말라고 한다.

노루고기 (Roe)

학명 : Capreolus capreolus bedfori Thomas

한약명 : 麕獐肉
기 원 : 사슴과에 속하는 노루와 백두산 노루
생 태 : 송곳니가 사향노루나 복작노루처럼 입 밖으로 나오지 않았다.
성 미 : 맛이 달고 성질이 따뜻하며 독이 없다
약 효 : 과로와 오랜 병으로 몸이 쇠약한 경우와 정액을 힘없이 흘리는 경우를 치료한다. 노루고기를 먹으면 정수(精髓)가 충족해져서 머리가 맑아지고 얼굴색이 고와진다. 안면신경마비와 당뇨병에도 효과가 있다. 껍질을 벗겨내고 살과 뼈를 넣어 고아서 그 물을 먹기도 하는데 보양에 좋다. 이것은 성장을 빠르게 하고 적혈구를 증가시킨다. 뼈는 관절염·각종 신경통에 먹는다. 몸의 정기와 기혈이 손상되었을 때 먹으면 입맛이 나고 힘이 생긴다. 정액이 많아지며 안색이 고와진다. 뼈를 고아서 술을 만들어 마시면 밑을 보하는 효과가 있다.(본초)
주의 사항 : 8월부터 11월에 이르는 동안 먹으면 양고기보다 낫고 다른 달에 먹으면 기가 움직인다고 한다.

노루피

성 분 : 노루피에는 프로게스트론·에스트로겐·테스토스테론이 들어 있다.
약 효 : 강장작용·보혈작용·심근염 치료작용이 있다. 그래서 빈혈·만성소모성질환·심근염·홍역 등에 사용한다. 허약체질과 병후 회복에 먹으면 기운이 나고 몸무게가 늘어난다. 방사선 피해를 비롯한 백혈구 감소증에 좋은 치료 효과가 있는 것으로 보고되고 있다.
사용법 : 노루의 경정맥에서 채취하며 이 피를 마실 때는 소주나 활명수

를 약간 섞어서 먹으면 굳어지지 않고 잘 넘어 간다. 한 번에 10~25ml 씩 하루 2번 먹는다

사 향

학명 : Moschus moschiferus

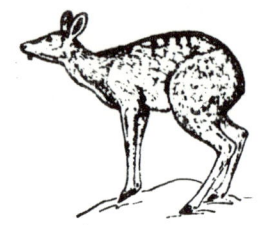

기 원 : 사슴과에 속하는 사향노루
생 태 : 수컷사향노루의 배꼽이나 사향 고양이의 항문과 생식기 사이의 분비선에서 채취한 분비물을 말린 것이다. 번식기의 무게는 약 30g이다. 사향 종이에 놓았을 때 종이가 노랗게 되는 것이 진품이다.
성 미 : 맛이 맵고 쓰며 성질이 따뜻하다.
성 분 : 무스콘·노르무스콘·무스코피리딘이 들어 있다.
약 효 : 심장에 작용하여 강심시키고 심장을 진정시키며 정신을 맑고 편안하게 하면서 혈액 순환을 원활하게 한다. 따라서 협심증·경련·감각 장애·뇌출혈 후유증 등에 사용할 수 있다. 중추신경 흥분작용이 있어서 12경맥이 막힌 것을 뚫어준다. 그러므로 중풍으로 의식을 잃었거나 정신이 흐릿한 경우, 어린아이가 갑자기 놀라서 얼굴이 창백하며 거품을 물고 경련을 일으키는 경우에 사용한다. 또한 기관지 확장작용, 억균작용, 땀내는 작용, 이뇨작용이 있다.
 임산부가 진통이 미약하거나 태아 이상으로 부인이 해산하기 어려울 때, 생리가 불순할 때 효과가 있다. 그 외에 뱃속의 덩어리, 눈의 눈살, 타박상·종기·쇼크·류마치스관절염·신경통 등에도 효과를 나타낸

사향은 남성 호르몬의 작용을 가지고 있어 성신경을 흥분시키고 성욕을 항진시키기 때문에 오랜 세월 전부터 규방의 최음약으로 사용되어 왔다. 사향을 복용하면 전립선과 정낭의 무게가 증가한다.
주의 사항 : 임신부에게는 쓰지 않는다.
법 제 : 가을부터 봄 사이에 사향노루를 잡아 사향주머니를 베어내어 그늘에서 말린 다음 털이 없는 부분을 칼로 베고 내용물을 꺼낸다.
사용법 : 1회에 0.04~0.1그램을 가루약이나 환약 형태로 복용한다.

관절염 · 신경통 · 통풍
사향 1.0, 부자 16, 전갈 4, 지네 4, 마른 지렁이 12, 검정콩 10그램을 가루를 내어 풀로 반죽하여 한 알이 0.1그램이 되게 하루 세 번 먹는다.

사향삵
학명 : Viverra zibetha L.

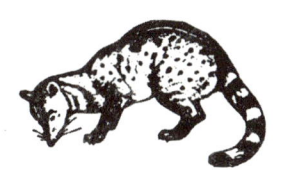

한약명 : 영묘육(靈貓肉) / **이명** : 사향고양이
사 육 : 이집트 · 이란 · 인도 등에서 예로부터 향료를 얻기 위하여 길러 왔다.
성 미 : 맛이 맵고 성질이 따뜻하다.
약 효 : 기의 순환을 잘 되게 한다. 진통작용이 있어서 가슴과 배가 갑자기 아픈 증상과 산통에 0.3~0.6그램을 먹는다. 중추신경계통에 작용하여 마음을 안정시킨다. 염증을 제거하는 작용이 있어서 귓병을 치료

한다.

삵쾡이
학명 : Felis bengalensis Korr

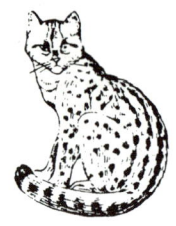

한약명 : 리육(狸肉)
성 미 : 맛이 달고 성질이 따뜻하다.
약 효 : 치질이 있어서 대변을 보려할 때 피가 쏟아지는 경우와 치루 등에 사용한다. 소화 능력을 키워서 흡수를 돕고 기운이 나게 한다. 얼굴이나 입술 같은 곳에 국한적으로 부종이 나타나는 병증에 사용한다.
뼈는 수분대사가 잘 되지 않아 발생하는, 붓고 아픈 관절염에 사용한다. 잘 낫지 않는 악성 피부염이나 임파선 결핵에 효과가 있다. 마음이 안정되지 않아 불면일 때는 뼈를 갈아서 분말이나 환으로 먹는다.
사용법 : 갈아서 분말이나 환으로 먹는다.

쇠고기 (Beef)

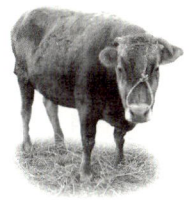

기 원 : 황소나 물소의 고기
성 미 : 맛이 달고 성질이 평이하다. 비와 위에 작용한다.
성 분 : 쇠고기는 소의 종류·성별·나이·사육방법·영양상태·부위에 따라 차이가 많다. 대체로 가장 중요한 성분은 단백질로서 보통 등심은 19.8%, 양지머리는 17.1%, 소 혀는 20.3%, 소갈비는 14.8%, 소꼬리는 11.6%를 이루는 대표적인 단백질 공급 식품이다.

쇠고기의 콜레스테롤 함량은 쇠고기 100g 중 70mg으로 1일 100g을 섭취하면 혈액내 콜레스테롤 증가량은 5mg%에 불과하다. 오히려 식물성 지방을 과량으로 섭취하는 경우가 암 발생빈도가 더 높다는 보고가 있다. 따라서 포화지방산과 불포화지방산의 섭취 비율을 1: 1 또는 1.5: 1로 유지하는 것이 바람직하다.

쇠고기 중 총무기질 함량은 1% 내외이며, 칼슘을 제외한 대부분의 무기질의 좋은 공급원이 된다. 특히 철분과 인이 풍부하게 들어있고, 구리·코발트·망간·아연 등의 미량 무기질도 골고루 들어 있다. 동물의 근육 조직은 비타민B 복합체의 좋은 공급원 식품이 되고 있으며 특히 티아민·리보플라빈·나이아신·피리독신·엽산·비타민B_1·B_2등의 비타민이 상당히 함유되어 있다.

약 효 : 성인은 나이가 많아짐에 따라 필요한 칼로리량은 적어지지만, 연령·체중·노동량에 관계없이 일정하게 필요한 단백질을 공급하는

것은 근육량을 증가시키고 기운을 돋아준다는 의미를 갖는다.

　사람이 스트레스를 받으면 단백질을 분해하여 에너지를 충당하게 된다. 따라서 수험생이나 직장인 연구원 등은 양질의 단백질을 항상 공급받아야 한다.

　메치오닌은 간의 기능을 강화시키는 작용이 있어서 술독으로부터 간장을 보호한다. 또한 소고기가 근육과 뼈를 강화시키기 작용을 갖고 있어서 허리와 무릎·다리에 힘이 없으면서 시린 증상에 좋다. 라이신과 같은 필수 아미노산은 다량 함유하고 있기 때문에 아이들의 성장발육에 많은 도움을 준다. 황소의 고기는 기운을 돋아 주는데 황기를 같이 넣어 끓여 먹으면 더욱 효과가 좋다. 성질이 평하거나 따뜻하여서 소화 기능을 향상시킨다. 비위가 좋아지므로 침과 구토 그리고 설사를 멎게 하고 부종을 낫게 하는데, 특히 많은 노동과 스트레스로 몸이 여위고 피로를 많이 느낄 때 뛰어난 효험을 발휘한다.

　여성의 자궁출혈과 대하, 항문으로 쏟아지는 출혈에는 소뼈를 태워서 사용하거나 소장을 끓여 먹는다. 소의 소장은 장의 근육을 두텁게 하기 때문이다. 소의 코는 부인이 젖이 없을 때 소코로 국을 끓여 공복에 먹는다. 소발굽의 성질은 서늘하여 여성의 자궁출혈을 치료한다. 소의 밥통은 소화기능을 강화시키며 병후의 허약자나 기혈이 부족하여 안색이 파리한 사람에게 효과가 있다. 식료본초에는 당뇨와 현기증을 치료한다고 적고 있다.

사용법 : 몸보신으로 꼬리곰탕·도가니탕도 좋으며, 소 내장과 가죽 요리는 정력을 증강시킨다. 소금구이 불고기를 먹을 때는 항상 야채와 함께 먹어야 소화흡수가 잘되며, 혈액 속의 지방 농도를 내릴 수 있다. 또한 한꺼번에 1인분 이상 먹는 것보다는 적은 양을 계속해서 먹는 것이 바람직하다.

맞는 체질 : 태음인

단백가

쇠고기는 식물성 단백질에 적은 함황 아미노산인 메티오닌과 시스테인을 많이 함유하고 있어 질이 좋은 단백질 공급원이다. 이 라이신을 포함시켜서 체조직 단백질을 형성하는데 필요한 필수아미노산을 어느 정도 함유하고 있는가에 따라서 식품의 단백질 영양가치를 평가하게 되는데, 이것을 단백가(protein score)라고 부른다. 육류의 단백가를 비교해 보면 소고기 80, 돼지고기 90, 닭고기 87, 어육 69인데 비해서 식물성 단백질을 보면 소맥분 56, 대두 60, 백미 70으로서 육류 단백질이 우수함을 알 수 있다.

소의 피

소피에는 나이아신이 13.4㎎이나 들어 있어 간 다음으로 많다. 나이아신은 간·육류·가금류·콩류·곡류 등에 있는 것으로 부족하면 펠라그라 현상이 생긴다. 그 증세는 대칭적인 피부염, 설사·우울증 같은 정신장애가 나타나고 심하면 사망할 수도 있다.

특히 병을 앓거나 치질로 피를 많이 쏟아서 피가 부족하여 몸이 수척해졌을 때 효과를 발휘하는데, 생피보다는 선지국을 권한다. 여성이 피가 부족하여 생리가 끊어진 경우에도 좋다. 소화 작용도 도와준다.

소 골수

성 미 : 맛이 달고 따뜻하다. 심장과 비장에 작용한다.
약 효 : 폐에 진액을 보충하므로 목이 건조하면서 아프고 오랫동안 낫지 않는 기침을 치료한다. 소의 골수를 먹으면 폐와 신장을 튼튼히 하여 피부가 윤택해지며 얼굴이 고와진다. 오장육부를 안정하게 하고 기운을 돋아주어 과로와 스트레스로 인하여 몸이 수척하고 얼굴에 화색이 없는 사람에게 좋다. 골수는 피를 만들어 내는 기관으로, 정력을 보하고 위 기능을 좋게 한다.

소 간

성 미 : 맛은 달고 성질은 평이하나.
성 분 : 내장 중에서 간이 단백질·지방 외에 각종 비타민·무기질 등

을 풍부하게 함유하고 있다.
약 효 : 간은 피가 제일 많이 저장되어 있는 장기이다. 그러므로 철분이 많고 혈액을 보충한다. 한방에서 간의 기능이 눈에 나타난다고 한다. 눈이 피로하고 시야가 흐려지며 시력이 떨어지면 이는 간의 기능이 저하된 것이다. 이 때 소간을 먹으면 특효를 본다.

우담 : 소의 쓸개

성 미 : 맛이 쓰고 성질이 매우 차다.
약 효 : 간의 열을 조절하여 눈이 충혈되면서 아픈 것을 치료하고 눈을 밝게 한다. 담즙 분비를 원활하게 하고 장의 활성을 강화시키는 작용이 있어서 황달과 변비에 응용한다. 또한 당뇨·치질·종기·요통에 효과가 있다. 우담은 매우 쓰기 때문에 소화 기능을 향상시켜서 소화불량과 만성위염에 좋다. 우담은 비타민 B를 활성화시키며 혈액순환을 촉진해서 비정상적으로 뭉친 혈액인 어혈을 흡수하여 배설시키거나 생리적 혈액이 전신 말초까지 고루 배포될 수 있게 한다. 따라서 손발·국부·복부가 차갑고 시린 데에도 좋다.

 우담의 찬 성질을 이용하여 소아가 담과 열로 인하여 발생하는 경기를 멎게 한다. 우담 한 개에 천남성 가루를 가득 넣고 그늘에서 백일을 말린 다음 다시 가루를 만들어 이를 1일 3회 따뜻한 물로 복용시키는데, 경기에 1~2세의 유아는 약 0.4그램을, 3~5세의 소아는 약 0.8그램을, 6~8세는 1.2그램을 10세 이상의 소년은 약 2g씩 투약하면 된다.

 성인이 되어도 자그마한 일에 놀라고 잘 자지 못하며 무엇에 쫓기는 듯 가슴이 두근거리는 경우는 담이 약한 것이다. 이 때는 천남성 가루를 소쓸개와 섞어 30분 동안 찐 다음 소쓸개주머니나 돼지방광에 넣어 그늘진 곳에 매달아 말려서 사용하면 특효가 있다. 경증일 때는 약 4그램, 중증일 때는 약 8그램을 복용한다. 고름이나 진물이 날 때 환부에 이 가루를 바르면 매우 빠르게 회복된다.

용 법 : 건조한 분말은 1~3푼 정도 사용한다.

주의 사항 : 속이 냉하고 소화가 잘 안되는 사람은 피한다. 눈병이 열로 인한 것이 아니면 사용하지 않는다.

우황(Bezoar bovis)

한자명 : 牛黃 / 이명 : 서황, 일왕
기 원 : 황소의 쓸개주머니와 담관에 병적으로 생긴 담석.
성 미 : 맛이 쓰고 성질이 평이하며 약간의 독이 있다.
성 분 : 담즙산·빌리루빈·콜레스테롤·에르고스테롤·지방·레시틴·비타민D·Ca·Fe·Cu·Zn·Mn·Na·Mg·P·인산 이온·마그네슘염·유화물이 들어 있다. 심경과 간경에 작용한다.
약 효 : 동의보감에는 '혼과 넋을 안정시키고, 나쁜 기운을 제거하며 어린이의 모든 병을 다스린다.'고 적고 있다. 그래서 중풍·경련·광증·전간, 가슴이 두근거리는 증상, 복통 등에 사용한다. 열을 내려주고 담을 삭이며 정신을 맑게 한다. 따라서 열이 몹시 나면서 정신이 흐릿하고 헛소리를 하는 경우와 목이 부은 경우, 어린이가 경기를 하여 눈을 치켜 뜨고 팔다리에 경련을 일으키는 경우, 아이가 밤에 우는 경우에 효과가 있다. 해독작용이 있어서 각종 종기와 부스럼, 입과 혀에 생기는 병의 독을 풀어준다. 약리실험에서 진정작용·진경작용·강심작용·혈압강하작용·해열작용·혈전용해작용·면역부활작용 항바이러스작용 등이 밝혀졌다. 또한 뇌출혈·뇌진탕·뇌혈전증 등에도 효과가 나타난다.
주의 사항 : 임신한 사람은 신중히 사용해야 한다.
맞는 체질 : 태음인

뇌막염 · 일본뇌염
급성 전염병 때의 뇌증세, 어린이 경풍·경련·간질·정신병 등에 우황·용뇌·주사·진주 등으로 환약을 만든 안궁우황환을 사용한다.

소의 콩팥

한약명 : 우신(牛腎)
약 효 : 예로부터 정력제로 알려져 있다. 따라서 신장의 기운을 보강하고 정력을 증강시킨다. 팔다리가 무겁고 저리고 아픈 것을 치료한다. 성혜방에 나오는 우신죽은 발기부전에 유효하다.

우신죽
소 콩팥 1개를 근막을 제거하고 잘게 썰어 놓고, 양기석 160그램과 쌀 2홉을 준비한다. 포에 싼 양기석을 물 5대접에 끓여 2대접으로 졸면 그 물만 취한다. 여기에 쌀과 콩팥을 넣고 끓여 죽을 쑤면 된다. 먹을 때 온갖 양념이나 파 따위를 넣어도 좋다. 공복에 먹는다.

소 불알
한약명 : 고우난낭(牯牛卵囊)
약 효 : 일반적인 허약, 성욕감퇴·병후 쇠약 등에 사용한다. 암컷의 난소는 여성호르몬제제로서 난소기능 쇠약·발육부전·갱년기 장애 등에 이용한다.
처 방 : 정력이 쇠약하고 몸이 무겁고 소변이 잦으며 허리와 다리에 힘이 없으면서 아플 때는 말린 소 불알 600g에 산약·육종용·파극 각 150g을 넣고 가루를 내어 꿀로 오동나무 열매 크기의 알약을 빚는다. 식사하기 전에 70알씩 따끈한 술이나 물에 복용한다. 혹 복분자·원두충을 함께 섞어도 좋다.
 임포텐츠에 신과 마찬가지로 소의 고환도 효과가 있다. 소 고환은 해수와 천식에 특효가 있다. 소 불알을 깨끗이 씻어 적당히 썰어서 소주를 넉넉히 붓고 3시간 정도 약한 불로 끓인다. 이때 술의 양의 반정도 되는 물을 타는 것도 좋으며, 먹을 때는 소금 등으로 갖은 양념을 해서 먹어도 좋다. 고환이 아픈 산증에는 소불알과 음낭 1개를 삶아서 소회향과 소금을 넣어 먹는다.

소 뇌

성 미 : 맛이 달고 성질이 따뜻하며 약간의 독이 있다.
약 효 : 머리 아픈 것이 오랫동안 낫지 않고 가끔 머리가 아픈 것과 어지러운 것을 치료한다. 음식이 내리지 않아 가슴이 답답한 것을 풀어주고 코 안에서 누렇고 냄새나는 분비물이 나오는 축농증에 효과가 있다. 명의별록에는 당뇨에도 효과가 있다고 한다.

내포탕

재 료 : 소위 300g · 소밸(소창자)100g · 소간 150g · 소염통 200g · 소콩팥 100g · 참기름 10g · 마늘 5g · 회향 10g.
만드는 법 : ① 소위 · 소밸 · 소콩팥을 데친 다음 다른 내포와 같이 삶아 건져 나박 모양으로 썰고 국물에 소금 · 파 · 후춧가루를 친다.
② 썬 소내포에 다진 파와 마늘 · 참기름 · 고춧가루 · 간장 · 볶은 참깨 · 소금 · 후춧가루를 두고 무친다.
③ ②를 국그릇에 담고 국물을 부은 다음 잘게 썬 회향을 띄운다.

우 각

한약명 : 우각새(牛角䚡)
기 원 : 3년 이상 된 소의 뿔을 자른다. 이때 뿔밑둥이 두개골에 1센티 이상 남지 않도록 자른다.
성 미 : 맛이 쓰고 성질이 따뜻하다.
약 효 : 지혈과 지사작용이 있다. 따라서 코피, 여성의 자궁출혈과 대하, 그리고 대변에 피가 섞여 나오는 경우에 효험을 볼 수 있다.
 임파 세포를 증가시키고 열을 내리며 심장을 강하게 한다.

수 달

학명 : Lutra lutra L.

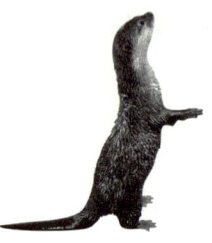

한약명 : 달육(獺肉) / **이명** : 수구(水狗)
기 원 : 족제비과의 수달
생 태 : 수달은 성질이 비교적 온순하므로 기르기 쉽다.
성 미 : 맛이 달고 짜다. 성질이 차고 무독하다.
약 효 : 몸이 허약한 사람이 허열이 나고 뼈 속이 후끈후끈 달아오르는 골증열을 치료한다. 물속에 사는 동물은 수분대사를 이롭게 한다. 수달 역시 수분대사의 장애로 몸이 붓고 배속이 그득한 경우에 효과를 나타낸다. 수달을 먹으면 대·소변이 잘 나온다.
 부인의 경락이 막혀서 생리가 끝나는 것을 뚫어 주며, 그 외에 피로로 몸이 괴롭고 오랜 기침으로 고생할 때도 먹으면 좋다. 수달은 열만 다스리기 때문에 열창을 치료하지만 원인이 냉해서 발생하는 눈물은 오히려 심해진다.
주의 사항 : 양기를 죽이니 남자는 많이 먹지 않는 것이 좋다.
맞는 체질 : 소양인

수달의 간

성 미 : 성질이 따뜻하고 달며 유독하다.
약 효 : 수달의 오장과 고기는 모두 차갑지만 간만은 따뜻하다. 간은 폐

결핵과 산후에 몸이 쇠약해진 것을 다스린다. 그 외 야맹증·식은땀·치질 등에 사용한다

승냥이
학명 : Cuon alpinus Pallas

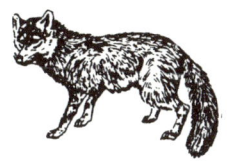

한약명 : 시육(豺肉)
생 태 : 구릉이나 삼림에 살며 무리를 지어서 생활한다. 성질이 사납고 새벽이나 저녁에 활동한다. 늑대와 이리는 같은 종을 말하고 승냥이는 다른 종이다. 실제 승냥이는 학명이 아니고 일반명이므로 사용하는 사람에 따라 다르게 표현된다.
성 미 : 맛이 달고 시다. 성질이 따뜻하다.
약 효 : 몸의 정기와 기혈이 부족하여 몸이 쇠약하고 무기력한 사람이 먹으면 기력이 증진되고 다리에 힘이 생긴다. 음식이나 고기를 먹고 체한 것이 오래되어 뱃속에 덩어리가 생긴 것을 풀어준다. 껍질은 성질이 뜨겁고 독이 있는데, 다리가 시리고 아프면서 붓는 각기병에 늑대의 껍질을 붙이면 가라앉는다.

아 교

이 명 : 전치교(傳致膠)
기 원 : 소가죽이나 돼지가죽으로도 만들지만 당나귀가죽으로 만든 것

을 아교라 한다.

성 미 : 성질이 평하고 약간 따뜻하다. 맛이 달며 무독하다.

약 효 : 지혈작용, 조혈기능 강화작용, 영양장애 예방치료작용이 있다. 따라서 혈액과 인체의 체액이 부족하여 생기는 수면장애 · 생리이상 · 어지러움 · 심계 · 가슴이 답답한 증상, 폐결핵으로 인한 마른기침에 효과가 있다. 또한 몸이 여위고 피로하며 팔다리가 아플 때 사용하면 효험을 본다. 지혈작용이 있어서 치질로 인한 출혈 · 소변의 출혈 · 자궁출혈에 사용한다. 태아를 안정시키는 역할도 있어서 임신중 태동이 불안하고 출혈이 있을 때는 안태음에 아교 8g을 가하여 사용한다.

아교의 비타민 E는 산화방지 작용을 하여 진행성 근육 변성증의 발생을 막는다.

야크(yak)

학명 : Bos grunniens L.

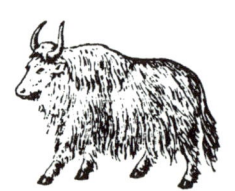

한약명 : 모우각(牦牛角)

기 원 : 털이 긴 소의 뿔

성 미 : 맛이 시고 짜다. 성질이 서늘하다.

약 효 : 아이가 놀라서 마음이 불안하고 잘 놀라며 경련을 일으키는 경우에 사용한다. 성질이 차기 때문에 열독을 풀어준다. 모든 혈액병에 사용한다.

양고기

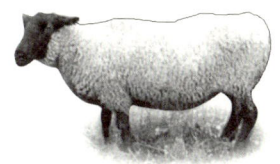

기 원 : 소과 동물, 산양 또는 면양의 고기
성 미 : 맛이 달고 성질이 따뜻하다. 비장과 신장에 작용한다.
성 분 : 지방 · 당 · 칼슘 · 인 · 철 · 티아민 · 락토플라빈 · 니코틴산 · 아스코르빈산 · 콜레스테롤 · 트립시노겐 등이 들어 있다.
약 효 : 비위의 기능을 강화시켜서 위와 대소장의 근육을 생기게 하고 소화 흡수가 잘 되므로 양고기를 먹으면 살이 찐다. 성질이 따뜻하여 뱃속을 덥혀 주므로 아랫배가 차고 당기며 아픈 한산을 치료한다. 허리와 다리, 무릎의 뼈와 근육, 인대를 강화시키고 혈액순환을 잘 시키므로 시리고 아픈 증상을 해소한다.

남자가 지나친 스트레스와 노동으로 몸이 피폐해졌을 때 양고기를 먹으면 힘이 생기고 머리가 맑아지며 정력이 증강된다.

몸이 약해져서 손발이 차고 추위를 많이 타며 찬 것을 싫어하는 경우, 머리에 땀이 많이 나는 경우, 임산부가 아이를 낳고 심신이 피로해졌을 때 먹으면 아주 좋다. 마음을 안정시키는 작용이 있어 마음이 약해 잘 놀라는 아이에게 먹이면 좋다.

양의 뱃속에 있는 태는 신장이 약하여 몸이 여위는 경우에 사용한다.

양의 껍질에는 멜라닌 색소와 지방이 많이 포함되어 있다. 특히 면양에 지방이 많다. 털을 제거하고 껍질을 국으로 끓여 먹으면 몸의 정력을 많이 소모하여 기혈이 부족한 허로에 병이다. 따라서 밥맛이 없어 잘 먹지 앓게 되고 어깨가 무겁고 허리와 등이 뻐근하게 아프며 식은 땀이 난다. 오랜 병을 앓아서 몸에 살이 없고 옆구리에서는 물이 차고 음식을 제대로 먹지 못하는데, 팔다리에 열이 달아오르는 경우 양위 1개와 삽주뿌리 300g을 넣고 끓여서 하루에 세 번씩 3일간 먹는다. 양젖은 심장과 폐를 윤택하게 하여 당뇨로 인한 갈증을 해소하고 얼굴을 윤택하게 하고 정신이 맑게 한다.

양의 췌장은 아밀라제 · 팡크레아틴 · 트립신 · 카르복시펩티다제 · 뉴클레아제 · 락타제 등이 있다. 오랫동안 낫지 않는 기침과 부인의 대하, 각종 종기, 부스럼, 그리고 기미를 없앤다.

양의 뇌에 들어 있는 아스코르빈산 · 락토프라빈 · 니코틴산, · 티아민 · 레시틴 · 세베브로시드 · 단백질 · 지방 · 칼슘 · 인 · 철은 피부를 윤택하게 하고 기미를 제거한다. 오래도록 낫지 않는 두통을 치료한다.

주의 사항 : 감기로 열이 있거나 원래 속에 열이 있는 사람은 먹지 않는 것이 좋다. 심하게 설사를 한 후에 양고기와 골수 뼈의 즙을 먹으면 속에 열이 생겨서 가슴이 답답해진다.

맞는 체질 : 소음인

양의 심장

성 미 : 맛이 달고 성질이 따뜻하다.
약 효 : 맺힌 것을 풀어주는 작용이 있어서, 감정으로 마음이 상하고 스트레스로 기가 가슴에 몰린 것을 풀어준다. 심장을 강하게 하는 역할을 이용하여 잘 놀라고 그 때마다 가슴이 두근거리는 증상에 사용한다.

양의 간

성 미 : 맛이 달고 쓰며 성질이 서늘하다.
성 분 : 단백질 · 지방 · 당 · 칼슘 · 인 · 철 · 티아민 · 니코틴산 · 아스코르빈산 · 비타민 A가 있다.
약 효 : 철분이 많이 함유되어 있어서 피를 형성하는데 도움을 주므로 빈혈에 좋다. 간에 필요한 각종 영양소와 미네랄 등이 있으므로 간이 튼

튼해지고 눈이 밝아진다. 그러므로 간이 약해서 생기는 야맹증과 눈이 어두워지고 별이 보이는 증상을 치료한다.
사용법 : 삶아서 먹거나 환·가루약으로 먹는다.

양의 갑상선

맛이 달고 따뜻하다. 단순성 갑상선종이나 지방변성 갑상선종에 사용한다. 후자는 목에 비교적 큰 멍우리가 넓게 퍼져서 생기는 것으로 눌러보면 물렁물렁하다. 젊은 여성에 많은 것으로 피부색은 정상이다. 기분이 나쁘고 스트레스를 받으면 커진다.

양의 골수

맛이 달고 따뜻하다. 폐에 열이 있어서 진액이 소모되면 피부와 털이 거칠어지고 위축되며 기침을 하고 숨이 차게 된다. 근육과 뼈·살이 영양장애로 인하여 힘이 없어지고 가늘어질때 양의 골수를 먹으면 치료가 된다. 이는 양의 골수에 피부를 윤택해지고 근육과 살을 튼튼히 하는 작용이 있기 때문이다.

양의 고환

한약명은 양외신(羊外腎)이며 맛이 달고 따뜻하다. 신장을 튼튼히 하여 허리 아픈 증상과 여성의 대하를 치료한다. 양의 고환에는 호르몬이 들어 있어 남성의 발기부전이나 소변을 찔끔찔끔 자주 보는 것, 그리고 고환이 붓고 아픈 증상을 치료한다. 양외신을 먹으면 힘이 솟아나서 작업의 능률이 오른다. 식은땀과 당뇨에도 좋다. 발기부전과 허약증에 10~15그램을 먹는다.

여우고기
학명 : Vulpes vulpes L.

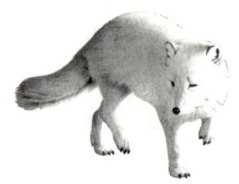

한약명 : 호육(狐肉) / 이명 : 적호
성 미 : 성질이 따뜻하고 맛이 달다. 약간 독이 있다.
약 효 : 몸이 선천적으로 약한 경우나, 과로와 스트레스, 질병으로 몸이 약해졌을 때 먹으면 회복이 빠르다. 체력이 떨어지면 제일 먼저 기억력이 감소하므로 여우고기를 먹고 기운을 차리면 건망증이 치료된다.
 무엇에 놀라서 경련을 일으키거나 말을 두서없이 하고 때때로 웃거나 노래부르는 경우에 효험을 볼 수 있다. 심장과 복부부위 통증에 진통 작용이 있는 여우의 내장을 태워서 가루를 내어 4~12g을 먹는다. 여우의 머리는 눈앞이 아찔하고 머리가 핑핑 돌아가는 듯한 증상과 경부 임파절에 멍울이 생겼을 때 술에 담가서 먹는다. 여우의 네발은 치질과 치루로 인하여 피가 흐르는 경우에 사용한다. 여우의 음경은 맛이 맵고 달며 성질이 차고 독이 있다. 남자의 발기부전과 여자의 불임을 치료한다. 여우의 간은 심기가 부족하고 가슴에 열이 몰려서 잘 놀라고 눈동자가 커지며 팔다리가 떨리면서 경련을 일으키는 풍간과 파상풍을 치료한다. 중풍으로 팔다리를 쓰지 못하는 경우에 여우의 간을 태워서 가루내어 사용한다. 눈을 밝게 하는 효과가 있다. 여우의 쓸개는 맛이 달고 쓰며, 성질이 차다. 쓸개에 화가 있어서 머리가 아프고 가슴이 답답하면서 갑자기 정신을 잃고 넘어지면서 경련 발작하는 경우에 사용한다.

사용법 : 여우고기는 삶거나 끓여 먹는다.
맞는 체질 : 소음인

염소 고기 (Goat meat, lean)
학명 : Capra hircus L.

한약명 : 산양육(山羊肉)
기 원 : 소과에 속하는 동물인데 흑염소는 우리 나라의 고유 품종이다.
생 태 : 소처럼 반추하는 동물이지만 소와는 성질이 다르다. 성질이 매우 조급하고 활달한 편이어서 성경에도 양과 비교를 하는 대목이 있다.
 생후 3, 4개월부터 성적으로 성숙해서 교미를 하고, 일반적으로 가을부터 겨울에 걸쳐 3주마다 교미기가 반복해서 온다. 교미를 할 때 암컷과 수컷이 서로 움직이며 적극적이어서 음란하다고 한다. 4월에 수태를 한다. 그러므로 흑염소는 가을부터 겨울, 그리고 4월까지 먹는 것이 좋다. 염소는 독초를 제외하고 모든 풀을 잘 먹는다. 철쭉꽃을 먹으면 죽게 되고, 특히 음양곽을 먹으면 염소의 정력이 절륜해진다. 염소 소주는 정력 배가에 좋을 수밖에 없다. 소주를 내릴 때 음양곽을 함께 넣으면 더욱 좋다.
성 미 : 고기 맛은 속을 덥히고 맛이 달며 감칠맛이 있고 독이 없다.
성 분 : 에너지 180kcal, 수분 69%, 단백질 19.5g, 지질 10.3g, 당질 0.2g, 섬유소 0g, 회분 1.0g, 칼슘 7mg, 인 170mg, 철 3.8mg, 나트륨 45mg, 칼륨 310mg, 비타민 A 7mg, 비타민B_1 0.07mg, 비타민B_2 0.28mg, 니아신 6.9mg, 비타민C 1mg, 등이다.
약 효 : 염소 고기는 몸의 정기와 기혈이 부족하여 입맛이 없고 마음이 우울할 때 사용하는데, 특히 칼슘이 많이 들어있는 등뼈를 중탕하여 먹으면 허리와 등에 힘이 없고 아프거나 저린 증상이 해소된다. 몸이 냉하여 여자가 임신을 하지 못하거나 남자가 정력이 약하여 발기가 불완전할 때 많이 먹는다. 이것은 염소 100g중 토코페롤이 45mg이나 들어 있

어서 그렇다. 인체에 토코페롤을 충분히 공급하면 심장 상태가 호전되고, 혈관이 확대되어 혈액 순환이 촉진되므로, 손발의 냉증이 개선되고, 피부가 맑아져서 기미·주근깨·검버섯 등이 없어진다. 근육에 축적된 젖산을 제거하여 견비통이나 신경통을 풀어주고, 근육의 순발력을 강화시켜 준다. 또 정자의 양을 증가시키고 성기능을 강화시킨다. 여성의 월경·임신·분만도 순조롭게 하고 촉진시킨다.

 단백질이 19.5%이며 소화흡수가 잘 되어, 소화력이 떨어지는 허약한 사람이나 병후 회복기에 체력이 저하된 사람, 그리고 영양이 부족한 어린이가 먹으면 기운이 난다. 철분이 3.8㎎이나 있어서, 빈혈을 치료하는 효과가 있다. 산전 산후의 보혈에 좋으며, 몸이 약해서 흉막염이 나타나거나 오래된 폐결핵 환자에게 좋다.

 염소고기는 속을 덥히고 내장을 보하고 기력을 증진시키며 통증을 멎게 하여 산부에 매우 이롭다고 하였다. 특히 산후에 기혈이 허약하고 정신이 위축되고 소화불량이 있으며 식은땀이 나고 손발이 차고 아랫배와 허리에 통증이 있을 때 더 없이 좋은 것이다. 예로부터 염소는 임산부의 보약·부녀자의 성약이라고 불려왔다.

 몸이 수척하고 움직일 때마다 어지러울 때, 어린이 경기에 좋고 흑염소를 먹으면 밥맛이 좋아진다. 특히 염소의 간은 비타민 A가 월등히 많아서 야맹증과 노년기 시력 감퇴에 좋다. 야맹증에 염소간을 약한 불로 타지 않게 말려서, 이것을 가루내어 1회에 8g씩 하루 세번 복용한다.

 염소 뿔은 진정시키고 열을 내리는 작용이 있어서 어린아이의 경기에 사용하고, 두통과 산후복통, 그리고 생리통을 치료한다. 눈을 밝게 하기도 한다. 가루를 내어 4~8그램씩 먹는다.

 차가운 기운이 심장에 침범하여 아랫배에 덩어리가 생기면 기운이 위로 치밀어 올라서 가슴이 무척 아프다. 이 때 염소 기름을 사용한다.

 주의 사항 : 염소고기는 옛날부터 몸에 열이 많은 사람은 피하라고 했다. 몸에 열이 많아서 얼굴이 붉게 달아오르고 물을 많이 마시며, 밥맛이 좋아서 항상 배가 고픈 사람은 여성이나 남성을 가리지 않고 모두 피

해야 한다.

 비만 여성은 몸이 더욱 불어나므로 좋지 않고 심장이 약한 사람도 주의해야 한다. 또한 몸이 뜨거운 사람은 염소고기를 먹으면 소화장애, 변비나 설사 등의 여러가지 이상이 대장에 나타날 수 있고, 혹 두드러기가 날 수도 있으니 삼가는 것이 좋다.

사용법 : 염소 한 마리를 잡아 내장을 깨끗이 씻어 도로 넣고 가죽과 털을 제거한다. 여기에 물을 붓고 사물탕을 넣고 푹 고아서 먹는다. 염소는 생후 12개월 이전의 흑염소가 더 좋다

맞는 체질 : 소음인.

염소의 음경과 고환

한약명 : 양외신이라고 불린다.
성 미 : 약간 짭짭한 맛에 열성이다.
성 분 : 단백질이 다량 함유되어 있고, 안드로스테론이 들어 있다.
약 효 : 강장 효력이 뛰어난 것은 염소의 음경과 고환이다.
주의 사항 : 염소 생식기는 몸에 열이 많은 사람, 폐결핵 환자, 성욕이 항진된 성중독자는 복용을 금해야 한다.
사용법 : 그늘에 말려 가루를 내어 사용한다. 혹은 끓여서 복용하고 혹은 술에 담가 2~3개월 경과된 후 걸러서 그 술을 조금씩 마시면 좋다.
처 방 : 염소 생식기에 파극·구기자·녹용·산수유·숙지황·산약을 합쳐 가루를 내어 꿀로 반죽해서 알을 만들어 70개씩 하루에 세 번 복용하면 강장에 좋다.

염소의 피

한약명 : 산양혈(山羊血)
성 미 : 맛은 달고 성질이 뜨겁다. 심장과 간에 작용한다.
약 효 : 경락에 기가 잘 돌게 하면서 피를 맑게 하고 혈액순환을 원활히 하므로 피를 토하거나, 코피를 흘리거나, 대변과 소변에 피가 섞여 나올

때 사용하면 어혈을 없애면서 출혈을 멎게 한다. 해독작용이 있어서 뾰드라지를 없애는 효과가 있다.
사용법 : 염소의 피를 건조시킨 것으로 물에 타서 먹는다

영양고기
학명 : Saiga tatarica L.

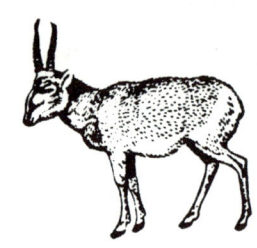

한약명 : 영양육(羚羊肉)/ **기 원** : 소과 동물
성 미 : 맛이 달고 성질이 평이하다.
약 효 : 오미자와 섞어서 볶은 다음 술을 넣고 담가 두었다가 이 물을 마시면 근육과 뼈가 갑자기 뻣뻣해지는 증상을 풀어주고, 중풍환자가 먹으면 팔다리가 부드러워진다. 뱀에 물렸거나 잘 낫지 않는 피부병에 사용한다.

영양의 뿔

한약명 : 영양각(羚羊角)
성 미 : 맛이 짜고 성질이 차다. 간과 심장에 작용한다.
약 효 : 풍을 없애고 경련을 멈추게 한다. 그래서 간질과 경풍에 사용한다. 마음을 안정시키고 위로 상충된 간의 기운을 아래로 내리며 독을 풀어주는 작용도 있다. 따라서 열병으로 정신이 혼미하고 헛소리를 하는 경우, 머리가 아프고 어지러운 경우, 가슴이 두근거리는 경우, 눈이 충

혈되면서 아픈 경우, 식은 땀이 나는 경우에 사용한다.
사용법 : 탕에 0.2~4g을 넣어 먹는다

오령지

학명 : Pteromys volans L./ Pteromys pselaphon Lay

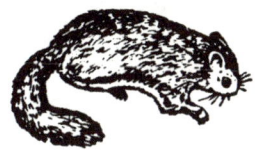

한자명 : 五靈脂 / **이명** : 한호충분(寒號蟲糞)
기 원 : 날다람쥐의 똥
성 미 : 맛이 쓰고 달며 성질이 따뜻하다. 간장에 작용한다.
약 효 : 어혈을 풀어주고 진통시키는 작용이 있어서 산후에 어혈이 완전히 나오지 않아 배가 아픈 증상과 부인의 생리가 끊어진 경우에 사용한다. 특히 생리통으로 아랫배가 아플 때에 효과가 좋다. 부인의 자궁에서 출혈이 계속되거나 월경이 지나치게 많은 경우, 또는 피가 비치는 대하가 끊어지지 않는 경우에는 이것을 약간 볶아서 사용한다.
 관상동맥의 이상으로 오는 협심증, 신경성 및 궤양성 위장병을 치료한다. 살충하고 해독하는 작용이 있어서 뱀·도마뱀·지네에 물렸을 때, 물에 개어 붙인다.
주의 사항 : 혈액이 부족하여 복통이나 경폐에는 사용하지 않는다.
맞는 체질 : 소음인

오소리
학명 : Meles meles

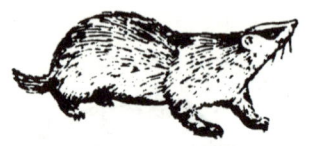

한약명 : 환육(貛肉) / **이명** : 학(狢), 山獺, 山狗
생 태 : 털이 엷은 회색이고 주둥이는 뾰족하고 색이 검다. 꼬리는 짧으며 윤기가 난다. 겨울에 잡는다.
성 미 : 맛이 달고 좋으며 성질이 평하면서 독이 없다.
약 효 : 비위를 튼튼히 하고 기운을 돋워준다. 그래서 어린아이가 비위를 상하여 얼굴이 누리끼리하고 몸이 여위는 경우에 효과가 있다.

돼지오소리
학명 : Arctonyx collaris F.Cuvier

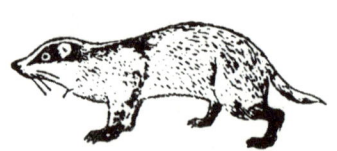

한약명 : 단육(猯肉) / **이명** : 저환(豚貛)·土猪·산오소리
기 원 : 족제비과 동물인 돼지오소리의 고기.

생 태 : 몸체가 비교적 비대하고, 신장이 45~55cm이며, 꼬리 길이는 11~13cm 체중은 10~12kg이다. 입이 길고, 코끝이 뾰족하다. 귀가 짧으며, 눈이 작다. 사지가 굵고, 튼튼하다. 강한 발톱을 가지고 있다. 굴을 파고서 살고, 황혼이나 야간에 활동한다. 성질이 비교적 사납다. 농가 주변의 오소리는 농가에 피해를 준다. 닭·오리 등을 잡아먹는다.
채 집 : 겨울철에 잡는다. 사냥개로 잡거나, 굴에 연기를 피워 잡거나, 창으로 잡는다.
성 미 : 맛이 달고 시며 독이 없다. 폐에 작용한다.
약 효 : 소화기능을 강화시키고 수분대사를 이롭게 한다. 따라서 습한 기운이 인체에 침범하여 비위의 소화기능과 영양 공급장애를 발생하여 오랫동안 배가 부르고 물소리가 나며 온몸이 붓고 숨이 차서 고생한다. 이때 돼지오소리를 삶아서 먹는다. 야윈 사람이 먹으면 살이 찌고 피부가 희어진다. 특히 오랜 이질에 효험이 있다. 식물본초에는 소화력을 향상시켜서 기력을 돋운다고 한다. 본초도경에는 회충을 죽인다고 한다.
　기름을 단고(獾膏) 라고 한다. 맛이 달고 성질이 평이하다. 기운이 상기되어 숨이차고 기침을 하는 경우와 대머리에 효과가 있다. 화상과 치질에는 외용으로 바르고, 가슴과 배가 부른 경우, 기생충의살충과 각혈에는 내복한다. 자궁 탈수에는 오소리 기름 석 돈을 끓여서, 녹인 후 좋은 청주와 함께 먹는다. 겨울에 오소리의 지방이 제일 두텁기 때문에 겨울철에 잡는다. 껍질 밑의 지방과 복부의 지방을 채취하여 솥에 넣고 끓여 담황색의 기름을 얻는다. 기름의 잔사는 버린다.

요구르트(Yoghurt)

기 원 : 우유에 유산균을 넣어 발효시켜 만든 일종의 발효식품이다.
성 미 : 맛은 시고 달며, 성질은 평이하다.
성 분 : 가식 부분 100g당 칼로리 102.5kcal, 단백질 4.0g, 지방 2.5g, 탄수화물 18.62g, 칼슘 176mg 비타민 B복합체 981㎍, 비타민 C 8mg

이다. 액상발효유 성분 규격은 유산균 수가 1cc당 1천만 개 이상이어야 하고, 무지유고형분이 3.0% 이상이어야 한다.

약 효 : 동양인은 소화기내에서 유당을 분해하는 락타아제라는 효소가 잘 나오지 않아 우유에 있는 유당을 소화하는 능력이 부족하다. 그래서 우유를 먹으면 속이 거북하거나 설사를 하는 것이다. 그런데 요구르트에 있는 유산균은 유당을 분해하는 능력을 갖고 있기 때문에 소화가 잘 된다. 유산균 발효유를 섭취하면 유산이 장에 자극을 주어 대장의 연동운동을 촉진시키기 때문에 변비 개선효과가 있다. 또 설사는 장내에 유입된 병원성 세균이 증식하기 때문이며, 발효유를 섭취하면 유산균이 세균의 증식을 억제하여 설사를 예방한다.

요구르트는 혈액 속의 콜레스테롤을 감소시키고, 양질의 HDL콜레스테롤을 상승시키기 때문에 심장병 · 고혈압 · 고지혈증 환자에게 좋다. 요구르트에 사용되는 유산균은 비피더스 · 락토바실러스 · 스트렙토코거스 등이 있다. 세균과 다른 점은 유산균이 증식하는 과정에서 대부분 인체에 유익한 물질인 유산 · 길항성 물질 · 비타민 B군 · 효소 등을 만든다는 점이다.

주의 사항: 몸이 냉한 사람은 많이 먹지 말아야 한다.
맞는 체질 : 태음인 · 소양인

우유(Cow's milk)

우유는 단일품목으로 세계에서 가장 많이 소비되고 있는 식품이다. 쇠고기를 먹지 않는 힌두교인이나 채식주의자들도 건강 유지를 위해 우유를 마신다. 이처럼 우유는 인체가 필요로 하는 모든 영양소를 균형있게 많이 가지고 있다. 기원전 400년에 의학의 아버지 히포크라테스가 우유를 가장 완전한 식품이라고 했다. 우리 나라에서도 단군 조선 이전에 소를 가축으로 사육한 것으로 보아 우유를 오래 전부터 먹었으리라고 짐작할 수 있다.

성 미 : 맛이 달고 약간 차다.
성 분 : 우유에는 약 3.5% 전후의 단백질이 있으며, 가장 함량이 많은 단백질은 카제인으로 우유 총 단백질의 75~80%를 차지하고 있으며, 유청단백질이라고 알려진 락토알부민·락토글로부린 등이 있다. 이들 우유의 단백질은 영양가치가 높은 단백질이며, 특히 분자필수아미노산의 함량이 높다.

우유단백질에는 세로토닌의 전구체인 트립토판을 많이 함유하고 있다. 지방은 평균 3.4%로 대부분 중성지방이다. 이들 대부분은 포화지방산이다. 특히 우유지방산의 약 12%의 스테아린산과 25%의 올레인산을 가지고 있다. 따라서 우유 지방을 구성하는 지방산의 반 정도는 혈액의 콜레스테롤치를 높이지 않는다고 알려진 지방산으로 구성되어 있다.

약 효 : 분자필수아미노산의 함량이 높아서 몸이 쇠약하고 피로를 많이 느끼는 만성 간장질환 환자나 운동량이 많은 사람에게 좋은 식품이다. 우유 단백질과 아미노산은 인슐린과 글루카곤 등의 분비에 영향을 미치며, 생장호르몬 분비촉진인자·피부성장인자·가스트린 분비촉진인자 등의 면역성 단백질이 혈액보다 100배나 많다.

심장의 혈액이 부족하면 잠이 오지 않는다. 그런데 우유 속의 세로토닌이 신경호르몬을 만들어 주기 때문에 수면을 유지시켜 불면증을 해소시키는 역할을 한다.

우유는 피부를 윤택하게 한다. 또한 장내 세균 비피더스의 활동을 강화시켜서 변비를 예방하고 대변 소통을 원활하게 하므로 미용에 좋다. 그리고 미용 비타민이라고 불려지는 비타민B_1도 들어있다. 비타민B_1은 탄수화물의 대사와 신경기능에 영향을 주기 때문에 만약 부족하게 되면 피부가 거칠어지고 습진·여드름·탈모·구내염 등의 증상이 생기게 된다.

우유 나 우유 발효유는 혈액내 콜레스테롤 함량을 저하시켜서 심장병·뇌졸중·동맥경화 등을 예방한다. 우유 한 병(200ml)에 370mg의 칼슘이 있는데, 이 양은 성인 1일 권장량(600mg)의 62%에 해당되므로 골다공증을 예방해 준다. 그리고 혈압 강하와 천식 · 위암 · 대장암에 대한 항암작용 등 우유가 갖고 있는 약효가 속속 밝혀지고 있다.
 우유에는 특히 성장 촉진작용을 하는 비타민 A와 비타민B2의 함량이 높아, 생육이 왕성한 성장기 어린이에게 아주 좋은 식품이다.
주의 사항 : 우유는 완전한 식품이지만 타 식품에 비해 변질, 부패성이 강한 특성을 갖고 있다. 따라서 영양적 가치와 신선도를 유지하도록 주의해야 한다. 또한 우유의 성질은 약간 차기 때문에 속이 찬 사람은 먹을 때 조심해야 한다.
맞는 체질 : 소양인 · 태음인

우유 불내증

우유에는 유당이라는 성분이 들어 있는데, 동양인 특히 소음인과 태음인 일부는 이 유당을 분해하는 락타아제라는 효소가 부족하다. 그래서 우유를 먹으면 속이 거북하고 설사를 한다. 이것을 유당불내증(乳糖不耐症)이라 한다. 선천성 당질흡수장애를 나타내는 산소결핍증의 대표적인 것으로 유당분해효소(락타아제)의 선천성 결핍에 의해서 일어난다. 후천성은 세리악증후군 · 만성위장염 등에 의한 점막의 장애에 의한 락타아제나 다른 소화효소의 활성저하에 의해서 일어나는 것과 연령이 증 높아짐에 따라 불내성 증상을 나타내는 것이 있다. 이런 사람은 우유를 천천히, 또는 따뜻하게 데워서 먹고, 우유 먹는 습관을 생활화하면 점차로 좋아진다.

원숭이

학명 : Rhinopitheus roxellanac Milne-Edwards

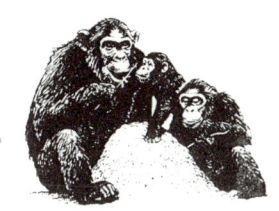

한자명 : 융(狨) / 이명 : 금사후(金絲猴)·들창코원숭이
성 미 : 맛이 달고 시다. 성질이 따뜻하다.
약 효 : 온갖 치질을 치료한다. 원숭이의 지방은 상처에 붙이고 피와 고기는 먹는다. 어린이 간질, 소화 불량에 6~12그램을 먹는다.
맞는 체질 : 소음인

원숭이 고기

학명 : Macaca mulatta Zimmermann

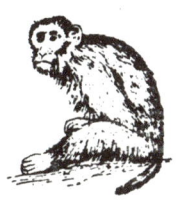

한약명 : 미후육(獼猴肉) / 이명 : 붉은 원숭이
성 미 : 맛이 시고 성질이 평이하다.
약 효 : 허로는 장부가 허약하여 오래도록 인체의 원기가 소모된 병이다. 신장이 약한 경우, 발기부전, 정액이 힘없이 나오는 경우, 소변이 시

원치 않을 경우, 신경쇠약, 그리고 관절염에 100~200그램을 먹는다.
 풍으로 인하여 발생한 만성질환에는 원숭이 고기를 술에 재워서 먹고, 오랜 학질에는 포를 만들어 먹는다.
 원숭이 뼈는 미후골(獼猴骨)인데, 팔다리가 뻣뻣하고 자유롭게 움직일 수 없는 경우와 관절의 통증이 있을때 3~6그램을 술에 담가서 사용하면 효과가 있다. 근육과 뼈를 강하시키고 경락의 흐름을 원활하게 하여 넘어지거나 맞아서 생긴 타박상에 좋다. 어린아이가 경기를 할 때에도 사용한다. 4~8그램을 넣어 끓여 먹거나, 술에 담거나, 환을 지어 또는 가루를 내어 복용한다.

이 리

학명 : Canis lupus L.

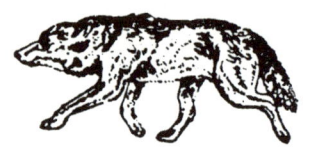

한약명 : 랑육(狼肉)
기 원 : 개과
성 미 : 맛이 짜고 성질이 따뜻하다.
약 효 : 오장을 튼튼히 하는데 특히 위와 대장의 기능을 강화시킨다. 배가 냉하여 덩어리가 있는 사람이 먹으면 더욱 좋다. 이리 고기를 먹으면 기운이 나고 얼굴에 윤기가 생기며 머리가 맑아진다.
 이리의 기름은 랑고(狼膏) 라고 하는데, 위장관의 근육량을 늘려주는 효과가 있어서 소화기능과 소화흡수력을 증가시키고 기운이 나게 한다. 8~12g씩 기름을 먹으면 얼굴과 피부가 고와지며 오랜 기침을 낫게 한

다. 잘 낫지 않는 피부병에 바른다.
주의 사항 : 몸에 진액이 부족하여 가슴이 답답하거나 손발바닥에 열이 나는 사람은 먹지 말아야 한다.
사용법 : 삶아서 먹는다.
맞는 체질 : 소음인

족제비

학명 : Mustela sibirica Pallas

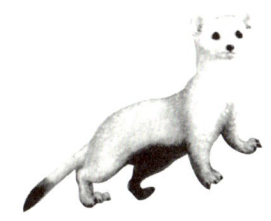

한약명 : 유서육(鼬鼠肉) / **이명** : 황서랑
성 미 : 맛이 달다. 성질이 따뜻하고 약간의 독이 있다.
약 효 : 진경·해독 작용으로 경간, 입술이 헌 경우, 식중독, 약물 중독에 20그램을 먹는다. 또한 혈소판 감소성 자반증, 임파 결핵에도 사용한다. 치루가 오래도록 상처가 아물지 않을 때 고기를 가루내어 붙이면 즉효를 볼 수 있다.
  산증에도 효과가 있다. 산증은 배가 몹시 아프면서 통증이 아랫배에서 가슴으로 치밀어 오르고 대소변을 누지 못하는 병이다. 소변을 볼 때 아프고 시원스럽게 나오지 않는 임병과 소변을 찔끔찔끔 싸는 유뇨를 치료한다.
주의 사항 : 많이 먹으면 부스럼이 생긴다.
사용법 : 검게 태워서 가루를 내어 2~4그램을 먹는다.
맞는 체질 : 소음인

쥐고기

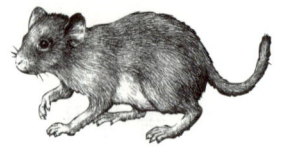

한약명 : 서육(鼠肉)
성 미 : 성질이 약간 따뜻하고 맛이 달다. 독이 없다.
약 효 : 발목을 삐거나 근육과 뼈가 끊어졌을 때 찧어서 붙인다. 어린아이가 만성소화 불량으로 몸이 야위고 배가 부른 경우에 구워서 먹고, 천식·해수가 있는 경우에는 털이 나지 않는 새끼를 먹는다.
 숫쥐고기는 골증열이나 피로가 극심하고 팔다리가 뼈만 앙상할 때, 산후에 젖이 나오지 않을 때, 기다란 짚에 황토를 개어 쥐를 싸서 장작불에 굽고, 짚을 뜯어 털이 벗겨진 고기를 먹는다. 또는 뼈는 버리고 술에 끓여서 약에 넣는다.
 쥐의 고환은 어린아이가 경기를 하는 경우에 사용한다. 집쥐의 쓸개는 맛이 쓰고 성질이 차다. 눈을 밝게 하는 작용이 있어서 야맹증과 청맹이 있을 때 쓸개즙을 눈에 조금씩 떨어뜨린다. 귀가 갑자기 잘 안들리거나 염증이 생겼을 때에도 같은 방법으로 사용한다.
 쥐의 뼈는 사람을 여위게 하므로 먹지 않는다.
맞는 체질 : 소음인

수컷 집쥐의 똥

한약명 : 모서분(牡鼠糞)
성 미 : 맛이 쓰고 짜며 성질이 차다. 간과 콩팥·대장에 작용한다.
약 효 : 감기를 앓고 난 뒤 기혈이 정상으로 회복되기 전에 과로·스트

레스 · 음식 · 성생활 등으로 정기를 상하여 병이 다시 도져서 열이 나는 경우에 사용한다. 여성의 생리가 끊어진 것을 통하게 한다. 성질이 차고 오줌을 잘 나오게 하는 작용이 있어서 아랫배가 화끈 달면서 아프고 요도로 하얀 점액이 나오는 것을 치료한다.

대나무쥐고기

학명 : Rhizomys sinensis Gray

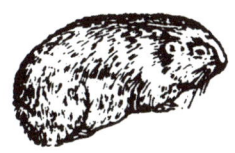

한약명 : 죽서(竹鼠)
성 미 : 맛이 달고 성질이 평이하다.
약 효 : 기혈을 생산하는 비위의 기능을 강화시키는 작용이 있어서 팔다리의 힘이 없고 온 몸이 나른하고 피로한 경우, 소화가 잘 안되는 경우에 사용할 수 있다. 기혈이 부족한 사람은 만성 소모성 질환인 결핵에 잘 걸린다. 주요 증상은 기침, 피가 섞인 가래, 조열, 식은땀, 가슴이 아프면서 몸이 마르는 것이다.
 몸의 진액을 보충하면서 열을 제거하는 역할을 하는 대나무쥐고기를 먹으면 결핵으로 인한 기침과 가래 조열을 없앨 수 있다. 조열은 오후나 밤에 미열이 났다가 새벽에는 완전히 없어지는데, 손발바닥이 늘 열이 난다.

박 쥐

학명 : Vespertilio superans Thomas

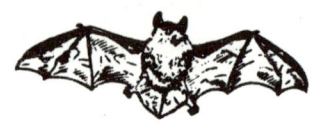

한약명 : 편복(蝙蝠) / **이명** : 애기박쥐
성 미 ; 맛이 짜고 성질이 평이하다.
약 효 : 오랜 기침과 상기가 되는 경우, 오랜 학질을 치료한다. 눈을 밝게 하는 작용이 있어서 눈에 백태가 끼는 경우와 눈이 가렵고 아픈 경우에 사용한다. 이수작용이 있어서 소변을 볼 때 잘 나오지 않고 아픈 임병과 여자의 대하증에 효과가 있다. 자식이 없는 경우, 임파선결절이 뭉쳐있을 경우, 그리고 경풍에도 효과가 있다.

박쥐의 똥

한약명 : 야명사
약 효 : 백내장, 야맹증, 결막 아래 출혈이 되는 증상과 같은 눈병에 주로 사용한다. 염증을 제거하는 작용이 있어서 중이염과 같이 곪는 부위에 가루내어 뿌려주며 만성기관지염·기침에도 사용한다.
또한 소아가 영양부족이나 기생충으로 빈혈이 생기는 경우에도 효과가 있다.

천산갑

학명 : Manis pentadatyla L.

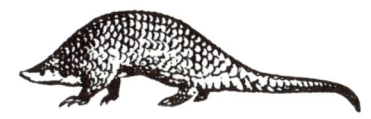

한약명 : 릉리
생 태 : 세계적으로 개체수가 줄어들어 다른 나라에서는 동물원에서 적극적으로 인공 번식시키고 있다.
성 미 : 맛이 짜고 성질이 서늘하여 독이 있다. 간과 위에 작용한다.
약 효 : 혈액순환을 좋게 하고 어혈을 없애는 작용이 있어서 팔다리가 저리고 아픈 것을 치료한다.
 부스럼 초기나 부스럼이 이미 곪았으나, 터지지 않은 경우에 사용하면 백혈구의 수가 증가하여 부은 것을 가라앉히며 고름을 없앤다.
 산후에 젖이 부족하거나 젖이 잘 나오지 않아서 젖이 붓고 아픈 경우에 사용하면 젖이 잘 나오면서 젖유종이 풀어진다. 또한 생리가 멈춘 여자에게 사용하면 생리가 뚫어진다.
 천산갑을 갈아서 환부에 붙이면 지혈이 된다.
주의 사항 : 기와 혈이 약한 사람이 먹어서는 안 된다. 원기가 부족하여 부스럼이 낳지 않는 경우에는 사용하지 않는다.

치 즈

한약명 : 유부(乳腐) / **이명** : 유병(乳餠)

종 류 : 치즈는 크게 나누면 내추럴치즈(자연치즈)와 프로세스치즈(가공치즈)의 두 종류가 있다. 내추럴치즈는 원유를 젖산균으로 발효·숙성시켜서 만들며, 두 종류 이상의 내추럴치즈를 혼합·가열하여 만드는 것이 프로세스치즈이다. 내추럴치즈는 전세계적으로 800여 종이 있는 것으로 알려져 있는데, 수분의 양 발효에 사용되는 미생물 등에 따라 분류된다. 내추럴치즈는 숙성 중에 미생물이 단백질 유당지방을 분해하여 독특한 맛과 냄새를 만들어낸다. 한편 프로세스치즈는 여러 종류의 치즈 또는 숙성기간이 다른 치즈들을 잘게 썬 것을 혼합하여 가열·유화한 것으로 유고형분이 40%이상 포함돼 있다.

지방 함량을 조절하기 위해 크림·버터·버터오일을 가하거나 소량의 향신료나 유화제를 가하는 경우도 있다. 프로세스치즈는 각 치즈의 독특한 맛은 잃게 되나 냄새가 없어서 먹기가 좋고 살균돼 있기 때문에 장기간 보존할 수 있는 이점이 있다. 그러나 발효시에 사용한 젖산균이 내추럴치즈와는 달리 열로 죽는 것이 흠이다.

성 미 : 맛이 달고 약간 차다.

약 효 : 장부를 윤택하게 하고 배뇨와 배변을 순조롭게 한다. 열독이 대장에 몰려서 피가 섞인 대변을 보거나 피만 흘리는 이질에 사용한다. 내추럴치즈에 포함돼 있는 젖산균은 질병으로부터 우리의 몸을 지켜주는 면역작용을 강화하는 기능을 갖고 있다. 실제로 세균 감염이나 암에 대한 저항력을 젖산균이 증강시킨다는 것이 동물실험에서 밝혀져 있다. 젖산균이 면역력을 강화하는 것은 균체에 면역기능을 자극하는 물질이 포함돼 있기 때문인데, 장 속에 살고 있는 세균 즉 장내세균과도 관계가 있다. 우리의 장 속에 살고 있는 장내세균은 100종 100조마리나 되는 것으로 알려져 있다.

이들 장내세균은 크게 두 무리로 나눠진다. 하나는 장내환경을 정화하고 면역력을 강화하는 등의 작용을 하는 유용한 균, 또 하나는 단백질을 분해하여 부패한 물질이나 독소 또는 발암물질을 만들어 내는 유해한 균이다. 이 유해한 균의 대표적인 것으로는 대장균과 웰치균 등이 손꼽히고 있는데, 이들 유해균이 체내에서 만들어 내는 독소가 여러 질병의 원인이 되는 것이다. 즉 유해균으로부터 나온 독소는 장에만 머무르는 것이 아니라 장벽에 흡수돼서 혈액으로 침입, 마침내는 체내 환경의 항상성을 교란시키기 때문이다. 항상성이란 우리의 몸이 항상 일정한 상태를 유지하고자 하는 기능으로 혈압이나 체온 등이 일정하게 되는 것은 이 기능 때문이다. 항상성은 체외에서 들어온 이물질에 대해 저항하는 면역, 호르몬에 관계하는 내분비 및 신경의 세 네트워크망에 의해 유지되며, 이를 지배하는 것이 뇌 속에 있는 시상하부이다. 장내의 유해균에서 나오는 독소는 이 시상하부에까지 달해 그 기능에 장애를 일으키는 것이기 때문에 단지 장내세균이라고만 말할 수 없다. 이러한 상태가 계속되면 고혈압이나 암과 같은 질병이 발생하는 것으로 추정되고 있다.

이러한 유해균에서 나오는 독소의 해로운 영향을 막아주는 작용을 하는 것이 장내 유용균이다. 따라서 이 유용균의 활성을 강화하여 유용균이 만들어내는 유효성분을 증강시키면 유해균으로 인해 발생하는 질병을 개선하거나 예방할 수 있게 된다. 장내세균 가운데 대표적인 유용균이 비피더스균과 젓산균이다.

그런데 건강할 때는 유용한 균이 우세하기 때문에 크게 염려하지 않아도 된다. 다만 편식·약복용·스트레스·기후 변화 등의 조건이 겹치면 유해균과 유용균의 균형이 무너져 유해균이 늘어나게 된다. 노쇠해져도 유용한 균이 줄고 유해한 균이 늘어나게 된다. 대변이나 방귀에서 냄새가 날 때는 장내세균의 균형이 깨진 것으로 볼 수 있다. 변비도 장내에서 유해한 균이 늘어나 있는 증거이다. 변비가 오래 계속되는 것은 먹는 음식물의 찌꺼기나 소화액이 대장에 장시간 머물러 있다는 것을 의미한다. 이들 체류물을 유해균들이 먹이로 하여 증식, 가스를 발생시키거나 발암성이 있는 독성물질을 만들어낸다.

 이처럼 만병의 근원이라고도 할 수 있는 변비를 해소하고 장내 환경을 유용균이 우세한 상태로 개선하려면 젖산균이 풍부한 식품을 섭취해야 한다. 그중 하나로 권장할 만한 것이 치즈다. 치즈의 큰 특징은 칼슘이 많이 들어있다는 것과 그 칼슘의 흡수율이 높다는 점이다. 야채나 물고기류 등의 일반식품에도 칼슘은 다량 포함돼 있다. 그러나 소화 흡수율이란 점에선 20~30% 정도로 매우 낮은 편이다. 칼슘 흡수율이 높은 것으로 알려져 있는 우유의 경우도 약 40% 정도밖에 안된다. 이에 대해 치즈의 경우는 흡수율이 55% 이상이어서 칼슘을 효율적으로 흡수할 수 있게 된다. 치즈의 칼슘 흡수율이 높은 것은 치즈에 포함돼 있는 카제인 분해물인 포스포펩톤이나 포스포펩타이드 등이 칼슘과 결합하여 복합체를 만들어 소장에서 칼슘이 흡수되는 것을 촉진하기 때문이다. 따라서 칼슘 함량이 많고 흡수율이 높은 치즈를 매일 먹으면 골다공증을 예방할 수 있게 된다. 치즈 25g에서 200mg의 칼슘을 섭취할 수 있다. 단 섭취한 칼슘은 몸을 움직이지 않으면 뼈에 침착되지 않고 그대로 소변으로 배설되고 만다. 운동을 하거나 신체에 자극을 줘서 뼈가 신생되는 것을 촉진하는 것이 필요하다. 칼슘은 골다공증을 예방할 뿐만 아니라 혈압이 올라가게 하는 나트륨을 체외로 배출하여 고혈압도 예방해주는 작용을 한다. 또한 우유나 유제품인 치즈에 많이 들어있는 칼슘은 장관내에서 인산칼슘을 형성하여 가용성 담즙산이나 지방산 등의 세포손상활성을 갖고 있는 화합물을 침전시킴으로써 활성을 잃게하는 효과가 있다. 즉 항암효과를 기대할 수 있게 한다. 또한 치즈엔 비타민A와 비타민B군이 들어 있다. 이들 비타민은 피부미용에 불가결한 것이다. 치즈에 풍부한 양질의 단백질도 윤기나는 살갗을 유지하는데 효과가 있다. 이 양질의 단백질, 즉 카제인은 그 자체로든 드레싱을 가한 것이든 미용식으로 좋은 것으로 알려져 있다.(식품음료신문)

코끼리

학명 : Elephas maximus L.

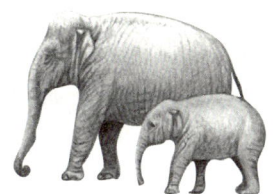

생 태: 세계적으로 적극 보호하고 있으며 사냥을 금지하고 있다.
성 미: 맛이 달고 담담하다. 성질이 평이하다.
약 효: 머리가 헐면서 머리털이 끊어지거나 빠져 없어지는 탈모증에 코끼리 고기를 태워 기름에 개서 바른다. 코끼리뼈는 비위를 튼튼히 하여 소화능력과 흡수력을 호전시킨다.

상 아

성 미: 맛이 달고 성질이 차다.
약 효: 열을 내리고 진정시키는 작용이 있어서 잘 놀라거나 어린아이가 경기나 간질을 하는 경우에 사용한다. 악창과 종기를 치료하는데, 상처의 독을 제거하며 새살이 잘 돋게 한다. 뼛속이 후끈 달아오르는 골증열에 효과가 있다. 코끼리의 껍질 역시 피부질환에 효과가 좋다.
사용법: 가루를 내어 먹거나 갈아서 기름에 개어 상처에 바른다.

매 독

코끼리 이빨 10그램, 자라 등딱지, 고슴도치 가죽 각각 한 개를 함께 가루를 내어 돼지쓸개로 앵두알만 하게 알약을 만들어 하루에 한 알씩 7일 동안 먹는다.

코뿔소

학명 : Rhinoceros unicornis L.

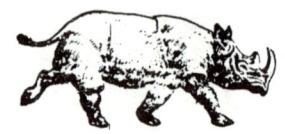

한약명 : 서육(犀肉)
기 원 : 무소과에 속하는 무소. 세계적으로 보호하는 동물이다.
성 미 : 맛이 달고 약간 따뜻하다.
약 효 : 열로 인한 두통과 치질, 피가 나오는 이질에 사용한다. 뱀과 짐승에 물린 독을 치료한다. 코뿔소의 껍질은 풍을 치료하고 피를 순환시키는 데는 제일 좋다고 한다.

서 각

한자명 : 犀角
성 미 : 맛이 시고 짜다. 성질이 차다.
약 효 : 청열시키는 작용이 있는데, 특히 혈액 속에 열이 있는 것을 없앤다. 마음을 진정시키고 해독하며 강심약으로 사용한다. 따라서 열이 몹시 나면서 정신이 혼미해지고 헛소리를 하며 발진이 돋는 경우에 사용한다. 지령작용이 있어서 구혈(嘔血)·하혈·코피·장출혈과 자반병에 효과가 있다.
주의 사항 : 임신한 사람은 먹지 않는다.

토끼 (rabbit meat)

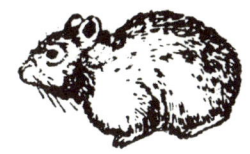

한약명 : 토육(兎肉)
생 태 : 민들레·씀바귀·칡·질경이·토끼풀·명아주를 좋아한다.
성 미 : 맛이 달다(맵고 시다). 성질이 차다. 집토끼는 닭고기와 흡사하여 담백한 맛이 있고, 냄새도 없다. 간과 대장에 작용한다.
성 분 : 산토끼는 에너지 143kcal, 수분 74.4%, 단백질 16.7g, 지방 7.7g, 회분 1.2g, 칼슘 7㎎, 인 350㎎, 철분 0.9㎎, 비타민 A 3R.E. 비타민B_1 0.07㎎, 비타민B_2 0.17㎎, 니아신 6.5㎎ 등이다.
약 효 : 토끼고기를 먹으면 비위가 좋아지고 기력이 보강된다. 따라서 소화가 잘 안되고 팔다리에 힘이 없으며 움직이기 싫어할 때 먹으면 좋다. 당뇨병으로 갈증이 나고 몸이 몹시 야위었을 때 토끼를 먹으면 해소된다. 성질이 차기 때문에 위에 열이 있어서 구토하는 것과 대변에 피가 섞여 나오는 것을 치료한다. 옛날에는 어린이가 천연두를 앓을 때 발생하는 물집을 제거하기 위해 섣달의 고기로 장(醬)을 만들어 먹였다. 토끼고기는 혈액열로 인하여 피부가 벌겋고 열이 나는 단독에 사용한다.

토끼의 간

토끼의 간에는 간에 필요한 효소와 영양소가 많이 포함되어 있다. 따라서 간을 튼튼히 하는 역할을 한다. 특히 눈을 밝게 하는 작용이 있는데, 피가 부족해서 나타나는 어지러운 증상이나 눈이 어둡고 흐리게 보이는 증상에 좋다. 또한 과로로 인하여 몸이 노곤할 때 먹으면 힘이 난다. 눈을 밝게 하기 위하여 결명자와 함께 환을 지어 먹는다.

  토끼 피는 혈액의 열을 식혀주고 혈액 순환을 원활하게 한다. 해산할 때 먹으면 쉽게 아이를 낳을 수 있다고 한다. 토끼의 뼈는 맛이 달며, 갈증과 머리가 어지러운 증상을 해소한다. 뜸을 떠서 뜸자리가 곪은 부위에 불에 태운 토끼의 털을 붙이면 빨리 아문다.

주의 사항 : 성질이 차서 많이 먹으면 원기와 정력을 감소시키고, 얼굴색이 누렇게 되면서 윤기가 없어지므로 주의해야 한다.

법 제 : 8월부터 10월까지의 고기를 술에 구워서 먹는다. 산토끼는 지방이 적고 육질이 단단하다. 냄새가 심하여 향신료를 사용해야 한다. 서양에서는 포도주로 냄새를 다스린다.

맞는 체질 : 소양인

표범의 뼈
학명 : Panthera pardus L.

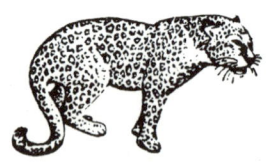

한약명 : 표골(豹骨)
성 미 : 맛이 맵고 성질이 따뜻하다. 간과 신장에 작용한다.
약 효 : 근육과 인대 및 뼈를 강하게 하는데, 관절이 아픈 경우, 팔다리에 쥐가 나는 경우, 저리고 뻣뻣해지는 경우, 허리와 무릎이 시리고 힘이 없는 경우에 사용한다.
주의 사항 : 피가 부족하여 몸에서 열감을 느끼는 경우에는 조심한다.

호랑이

우리 나라에서 보호동물로 지정되어 있다.

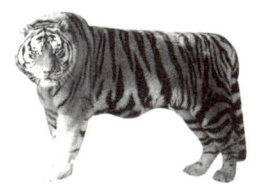

성 미 : 맛이 달고 시다. 성질이 따뜻하다.
약 효 : 소화와 흡수를 담당하는 비위를 강화시키기 때문에 묵은 체증을 뚫어주고 메스꺼움과 구토, 침이 많이 나오는 증상을 멎게 한다. 호랑이고기를 먹으면 기력이 향상되고 근육과 뼈가 강해진다.

 발가락이나 손가락이 헐어서 떨어지는 증상을 탈저라고 한다. 이것은 화독(火毒)이나 한습(寒濕)으로 혈액순환이 잘 되지 않아서 생기는 것이다. 폐쇄성혈전혈관염, 신경성 괴저, 당뇨병성 괴저 등에서 볼 수 있는데 발톱은 여기에 효과가 있다.

 남자의 음경 귀두부위에 생기는 피부병에 호랑이 어금니를 사용한다. 비위가 약하거나 명문의 화(火)가 약해서 음식물을 먹고 일정한 시간이 지난 후에 토하는 것을 치료한다. 태워서 가루를 내어 먹는다.

 호랑이의 뼈는 소염작용과 진통작용이 있어서 류마치스성 관절염, 신경통에 사용한다. 또한 근육과 뼈를 튼튼히 하는 효과가 있어서 관절의 운동장애가 있는 사람, 간과 신장이 약해서 다리를 쓰지 못하는 사람에게 사용한다. 풍을 몰아내고 진정시키는 작용이 있어서 저리고 아픈 증상이나 어린아이의 경기, 간질, 가슴이 두근거리는 증상 등에도 효과가 있다. 오랫동안 이질이 멈추지 않아 탈홍이 되는 경우에는 외용으로 바른다. 호랑이의 뼈는 1회에 8~30그램을 사용한다.

관절염에는 호랑이 다리 근육을 사용한다. 콩팥은 어린이의 목이나 어깨에 아프지도 않고 열도 나지 않는 콩알만한 멍울을 풀어준다.

호랑이의 안구는 눈을 밝게 해주고 각막이 흐려지는 것을 치료한다. 어린아이가 놀라서 가슴이 두근거리거나 잘 놀라고 불안해하는 경우에 사용한다. 호랑이의 기름은 먹은 음식물을 게우는 경우와 치질로 피를 흘리는 경우에 사용한다. 어린아이의 머리에 부스럼이 생겨서 둥근 큰 반점이 생기는 것을 치료한다. 호랑이 쓸개는 어린아이가 마음이 불안해하며 경기를 하는 것을 치료하고 넘어지거나 맞아서 초죽음이 되어 음식을 먹지 못하는 경우에 쓸개를 먹으면 어혈을 제거하여 치료가 빨라진다.

호 저

학명 : Hystrix hodgsoni Gray

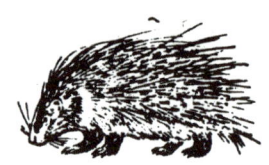

한약명 : 호저육(豪猪肉) / 이명 : 가시도치 · 아프리카호저
기 원 : 포크파인(porcupine)의 일종
성 미 : 맛이 달고 성질이 매우 차며 유독하다.
약 효 : 고기의 맛이 좋고 기름이 많다. 많이 먹으면 풍기가 발동하고 몸이 마른다. 대변이 시원치 않으면 끓여 먹거나 구워서 먹는다. 위장은 맛이 달고 성질이 차다. 그래서 황달을 치료하고 이수작용이 있어서 부종과 각기에 효과가 있다. 통증이 아랫배에서 발작하여 명치 밑까지 치밀어 오르는 분돈에 사용한다.

가슴이 뻐근하게 아픈 증상에는 호저의 가시를 태워서 가루를 내어 술이나 물에 타서 먹는다. 기를 잘 돌게 하기 때문이다.
맞는 체질 : 소양인

황 양
학명 : Procapra gutturosa Pallas

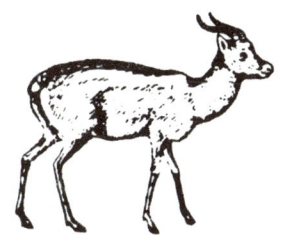

한약명 : 황양육(黃羊肉) / **이명** : 들영양
기 원 : 소과 동물
성 미 : 맛이 달고 성질이 따뜻하다.
약 효 : 소화능력을 향상시켜 기력을 돋워주고 위, 대·소장의 근력을 키워준다. 따라서 몸이 차고 기운이 없으며 만사가 귀찮은 사람, 수술로 몸이 쇠약해진 사람, 수험생 등이 먹으면 좋다.
맞는 체질 : 소음인

제9장
인체, 기타

머리카락

한약명 : 혈여탄 / 이명 : 난발상
기 원 : 사람의 머리카락을 불에 가열하여 가공한 것
성 미 : 맛이 쓰고 성질이 평이하다. 간과 위경에 작용한다.
성 분 : 탄소
약 효 : 실험에 의하면 출혈시간과 혈액의 응고시간, 혈장 칼슘 재고응고시간을 단축시키는 것으로 나타났다. 따라서 각종 출혈증상에 사용하는데, 특히 자궁출혈과 토혈에 쓴다. 기가 약하여 발생하는 월경과다에는 보중익기탕에 태운 연방과 측백엽을 가하여 사용한다. 몸이 약하여 피를 토하는 경우에는 혈여탄 9g에 태운 당귀 9g, 익모초 9g, 하수오 9g, 생지황 18g, 대추 8g을 넣어 끓여 먹으면 효과를 볼 수 있다.
주의사항 : 어혈과 열이 있을 때에는 사용하지 않는다.
사용법 : 약성이 남게 머리카락을 태운 후 곱게 갈아서 1회에 1~3g씩 물이나 술에 타서 먹는다. 끓여 먹을 때는 6~15g을 사용한다.

소 변

기 원 : 건강한 사람의 맑은 소변
성 미 : 맛이 짜고 성질이 따뜻하다.
성 분 : 요소·염화나트륨·칼륨·인산·크레아티닌 등이 함유되어 있다. 그 외에도 소량의 비타민 B_1·B_2·B_6·C·엽산 및 여러 종류의 호르몬(17-ketosteroid, setrogen, gonadotropin 등)이 함유되어 있다.
약 효 : 소변은 진액의 최종 산물로 그 생성이 장부의 공동작용으로 완성된 것이다. 따라서 전신의 장부기혈의 전체적인 정보와 부분적인 생리기능을 내포하고 있다. 성분상으로도 비교적 많은 호르몬과 비타민의 작용으로 약효를 나타낸다고 할 수 있다. 눈을 맑게 하고 피부를 윤택하게 한다. 어혈로 통증이 있는 경우, 출혈이 있는 경우에 사용한다. 소변의 성분은 음식과 배뇨 시간에 따라 많은 영향을 받으므로 건강한 사람의 맑고 신선한 소변이 좋은데, 특히 소아의 장기는 깨끗하고 먹는 음식물이 담백하므로 어린아이의 소변이 제일 좋다.
사용법 : 신선한 소변 150~500$m\ell$를 한 번에 먹는다.

사람의 손톱

한약명 : 인지갑(人指甲) / **이명** : 수조갑(手爪甲)
성 미 : 맛이 달고 짜며, 성질은 평이하다.
약 효 : 본초습유에는 곱게 갈아서 눈에 넣으면 눈동자가 가려지는 것을 제거한다고 한다. 코피와 소변 중에 피가 섞여 나오는 것을 치료한다. 편도선과 만성화농성 중이염에도 효과를 나타낸다.

사람의 젖

한약명 : 인유즙(人乳汁) / **이명** : 내유(奶乳) · 모유
성 미 : 맛이 달고 짜다. 성질이 평이하다. 신장과 폐, 그리고 위에 작용한다.
약 효 : 혈액을 보충하는 효과가 있어서 몸이 허약하고 야윈 사람이 먹으면 살이 찐다. 피가 부족하여 생리가 끊긴 경우와 간에 열이 있어서 눈이 벌겋고 아프며 잘 안 보일 때 사용하면 좋다. 심장의 기운을 북돋아주어 뇌가 발달한다고 한다. 이는 미숙아 신생아의 경우 두뇌 발달에 필수적인 타우린이 생성되지 않아 타우린 함량이 가장 높은 초유에서 공급받아야 한다는 연구 결과가 그 내용을 뒷받침해 준다. 타우린은 골격근과 심장근 · 뇌하수체 · 신장 망막 등 인체에 널리 분포돼 있는 물질로 삼투압 조절, 세포 증식, 해독작용 및 망막색소 · 상피세포를 증식하는 등 다양한 기능을 가진 필수 영양소이다. 특히 두뇌 발달과 성장 조절 인자로 작용하나, 미숙아 · 신생아의 경우 메티오닌스테인의 대사로부터 유도되는 타우린 합성 경로가 발달되지 않아 흡수율이 높은 초유를 공급해야 한다. 진액을 보충하고 오장을 보한다는 것은 갈증이 멎고 질병에 대한 저항력을 높여 준다는 것이다. 갈증이 나서 물을 많이 먹는 당뇨병에도 좋다고 한다.
주의 사항 : 속이 차고 위가 약하며 설사를 하는 사람은 먹는 것이 마땅하지 않다.

태 반

한약명 : 자하거(紫河車) / **이명** : 인포(人胞) · 포의(胞衣)
기 원 : 임신하면 자궁 내벽에 융모조직으로 형성된다. 태반은 모체와 태아 사이에 존재하여 태아의 성장발육에 필요한 성분을 모체에서 공급하며 태아의 대사 산물을 배출시키는 역할을 한다.

성 미 : 성질이 따뜻하고 독이 없으며 맛이 달고 짜다. 간장과 신장에 작용한다.
성 분 : 태반 호르몬을 함유하고 있다. 인터페론, 성선 자극 호르몬, 갑상선 자극 호르몬, 옥시톡신과 유사한 물질, 다량의 스테롤체 호르몬 등이 있다.
약 효 : 오래 전부터 강장제로 사용하여 남성의 발기부전이나 여성의 불임에 사용한다. 폐결핵에 효과가 있어서 몹시 피로하고 식은땀이 나며 기침과 함께 피를 토할 때 태반을 사용한다. 유선의 발육을 촉진시키고 유즙의 분비를 증가시킨다. 또한 여성의 생식기와 외음부의 발육이 부진할 때 효험을 볼 수 있다.
 태반은 고환에 대한 흥분 작용이 있어서 성욕을 증가시키고 스트레스를 이길 수 있는 능력을 키워 준다.
주의 사항 : 성욕이 항진된 사람이나 위에 열이 있어서 치아가 아픈 사람은 먹지 않는 것이 좋다.

탯 줄

한약명 : 제대(臍帶) / 이명 : 감기(坎氣)
형 태 : 태아와 태반을 연결하는 굵은 끈 모양의 줄이다. 길이는 50~60cm이고 굵기는 1cm이다.
성 미 : 성질이 따뜻하고 맛이 달다. 혹 쓰기도 하고 짜다.
약 효 : 신과 명문을 보하므로 신기가 약하여 오랫동안 치료되지 않는 기침을 치료한다. 기와 혈을 보충하여 주기 때문에 만성피로와 식은땀에 효험을 볼 수 있다. 허로에 사용한다.
 제대혈은 분만 때 탯줄에서 나오는 혈액으로, 골수와 마찬가지로 혈액을 만드는 조혈모세포가 풍부하다. 이를 이용하여 어린이 백혈병을 치료하는 기술이 개발되고 있다.

인중백

한약명 : 인중백(人中白) / 이명 : 익은(溺䃃)
기 원 : 사람의 소변을 오랫동안 받아놓았던 변기에 단단하게 굳어진 소변의 침전물이다
성 미 : 성질이 차고 맛이 짜다. 폐와 간, 방광의 경락에 들어간다.
약 효 : 열과 화를 내리고 어혈을 제거하기 때문에 혓바늘과 입안의 궤양을 치료한다. 또한 코피가 나고 피를 토하는 경우와 목안이 벌겋게 붓고 아프며 막힌 듯한 인후병에도 사용한다. 폐에 열이 있어서 진액이 소모되면 피부와 털이 거칠어지고 위축되며 기침을 하고 숨이 차게 된다. 이 때 인중백을 먹으면 효험을 볼 수 있다.
주의 사항 : 열이 없는 경우와 소화가 안되고 장이 약한 사람은 먹지 않아야 한다.
법 제 : 깨끗한 물을 4~7일 간 붓고 매일 갈아주어 찌꺼기를 제거한다.
용 량 : 1회에 4~5그램을 먹는다.

참 고 문 헌

이상인 : 본초학 서울 학림사 1986
정약전 : 자산어보 서울 지식산업사 1992
허 준 : 동의보감 서울 남산당 1989
황도연 : 방약합편 서울 행림출판 1992
청·황궁수 : 본초구진 중국 굉업서국유한국사 중화민국 70년
김동일 : 동의학사전 서울 여강출판사 1989
생물화학연구회 : 생물화학 서울 동명사 1987
한국식품영양학회 : 식품영양학사전 서울 한국사전연구사 1998
약품식물학 연구회 : 신·약품식물학 서울 상록사 1996
농촌생활연구소 : 식품성분표 : 제5개정판 서울 상록사 1996
이영순·이현옥·이정실 : 인체고급영양학 서울 광문사 1999
김두종 : 한국의학사 서울 탐구당 1954
김달래 : 체질따라 약이 되는 음식 224 서울 경향신문사 1997
한복진 : 우리 음식 백가지 이야기 서울 경향신문사 1997
신재용 : 보약과 식생활 서울 현암사 1999
신문풍출판공사 : 신편중약대사전 중국 신문풍출판공사 중화민국 71년
동의학연구소 : 동물성동약 : 서울 여강출판사 1994
구정회 의 : 동약학개론 서울 여강출판사 1991
리정복 : 장수학 서울 의성당 1991
전시감 : 상견만성병식물요양법 중국 강서과학기술출판사 1987
왕경·두걸혜 : 맥병기공여식이자료 중국 북경과학기술출판사 1989
당종해 : 본초문답 중국 역행서국유한공사
무회용 : 흠정사고신서 신농본초경소 한국 대성출판사 1995
유효통 의 : 향약집성방 한국 여강출판사 1991
한국동물학회 : 한국동물명집 한국 항문사 1975
이시진 : 본초강목 서울 고문사 1983
채인식 : 상한론역전 서울 고문사 1987
화 타 : 중장경 중국 강소과학기술 출판사 1985
이경화 : 광제비급 한국 여강출판사 1992
강명길 : 재중신편 한국 여강출판사 1992

참 고 문 헌

이경화 : 광제비급 한국 여강출판사 1992
안덕균 : 한약임상응용 한국 성보사 19182
배원식 : 최신한방임상학 한국 남산당 1992
김일훈 : 신약 한국 광제원 1994
한진건 : 한조동물명칭사전 중국 료녕인민출판사 1982
이제마 홍순용역 : 사상의학원론 한국 행림출판 1989
홍원식 : 중국의사학 한국 동양의학연구원 1984
원병오 : 한국의 조류 한국 교학사 1996
최기철 : 우리 민물고기 백가지 한국 현암사 1995
진 카퍼, 안덕균역 : 약이 되는 먹거리 한국 까치 1993
홍원식 : 한의학대사전 한국 동양의학연구원출판부 1985
김문호 : 봉독요법과 봉침요법 한국 한국교육기획 1992
상해중이학원 : 중초약학 중국 상무인서관 1983
한대섭 : 약리학 한국 구문사 1987
생물화학연구회 : 생물화학 한국 동명사 1987
당신미 : 중류본초 한국 대성문화사 1995
청·진몽뢰 : 의무전록 한국 대성문화사 1986
청·양시태 : 본초술구원 중국 과기위생출판사
환경부 : 한국생물종목록 우리조사생물종 및 검토대상종 제 1권, 2권 한국자연 보호중앙협의회 1996
설기 : 설기의안 서울 여강출판사
제덕지 : 의과정의 중국 강소과학기술출판사 1985
D. W. Macdonald : 동물대백과 한국 아카데미서적 1983
Nowak, R.M.(1999) Walker's mammals of the world sixth Editio. vol. land Ⅱ.
The Johns Hopkins Universith press Baltimire and London.
lloward R. , and A. Moore(1988).
A complcte checklist of the birds of the world.
Academic Press. New York.

찾아 보기
(증상에 따른 분류)

1. 온몸 증상

- 간장을 튼튼히하는 작용: 128, 217, 241, 274, 340, 342, 412, 445
- 간질: 147
- 건망증: 422
- 결핵: 131, 140, 153, 166, 189, 232, 302, 314, 327, 388, 408
- 경기(놀람): 143, 147, 149, 406
- 경련: 126, 135, 153, 296, 384, 444
- 고혈압: 106, 111, 113, 116, 119, 133, 143, 274, 386, 412
- 기운을 돋우는 작용: 184, 186, 194, 203, 228, 234, 333, 341, 342, 343, 353, 355, 358, 382, 398, 402, 405, 409, 419, 428, 445, 449
- 기운 및 보혈작용: 182, 196, 259, 386, 387, 408, 411, 417
- 당뇨병: 113, 127, 129, 184, 245, 260, 272, 286, 288, 307, 319, 333, 341 353, 364, 408, 419, 430, 445
- 동맥경화 방지작용: 103, 113, 126, 238, 292, 295, 320, 356
- 면역을 높이는 작용: 137, 166, 217, 306, 308, 320, 327, 400, 405, 408
- 발광: 133
- 발열: 119, 121, 150, 296, 394, 413, 445
- 번열: 282, 319
- 부종: 111, 132, 171, 179, 189, 198, 217, 220, 229, 260, 272, 278, 279, 296, 298, 332, 361, 408, 416, 428
- 빈혈: 112, 113, 289, 317, 400, 408, 409, 411, 418, 419, 420
- 소화기능을 돕는 작용: 106, 112, 136, 174, 176, 178, 179, 181, 189, 196, 200, 217, 228, 234, 238 241, 289, 346, 351, 368, 419, 429
- 수척: 106, 129, 234, 307, 333, 338, 397, 419, 428, 445
- 식은땀(오한): 301, 416, 419
- 신장을 튼튼히하는 작용: 137, 145, 166, 194, 246, 247, 291, 359, 370, 400, 402, 408, 419
- 심장을 튼튼히하는 작용: 119, 133, 142, 238, 295, 311, 368, 385, 406, 408, 412, 419, 444
- 양기를 돋우는 작용: 143, 163, 181, 223, 236, 245, 246, 247, 289, 291, 327, 340, 346, 370, 402, 419
- 어지럼증(현훈): 143, 175, 304, 385, 400, 409, 419, 445
- 어혈: 101, 110, 142, 148, 152, 194, 232, 310, 322, 326, 397
- 전간: 133, 153, 169, 245, 260, 309, 412, 422, 427
- 정신 혼미: 412
- 체액 보충작용: 83, 149, 163, 228, 244, 274, 284, 288, 298, 302, 416
- 출혈: 112, 119, 238, 260, 268, 380, 394, 418
- 폐를 튼튼히하는 작용: 166, 169, 200, 307, 408
- 피로(허로): 186, 196, 228, 245, 307, 346, 408, 416, 419, 422, 423, 436, 449
- 항암 작용: 101, 106, 113, 126, 133, 135, 139, 166, 232, 259, 278, 287, 292, 310, 311, 394, 406
- 해독작용: 118, 121, 188, 322, 397, 445
- 혈액병: 166, 181, 302, 402, 408, 419, 523

2. 머리와 얼굴 증상

- 검게 된 얼굴: 245
- 구안와사: 106, 135, 181, 327, 404
- 두통: 126, 337, 400, 417, 419, 423
- 머리가 무거운 경우: 400
- 위황색 얼굴: 408, 410

찾아보기(증상에 따른 분류)

3. 이비인후과 증상

- 갈증: 283, 339
- 귀: 135, 342, 400, 419, 428
- 눈: 106, 126, 135, 188, 198, 204, 238, 265, 272, 274, 278, 298, 313, 319, 322, 341, 343, 353, 370, 384, 391, 412, 416, 419, 422, 423, 438, 445
- 목구멍: 123, 139, 142, 260, 262, 311, 313, 384, 408, 412
- 입안이 허는 경우: 112
- 중이염: 106
- 치통: 119 123
- 침이 많은 경우: 147
- 편도선염: 135, 147, 282

4. 피부과 증상

- 기미: 137, 419
- 주부 습진: 119
- 피부병: 101, 119, 126, 133, 140, 153, 169, 174, 184, 188, 189, 205, 217, 222, 229, 232, 236, 244, 247, 259, 262, 267, 309, 311, 313, 314, 317, 318, 320, 322, 326, 336, 346, 384, 387, 389, 394, 397, 408, 412, 419, 428, 436
- 피부 윤택 작용: 186, 342, 387, 408, 419, 430

5. 내과 증상

- 가래: 126, 169, 391, 408, 412
- 각혈: 301, 302, 307, 391, 416, 428, 444
- 구토: 127, 133, 272, 279, 298, 333, 346, 408, 419, 430, 445
- 구혈: 110
- 기침: 112, 119, 136, 166, 198, 228, 274, 282, 307, 311, 338, 394, 408, 416, 418, 423, 438
- 만성 영양 불량: 133, 311, 356, 388, 436
- 백일해: 136, 153, 332, 408
- 복창: 133, 288, 298, 332, 436
- 복통: 112, 125, 245, 265, 267, 271, 272, 289, 320, 370, 380, 407, 435
- 소화불량: 106, 112, 169, 174, 201, 289, 346, 391, 408
- 숙취: 179, 184, 252, 272, 278, 283, 289, 422
- 식욕 부진: 284, 419
- 심장병: 164, 279, 284, 385, 419
- 임파선 결핵: 143, 164, 166, 260, 295, 298, 311, 320, 435, 438
- 징가적취: 101, 132, 133, 139, 169, 247, 262, 279, 295, 311, 326, 327
- 천식: 114, 116, 166, 169, 175, 247, 262, 279, 296, 307, 311, 394

6. 허리와 팔다리 증상

- 각기병: 169, 171, 186, 198, 203, 229, 272, 278, 324, 327, 382
- 근골을 강하게 하는 작용: 109, 181, 223, 353, 382, 402, 408, 419, 423, 433
- 근골을 잘 이어주는 작용: 106, 306, 355, 357
- 류머티스: 113, 114, 126, 140, 304, 308, 309, 314, 317, 322, 324, 377, 406, 439
- 반신불수: 126, 140, 143, 150, 153, 342
- 뼈속이 후끈거리는 경우: 302, 337, 338, 416
- 요슬 무력증: 229, 245, 302, 342, 377, 402, 408, 419, 423
- 요통: 126, 143, 163 194, 279, 282, 298
- 저리고 아픈 경우: 163, 203, 217, 309, 314, 318, 343, 382, 433, 440
- 진통작용: 114, 119, 126, 132, 137, 152, 153, 423, 427

7. 이음(二陰)증상

- 고환이 차가운 경우: 245

찾아보기(증상에 따른 분류)

- **발기부전**: 125, 128, 143, 148, 163, 166, 184, 245, 246, 247, 279, 301, 306, 307, 310, 320, 370, 400, 402, 419, 423
- **배뇨통**: 132, 207, 310, 339, 394, 419
- **변비**: 112, 133, 166, 169, 286, 408, 430
- **설사**: 143, 184, 192, 272, 302, 327, 341, 356, 375, 408, 419
- **소변불리**: 101, 132, 152, 179, 184, 189, 252, 267, 283, 288, 310, 311, 397, 418
- **소변빈삭**: 137, 143, 166, 341, 371, 419
- **소변이 탁한 경우**: 128, 207, 419
- **야간 다뇨**: 112, 137
- **유뇨**: 119, 137, 247, 346, 419, 435
- **유정**: 128, 142, 148
- **이질**: 267, 279, 298, 319
- **치질·치루**: 123, 133, 156, 222, 229, 236, 252, 267, 272, 282, 288, 313, 320, 388, 408, 428
- **탈항**: 106, 260, 262, 327, 419
- **피오줌**: 127, 128, 302, 369, 384
- **항문 출혈**: 121, 156, 186, 189, 196, 238, 272, 302, 310, 320, 397, 408, 419, 445

8. 부인과

- **갱년기 장애**: 400, 408
- **경패**: 101, 110, 132, 137, 152, 262, 295, 322, 359, 408, 427
- **대하**: 143, 169, 236, 271, 279, 282, 288, 322, 327, 370, 409, 423, 438
- **불임**: 282, 402, 409, 423
- **산후 허순**: 106, 283
- **생리 불순**: 106, 166, 171, 204, 359, 416
- **생리통**: 423
- **안태**: 169, 198, 217
- **유즙 부족**: 210, 385, 397, 404, 409
- **자궁 출혈**: 119, 127, 169, 271, 279, 302, 327, 370, 408
- **자궁 탈수**: 428
- **통유**: 110, 135, 198, 260, 337

9. 소아과

- **밤에 우는 경우**: 135, 412
- **소아 경간**: 110, 116, 123, 135, 136, 142, 146, 150, 260, 272, 337, 384, 395, 408, 419, 422, 423, 427, 433, 438
- **어린이 발육 부전**: 400., 408

도서출판 푸른물결

·········· 햇살같은 언어의 축제 한마당! ··········

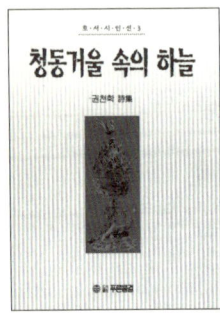

권천학 시집
청동 거울속의 하늘

삼국유사의 행간에 묻힌 백제사를 절절한 음성으로 살려낸 한국적 정서의 원형! 〈144쪽 / 값 6,000원〉

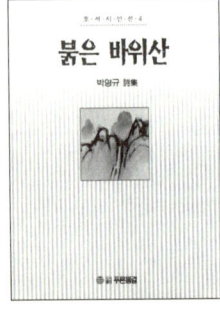

박영규 시집
붉은 바위산

개혁인가, 이단인가? 에덴 회복의 꿈을 제시하며 신비의 내면을 헤치는 영혼의 추수꾼의 가 없는 노래 〈141쪽 / 값 6,000원〉

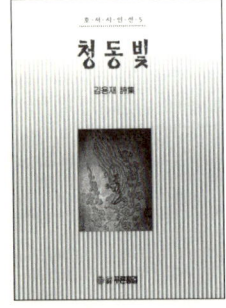

김용재 시집
청 동 빛

투병을 통하여 죽음과 맞서 싸우는 시한부 생명의 청동빛 햇살같은 삶의 노래. 〈142쪽 / 값 6,000원〉

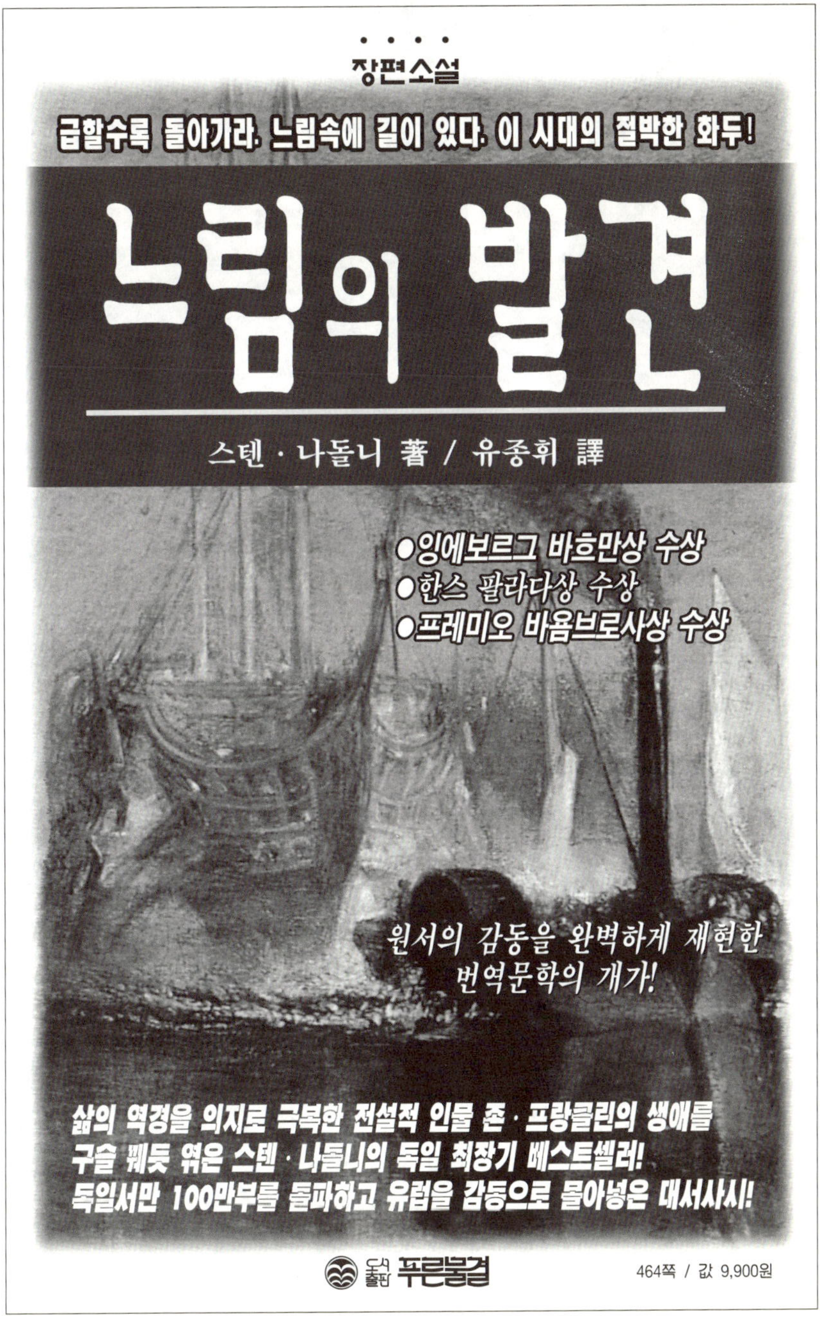

푸른물결 신간안내 **461**

장편소설

급할수록 돌아가라. 느림속에 길이 있다. 이 시대의 절박한 화두!

느림의 발견

스텐·나돌니 著 / 유종휘 譯

● 잉에보르그 바흐만상 수상
● 한스 팔라다상 수상
● 프레미오 바욤브로사상 수상

원서의 감동을 완벽하게 재현한
번역문학의 개가!

삶의 역경을 의지로 극복한 전설적 인물 존·프랭클린의 생애를
구슬 꿰듯 엮은 스텐·나돌니의 독일 최장기 베스트셀러!
독일서만 100만부를 돌파하고 유럽을 감동으로 몰아넣은 대서사시!

울집 **푸른물결**

464쪽 / 값 9,900원

장편SF소설 / 전연식 作

천지창조 프로젝트

내부온도 3만도의 목성을 제2의 태양으로,
얼음별 유로파를 제2의 지구로 만들어
복제인간을 이주시키는 마라도 과학자들의
꿈의 프로젝트, 천지창조!

핵융합 기술과 유전공학 기술로 도전하는
환상의 싸이언스 어드벤쳐!
마침내 神의 영역을 넘보는
지구촌 첨단 과학자들의 은밀한 음모,
천지창조 프로젝트!

도서출판 푸른물결

400쪽 / 값 8,000원

푸른물결 신간안내

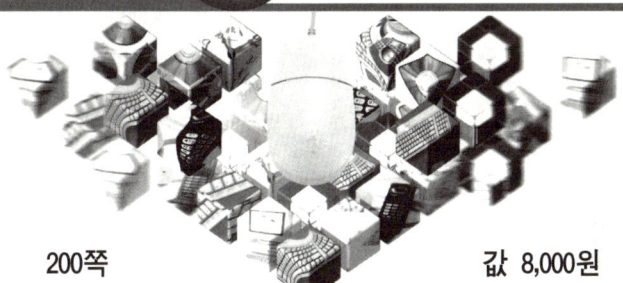

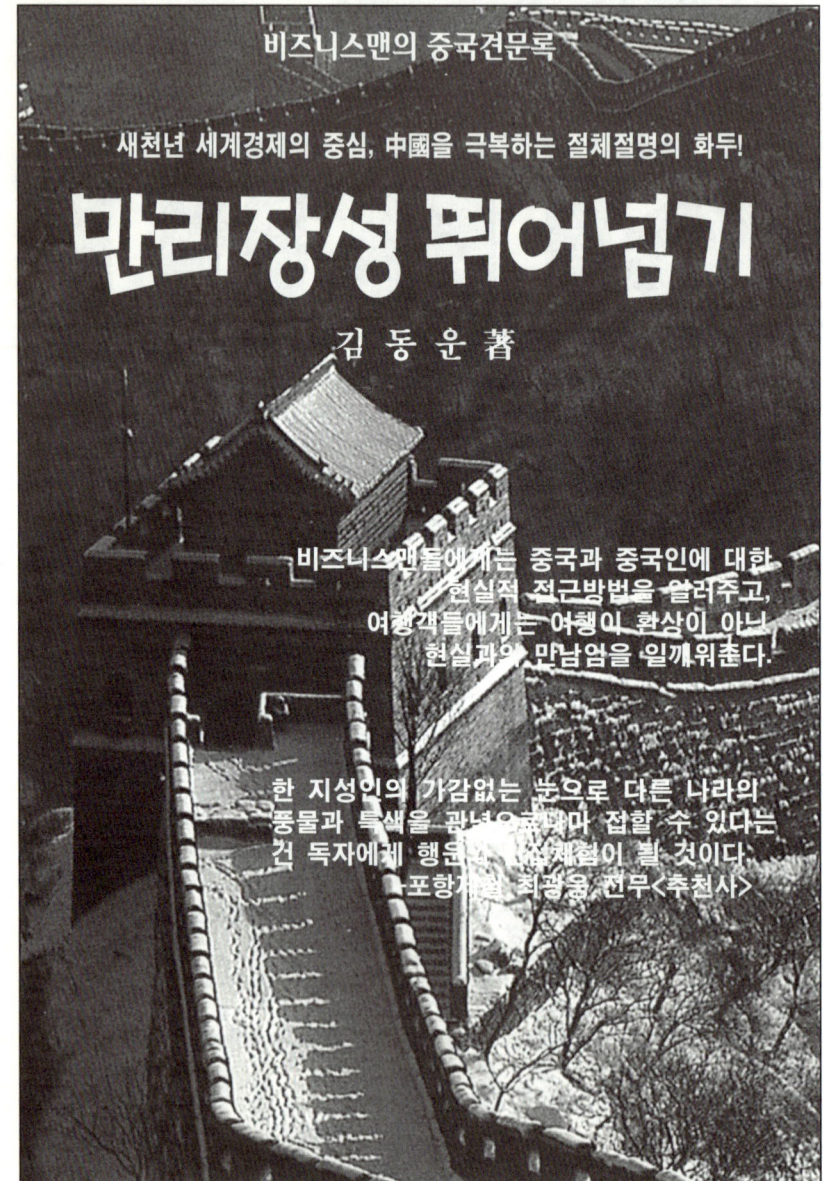